Les maladies neuromusculaires
chez l'enfant et l'adolescent

La Collection de l'Hôpital Sainte-Justine
pour les parents

Les maladies neuromusculaires
chez l'enfant et l'adolescent

Sous la direction de
Michel Vanasse · Hélène Paré
Yves Brousseau · Sylvie d'Arcy

Éditions de l'Hôpital Sainte-Justine
Centre hospitalier universitaire mère-enfant

Données de catalogage avant publication (Canada)

Vedette principale au titre :

Les maladies neuromusculaires chez l'enfant et l'adolescent

(La collection de l'Hôpital Sainte-Justine pour les parents)
Comprend des réf. bibliogr.

ISBN 2-922770-88-5

1. Maladies neuromusculaires chez l'enfant - Ouvrages de vulgarisation. 2. Ataxie - Ouvrages de vulgarisation. 3. Neuropathie - Ouvrages de vulgarisation. 4. Dystrophie - Ouvrages de vulgarisation. 5. Muscles - Maladies - Ouvrages de vulgarisation. 6. Myasthénie - Ouvrages de vulgarisation. I. Vanasse, Michel. II. Hôpital Sainte-Justine. III. Collection : Collection de l'Hôpital Sainte-Justine pour les parents.

RJ496.N49M35 2004   618.92'744   C2004-940637-X

Illustration de la couverture : Philippe Beha

Infographie : Céline Forget

Schémas : Guy Laperrière

Diffusion-Distribution au Québec : Prologue inc.
                          en France : CEDIF (diffusion) — Casteilla (distribution)
                          en Belgique et au Luxembourg : S.A. Vander
                          en Suisse : Servidis S.A.

Éditions de l'Hôpital Sainte-Justine (CHU mère-enfant)
3175, chemin de la Côte-Sainte-Catherine
Montréal (Québec) H3T 1C5
Téléphone : (514) 345-4671
Télécopieur : (514) 345-4631
www.hsj.qc.ca/editions

Dépôt légal : Bibliothèque nationale du Québec, 2004
              Bibliothèque nationale du Canada, 2004

Le masculin est utilisé pour désigner les deux sexes, sans discrimination, et dans le seul but d'alléger le texte.

Liste des auteurs

▼

Florence Beaulieu
physiothérapeute
Centre de réadaptation Marie Enfant

Johanne Bégin
coordonnatrice, physiothérapeute
Centre de réadaptation Marie Enfant

Stacey Bélanger
pédiatre
Centre de réadaptation Marie Enfant

Denise Bernard
ergothérapeute
Centre de réadaptation Marie Enfant

Jocelyne Bessette
ergothérapeute
Centre de réadaptation Marie Enfant

Jean-Pierre Bouchard
neurologue
Hôpital de l'Enfant-Jésus

Jean-Martin Boulanger
résident en neurologie
Centre hospitalier universitaire
de Sherbrooke

Suzanne Bouvier
éducatrice spécialisée
Centre de réadaptation Marie Enfant

Yves Brousseau
pédiatre
Centre de réadaptation Marie Enfant

Vann Chau
résident en neurologie
Hôpital Sainte-Justine

Louise Chicoine
physiothérapeute
Centre de réadaptation Marie Enfant

Guy D'Anjou
neurologue
Centre de réadaptation Marie Enfant

Sylvie D'Arcy
coordonnatrice, physiothérapeute
Centre de réadaptation Marie Enfant

Muriel De Miomandre
orthophoniste
Centre de réadaptation Marie Enfant

Julie Dubé
physiatre
Centre de réadaptation Marie Enfant

Nicolas Dupré
neurologue
Hôpital général de Montréal

Monique Émond
physiothérapeute
Centre de réadaptation Marie Enfant

Michèle Filiatrault
pédiatre
Centre de réadaptation Marie Enfant

Roxane Fortier
psychologue
Centre de réadaptation Marie Enfant

Anne Fournier
cardiologue
Centre de réadaptation Marie Enfant

Sylvie Houde
physiatre
Centre de réadaptation Marie Enfant

Josée Laferrière
ergothérapeute
Centre de réadaptation Marie Enfant

Guy Lapierre
pneumologue
Centre de réadaptation Marie Enfant

Diane Léveillé
psychologue
Centre de réadaptation Marie Enfant

Francine Marquis
inhalothérapeute
Centre de réadaptation Marie Enfant

Manuella Materrassi
physiothérapeute
Centre de réadaptation Marie Enfant

Jean Mathieu
neurologue
Clinique des maladies neuromusculaires de Chicoutimi

Lucette Morais
travailleuse sociale
Centre de réadaptation Marie Enfant

Denise Nadon
inhalothérapeute
Centre de réadaptation Marie Enfant

Karine Nolet
physiothérapeute
Centre de réadaptation Marie Enfant

Hélène Paré
psychologue
Centre de réadaptation Marie Enfant

Chantal Poulin
neurologue
Hôpital de Montréal pour enfants

Jack Puymirat
neurologue
Centre hospitalier
de l'Université Laval

Yves Robitaille
pathologiste
Hôpital Sainte-Justine

Martin Savard
résident en neurologie
Université Laval

Noëlla Shorgan
physiothérapeute
Centre de réadaptation Marie Enfant

Louise Simard
chercheur en génétique
Hôpital Sainte-Justine

Michel Sylvain
neuropédiatre
Centre hospitalier
de l'Université Laval

Michel Vanasse
neurologue
Centre de réadaptation Marie Enfant

REMERCIEMENTS

▼

Nous tenons à remercier tous les auteurs. Leurs connaissances et expériences réunies font la richesse de ce livre.

Nos remerciements vont aussi à ceux qui, par leur aide financière, ont rendu possible ce projet ambitieux :

Annie Besner et le Centre de réadaptation Marie Enfant de l'Hôpital Sainte-Justine ;

les neurologues de Sainte-Justine ;

Michèle Salvail et Carole Gagné-Gervais de Dystrophie Musculaire Canada et la Fondation du Club de hockey Canadien pour l'enfance ;

les Éditions de l'Hôpital Sainte-Justine ;

le comité de promotion de la santé de l'Hôpital Sainte-Justine.

Le travail de soutien a contribué sans relâche à faire avancer les travaux. Merci à :

Lisette Rousseau pour son travail de photocopie ;

Anca Cojocaru, bibliothécaire ;

Danielle Fortier pour son aide de secrétariat ;

Guy Laperrière, infographe ;

Denis Héneault, photographe ;

Dr Luc Oligny, Dr Sabita Murthy et Dr Yves Robitaille du département de pathologie de l'Hôpital Sainte-Justine pour les photos de caryotypes et de biopsies musculaires.

Enfin, cet ouvrage n'aurait pas vu le jour sans les compétences de l'équipe des Éditions de l'Hôpital Sainte-Justine :

Luc Bégin

Céline Forget

Marise Labrecque

Louis-Luc Lecompte

Johanne Ménard

Nicole Tétrault

Ce livre est dédié à toutes les familles qui, tout au long de ces années, ont fait grandir notre expérience.

TABLE DES MATIÈRES

▼

PRÉFACE

▼

Les maladies neuromusculaires de l'enfant, habituellement héréditaires, se manifestent par des difficultés de coordination, comme dans l'ataxie de Friedreich, ou par une faiblesse musculaire, comme dans les différentes formes de dystrophie musculaire. Ces maladies sont nombreuses et les niveaux d'atteinte sont très variables. Grâce aux découvertes de la génétique, il est maintenant possible de poser des diagnostics plus précis et plus précoces. De plus, les nouvelles technologies permettent des interventions de plus en plus efficaces pour préserver la qualité de vie de ces enfants et de leurs parents.

Le présent ouvrage a pour objet de réunir à la fois des informations médicales de pointe et de décrire de façon brève et précise les différentes approches de réadaptation propres à chacune des maladies neuromusculaires rencontrées chez l'enfant et l'adolescent. Tel est son caractère unique. Nous n'avons donc pas la prétention de présenter de façon exhaustive chacune de ces pathologies ; pour nous, l'essentiel était de réunir les informations utiles concernant les maladies que nous observons couramment dans notre pratique. Notre but est de fournir un outil de documentation aux personnes qui sont atteintes de ce type de pathologies, de même qu'à leurs parents, à leurs enseignants ainsi qu'aux étudiants et aux professionnels de la santé.

Il convient de souligner que ce nouvel ouvrage constitue une édition entièrement revue et augmentée d'un livre portant sur les maladies neuromusculaires de l'enfant que nous avons publié en 1985. Les progrès cliniques et scientifiques des vingt dernières années commandaient cette sérieuse mise à jour. Nous avons longtemps hésité à le faire pour deux raisons.

La première est que nous anticipions que la coordination et la rédaction de ce livre allaient demander beaucoup de travail et beaucoup de temps à beaucoup de monde. Nous pouvons maintenant confirmer que notre appréhension était tout à fait justifiée ! La deuxième raison est que nous nous interrogions sur la pertinence d'écrire un livre à une époque où une quantité phénoménale d'informations est accessible sur Internet. Après réflexion, nous avons considéré qu'un ouvrage comme le nôtre avait toujours sa place. L'information disponible sur le web est très vaste et très variée, comportant parfois des dizaines, sinon des centaines de sites, au point qu'il est souvent difficile de s'y retrouver. Dans ces circonstances, nous espérons que les informations condensées que nous réunissons dans notre livre s'avéreront une synthèse précieuse.

L'équipe de coordination du projet provient majoritairement du Centre de réadaptation Marie Enfant du CHU mère-enfant Sainte-Justine. Par ailleurs, nous avons sollicité la collaboration de plusieurs professionnels provenant de d'autres cliniques de maladies neuromusculaires en raison de leur expérience et de leur expertise particulières dans certains syndromes ou dans certaines maladies. En tout, trente-neuf médecins et professionnels ont contribué à cet ouvrage. Chacun des textes du livre a fait l'objet de nombreuses révisions, car nous voulions nous assurer qu'ils étaient accessibles et compréhensibles à nos lecteurs, tenant compte du fait que les parents et les enfants faisant face à un diagnostic de maladie neuromusculaire recherchent des informations précises, pratiques et complètes. Notre but était de simplifier des informations complexes afin de transmettre le plus adéquatement possible les connaissances actuelles sur ces maladies.

Un livre ne sera jamais en mesure de remplacer le dialogue avec les professionnels de la santé. Nous espérons cependant qu'il suscitera de nouvelles questions et encouragera les échanges entre les individus atteints, leurs parents et les membres de l'équipe traitante. Bien sûr, il existe de nombreux ouvrages de référence plus complets et de nombreux sites Internet qui pourront être consultés par la suite, mais nous espérons que cet ouvrage permettra de mieux comprendre la réalité des maladies neuromusculaires.

Michel Vanasse

PREMIÈRE PARTIE

LES MALADIES NEUROMUSCULAIRES EN GÉNÉRAL

LES ANOMALIES DE LA MOTRICITÉ

▼

De nombreuses spécialités des sciences de la santé (ergo-thérapie, neurologie, orthopédie, physiothérapie, physiatrie) consacrent la majeure partie de leurs activités, sinon la totalité, à l'étude de l'appareil locomoteur et de ses anomalies. Toutes les maladies neuromusculaires, quelle qu'en soit la forme particulière, ont pour résultat de perturber le mouvement, soit en produisant une faiblesse musculaire, soit en affectant l'équilibre et la coordination. Il nous a donc paru logique de commencer par quelques notions sur le mouvement normal et anormal.

Comme on le verra aux figures 1.1 et 1.2, l'activité motrice volontaire origine de la zone pré-centrale ou zone motrice. Cette partie du cerveau contient des cellules motrices, ou neurones moteurs, dont l'activation résulte en un mouvement volontaire. Dans l'aire motrice, chaque partie du corps correspond à un certain nombre de neurones. Plus les mouvements nécessitent de finesse et de coordination, plus il y a de neurones impliqués dans ces mouvements. Ainsi, les mouvements de la main et des doigts impliquent un beaucoup plus grand nombre de cellules motrices que ceux de l'épaule, puisqu'ils exigent beaucoup plus de finesse et de coordination.

Une fois activés, les neurones moteurs génèrent un micro-courant électrique qui se propage le long des axones (les prolongements des neurones) jusque dans la moelle épinière. Ces axones activent d'autres cellules motrices dans la moelle épinière, et plus spécifiquement dans la partie antérieure de cette structure, la corne antérieure. À leur tour, ces cellules motrices génèrent un courant électrique qui se propage le long du nerf périphérique (constitué par les axones des cellules motrices de la corne antérieure) jusqu'au muscle, produisant le mouvement volontaire.

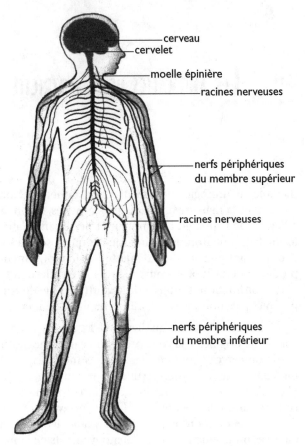

cerveau
cervelet
moelle épinière
racines nerveuses
nerfs périphériques
du membre supérieur
racines nerveuses
nerfs périphériques
du membre inférieur

Figure 1.1
Vue générale du système nerveux central et périphérique.

Toute l'activité du système nerveux se fait par un processus électrochimique. L'activation d'un neurone modifie l'équilibre des sels ou ions dans sa membrane, modification qui entraîne la production d'un courant électrique microscopique se propageant le long de l'axone. L'axone se termine par un ou plusieurs renflements qui sont en contact avec d'autres neurones. Ces points de contact s'appellent les synapses et les renflements terminaux contiennent des produits chimiques synthétisés ou produits par le neurone. Ce sont les neurotransmetteurs qui ont un effet excitateur (neurotransmetteurs excitateurs) ou inhibiteur (neurotransmetteurs inhibiteurs) (fig. 1.3). Ainsi, par l'entremise de ces terminaisons synaptiques, chaque neurone est soumis à l'influence de milliers d'autres. Lorsque la somme d'influx excitateurs que le neurone reçoit atteint un certain seuil, celui-ci s'active ou se dépolarise, produisant un courant électrique qui circule le long de l'axone et entraîne à sa terminaison la libération d'un neurotransmetteur (excitateur ou inhibiteur selon les neurones). À son tour, celui-ci agit sur un autre neurone.

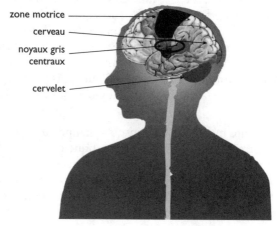

Figure 1.2
Représentation simplifiée des structures cérébrales les plus importantes dans le contrôle de la motricité.

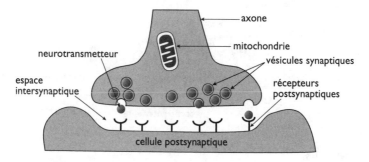

Figure 1.3
Vue détaillée d'un synapse : les neurotransmetteurs contenus dans des vésicules sont libérés dans l'espace entre les deux neurones (espace intersynaptique) produisant une excitation ou une inhibition. Les mitochondries servent à générer l'énergie nécessaire au fonctionnement du synapse.

Les cellules motrices de la corne antérieure de la moelle épinière (fig. 1.4) produisent elles aussi un courant électrique, transmis le long du nerf moteur jusqu'à la jonction neuromusculaire (fig. 1.5), ce qui libère un neurotransmetteur excitateur, l'acétylcholine, qui provoque la contraction musculaire. De plus, ces neurones moteurs jouent un autre rôle, celui de favoriser l'activité métabolique du muscle par l'entremise de substances qui, elles aussi, sont transportées le long du nerf périphérique et provoquent en partie la synthèse ou la fabrication des protéines musculaires, c'est-à-dire les substances qui constituent les cellules du muscle. Par conséquent, l'atteinte des cellules de la corne antérieure ou du nerf périphérique provoque non seulement une faiblesse proportionnelle au nombre de neurones lésés, mais aussi une atrophie ou fonte musculaire, puisqu'il n'y a plus de stimulation de la synthèse protéique, et donc de la croissance des muscles.

L'activité motrice décrite jusqu'à maintenant est volontaire. Cette activité peut aussi être automatique ou réflexe. À chaque moment, dans quelque position que nous soyons, il nous faut constamment conserver notre équilibre. Cette activité est inconsciente. Par exemple, lorsque nous marchons, nous ne pensons pas continuellement à effectuer tous les mouvements nécessaires

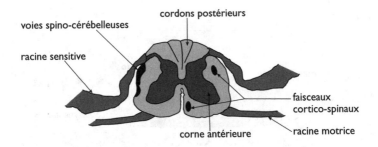

Figure I.4
La moelle épinière (coupe sagittale ou tranche) avec les racines sensitives et motrices. Sont aussi représentées sur ce schéma, certaines des fibres qui transmettent l'influx électrique vers le cervelet ou le cerveau (voies spino-cérébelleuses et cordons postérieurs) ou du cerveau vers la moelle épinière (faisceaux corticospinaux) et de là, aux muscles.

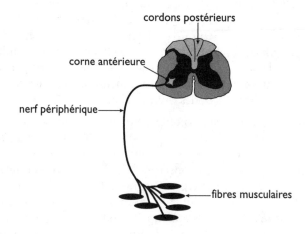

cordons postérieurs

corne antérieure

nerf périphérique

fibres musculaires

Figure 1.5
Schéma de l'unité motrice qui est constituée de la cellule motrice de la corne antérieure, de son axone et d'un nombre variable de fibres musculaires ; dans les gros muscles, il peut y en avoir plusieurs milliers.

à notre équilibre. Pourtant, le cerveau reçoit à chaque instant des informations sur la position qu'occupent notre tête et nos membres dans l'espace, et ces informations sont indispensables au maintien de l'équilibre et à l'harmonie du mouvement. Elles circulent des membres vers la moelle épinière et, de là, vers le cervelet et le cerveau. Un changement de position de la main, par exemple, active des récepteurs contenus dans les muscles, les tendons, la peau. Ceux-ci produisent un courant électrique qui est transmis dans les cellules sensitives situées près de la moelle épinière et dont les axones, dans la moelle épinière, envoient des influx vers le cervelet ou vers le cerveau. La transmission de l'influx sensitif se fait selon les mêmes principes que celle de l'influx moteur, c'est-à-dire par activation des neurones et libération de neurotransmetteurs.

Ces informations sont transmises instantanément et continuellement vers le cervelet et le cerveau et, de là, vers certaines structures de la base du cerveau, les noyaux gris centraux qu'on appelle aussi le système extrapyramidal. Toutes ces structures sont nécessaires pour assurer l'harmonie et la coordination du mouvement.

En étudiant le cerveau, on constate que son organisation fonctionne par boucles (ou circuits neuronaux). L'activation ou dépolarisation d'un neurone se répercute sur un ou plusieurs autres neurones qui, à leur tour, ont un effet excitateur ou inhibiteur sur d'autres cellules nerveuses. Ces circuits sont parfois extrêmement complexes, car chaque neurone est en relation directe ou indirecte avec des milliers d'autres.

Quoique le cerveau soit une structure complexe, l'étude clinique du mouvement est assez simple. Elle consiste à évaluer la force des membres, leur tonus (c'est-à-dire leur état de tension), la présence ou l'absence de réflexes ostéotendineux, la sensibilité à différents types de stimuli. On peut donc mettre en évidence une faiblesse plus ou moins marquée pouvant aller parfois jusqu'à la paralysie complète (ou absence de mouvement). On voit aussi des modifications du tonus qui devient soit exagéré, comme c'est le cas dans la rigidité ou la spasticité, soit diminué (hypotonie). On vérifie les réflexes ostéotendineux à l'aide de ce petit marteau en caoutchouc si caractéristique du neurologue. La percussion d'un tendon produit un influx qui est transmis à la moelle épinière et qui entraîne, de façon réflexe ou automatique, une réponse motrice se manifestant par la contraction du muscle correspondant au tendon percuté. Quoiqu'il s'agisse d'un geste très simple, le réflexe ostéotendineux permet de vérifier le bon fonctionnement des nerfs sensitifs, des neurones moteurs de la moelle épinière et des nerfs moteurs du segment étudié. De plus, la qualité du réflexe est influencée par les neurones moteurs cérébraux, le cervelet, les noyaux gris centraux ainsi que par d'autres structures cérébrales. L'examen de la sensibilité se fait à l'aide d'instruments élémentaires, comme une épingle à couche, un diapason, un morceau de papier mouchoir, etc.

À partir de ces brèves descriptions, on peut situer l'emplacement des mouvements les plus fréquemment atteints et décrire de façon très élémentaire les anomalies principales que l'on voit dans chacun de ces emplacements. Le mouvement peut être anormal à cause d'une atteinte au cerveau, au cervelet et aux voies spinocérébelleuses, aux neurones moteurs de la corne antérieure, au nerf périphérique, à la jonction neuromusculaire ou au muscle lui-même.

Différents processus pathologiques peuvent toucher l'une ou l'autre de ces structures, comme l'hypoxie (ou manque d'oxygène), des infections, des hémorragies, des traumatismes ou des maladies. Si c'est le cerveau qui est atteint, on note une diminution de la quantité des mouvements, mais aussi et surtout de leur qualité. Chez l'enfant, ce tableau clinique est celui de la paralysie cérébrale, qui se manifeste par des mouvements moins harmonieux, par une augmentation du tonus (spasticité), ainsi que par la présence de réflexes ostéotendineux exagérément vifs. Dans le cas d'atteinte du système extrapyramidal, système responsable de la régularisation automatique des mouvements, on observe des mouvements anormaux involontaires ou une rigidité des membres, ou les deux, comme on le voit chez les adultes atteints de la maladie de Parkinson. Les maladies cérébelleuses produisent une diminution de la coordination et de l'équilibre. Cette atteinte peut être liée à une pathologie qui touche soit le cervelet lui-même, soit les voies qui transmettent l'information dans la moelle épinière (voies spinocérébelleuses). Lorsque ce sont les voies spinocérébelleuses qui sont affectées, comme dans l'ataxie de Friedreich, les manifestations cliniques sont essentiellement les mêmes que dans les maladies du cervelet, c'est-à-dire que l'on observe une perte ou une diminution de la coordination des membres, de l'articulation de la parole (dysarthrie) et de l'équilibre de la marche.

Les maladies affectant les cellules motrices de la corne antérieure ou les nerfs périphériques affaiblissent les membres de façon plus ou moins prononcée selon le nombre de cellules motrices ou d'axones lésés. On constate alors de l'hypotonie et, signe très caractéristique, une diminution ou même une abolition complète des réflexes ostéotendineux. Par voie de conséquence, il s'y greffe une atrophie des muscles innervés par ces cellules, leur croissance n'étant plus stimulée par les neurones moteurs.

Finalement, le mouvement peut aussi être affecté par une maladie touchant la jonction neuromusculaire, comme c'est le cas dans la myasthénie grave, ou encore par une maladie touchant le muscle lui-même, comme dans les myopathies et les dystrophies musculaires.

Les méthodes d'investigation

▼

Histoire et examen clinique

Après cette description sommaire du mouvement et de ses anomalies, nous décrirons l'approche diagnostique chez un enfant qui présente des problèmes de mobilité.

Bien que les tests de laboratoire soient de plus en plus présents dans la pratique de la médecine, l'histoire médicale du patient et l'examen clinique demeurent encore le point de départ indispensable à toute démarche ultérieure. Après avoir bien défini les symptômes, on établit avec les parents l'histoire de la grossesse, de l'accouchement et de l'état de santé de l'enfant depuis sa naissance de même que l'histoire médicale de la famille paternelle et maternelle.

Une fois complétée l'histoire des antécédents personnels et familiaux de l'enfant, un examen clinique attentif fournit souvent des informations qui permettent un diagnostic quasi certain. Par exemple, dans les maladies qui touchent les neurones moteurs de la moelle épinière ou les nerfs périphériques, on constate l'absence de réflexes ostéotendineux. La présence chez un jeune garçon d'une faiblesse des muscles du bassin et des cuisses, associée à une hypertrophie ou gonflement des mollets, nous oriente presque à coup sûr vers un diagnostic de dystrophie musculaire de Duchenne. Par contre, les enfants atteints d'ataxie de Friedreich souffrent de troubles de l'équilibre et de la coordination associés à une abolition des réflexes ostéotendineux. En somme, on peut dire que chaque maladie a ses caractéristiques cliniques propres en fonction de l'âge de l'enfant, de la distribution de sa faiblesse ou de son manque de coordination, de la progression de ses symptômes et de certains signes observés à l'examen.

Même si l'histoire médicale et l'examen clinique permettent de poser un diagnostic quasi certain, la plupart des médecins préfèrent procéder à des tests de laboratoire pour confirmer le diagnostic avant d'en discuter plus à fond avec les parents. Quoi-qu'il existe plusieurs dizaines de tests de laboratoire, quatre types d'examen sont particulièrement utiles dans le domaine des maladies neuromusculaires.

Dosage des enzymes musculaires

Le dosage des enzymes musculaires et, plus spécifiquement, de la créatine kinase (CK) est particulièrement utile dans le diagnostic des maladies neuromusculaires. Cette enzyme est nor-malement présente en grande quantité dans le muscle car elle participe activement aux processus métaboliques qui produisent l'énergie nécessaire à la contraction. Elle a cependant tendance à diffuser du muscle dans le sang lorsqu'il y a destruction mus-culaire, comme dans le cas d'injections intramusculaires, de traumatismes et de certaines maladies qui entraînent la destruc-tion plus ou moins rapide des cellules du muscle. C'est ce qui se passe par exemple avec la dystrophie musculaire. Il est important de souligner que le niveau circulant de la créatine kinase ne témoigne pas nécessairement de la gravité de la maladie. L'im-portance de ce test consiste surtout à confirmer un diagnostic de maladie musculaire primaire et plus spécialement de dystrophie musculaire.

Comme nous l'expliquerons plus en détail dans la section consacrée à l'aspect génétique, on peut aussi noter une élévation de la CK chez des personnes porteuses asymptomatiques de la dystrophie musculaire de Duchenne. Ce test sanguin a donc été fréquemment utilisé dans le passé pour trouver les porteuses parmi les parents de sexe féminin d'un garçon atteint. Ce test ne permettait pas d'apporter une réponse définitive dans tous les cas et il été remplacé par des tests génétiques beaucoup plus fiables.

Électromyographie et étude des vitesses de conduction nerveuse

L'évaluation électrophysiologique permet de compléter le bilan clinique par l'électromyographie, la mesure des vitesses de conduction des principaux nerfs périphériques ainsi que l'analyse des potentiels d'action moteurs et sensitifs. Cet examen permet de mieux déterminer les sites d'atteinte fonctionnelle : centrale, neurone moteur inférieur ou nerfs périphériques. Ces éléments apportent souvent des informations servant à confirmer un diagnostic clinique présomptif.

L'électromyographie est l'étude de la réponse électrique des nerfs et des muscles. Comme nous l'avons dit, les nerfs sont constitués de filaments (ou axones) qui sont les prolongements des cellules motrices de la moelle épinière et qui transmettent l'influx électrique de ces cellules aux muscles. Ces axones, tout comme les fils électriques, sont entourés d'une gaine (la myéline) qui est nécessaire pour transmettre rapidement l'influx électrique de la moelle épinière vers les muscles ou des organes périphériques vers la moelle épinière. On peut stimuler artificiellement les nerfs à l'aide de chocs électriques et, de cette façon, provoquer une contraction des muscles. Grâce à un appareillage relativement simple, on peut mesurer la vitesse de propagation du courant électrique entre deux points du nerf (vitesse de conduction nerveuse). Dans les maladies des nerfs ou neuropathies touchant surtout la gaine de myéline, la vitesse de conduction est nettement diminuée. Par contre, quand c'est l'axone qui est atteint, on observe surtout un diminution de l'amplitude du potentiel obtenu. Ce test a l'avantage de fournir un diagnostic immédiat en cas de neuropathies.

L'électromyographie permet aussi d'analyser la contraction des muscles. Elle est faite en insérant dans le muscle une aiguille qui contient des fils pour enregistrer l'activité électrique du muscle. On peut représenter celle-ci sur un écran cathodique et l'entendre grâce à un haut-parleur. Sans entrer dans les détails, disons simplement que l'activité du muscle, enregistrée de cette façon, est différente dans les maladies de la moelle épinière touchant les cellules de la corne antérieure, dans les maladies des nerfs périphériques et dans les maladies musculaires proprement dites. Sans être valable dans tous les cas, ce type d'examen confirme fréquemment le diagnostic posé lors de l'évaluation clinique.

Ces tests sont malheureusement désagréables pour l'enfant, mais sont souvent importants, sinon indispensables, si on veut arriver à un diagnostic précis.

Biopsie musculaire et neuromusculaire

Il s'agit du test de laboratoire qui donne généralement les résultats les plus concluants dans le diagnostic des maladies neuromusculaires. Quoique ce type d'étude se fasse depuis long-temps, c'est surtout au cours des trente dernières années que l'on a perfectionné les différentes réactions histo-chimiques utilisées et qu'on est parvenu à établir des diagnostics plus précis.

Les biopsies musculaires et neuromusculaires se définissent par l'extraction chirurgicale d'un segment de muscle squelettique, avec ou sans fragment de nerf sural, dans le but de préciser le type de pathologie en cause. Leur but principal est d'obtenir des infor-mations critiques que ne peuvent donner les examens cliniques ou électrophysiologiques et qui aident à choisir les modalités thérapeutiques, par exemple, l'administration de stéroïdes dans les myopathies et neuropathies inflammatoires. Lorsqu'il s'agit de pathologies génétiquement transmissibles, les résultats de la biopsie aident au conseil génétique puisque chaque type de pathologie musculosquelettique héréditaire correspond à un mode spécifique de transmission, qu'il s'agisse d'une trans-mission autosomique dominante ou récessive, ou encore d'une transmission liée au chromosome X. Selon le type de patho-logie diagnostiqué dans la biopsie, on peut mieux préciser le pronostic du déficit moteur à court, moyen et long terme.

Une étape cruciale consiste à choisir le muscle à biopsier, apte à fournir des données utiles au point de vue clinique. La règle générale veut que l'on choisisse un muscle touché par un déficit moteur cliniquement significatif. Il faut toutefois éviter les groupes musculaires très affectés en phase tardive et pré-sentant une fonte ou atrophie considérable. Le plus souvent, ces muscles sont trop dégénérés pour permettre une spécificité diagnostique adéquate quant au type de pathologie en cause.

Il est également important d'éviter de biopsier à proximité de sites d'injections ou d'examens électrophysiologiques répétés, comme les électromyogrammes, ce qui risquerait fortement de créer des artéfacts nuisant au diagnostic.

On peut pratiquer deux principaux types de biopsie: ouverte ou à l'aiguille. La biopsie ouverte présente l'inconvénient d'être invasive et de nécessiter une intervention chirurgicale mineure, en salle d'opération, sous anesthésie locale, et parfois sous anesthésie générale chez le jeune enfant. Cette technique a cependant l'avantage d'échantillonner la quantité de tissu musculosquelettique la plus adéquate pour le diagnostic. La biopsie à l'aiguille se pratique dans des conditions très spécifiques, afin d'obtenir une information précise, comme l'évaluation de l'immunomarquage pour la dystrophine. Cependant cette technique s'avère souvent inefficace pour obtenir un diagnostic précis, à cause de la petite quantité de tissu disponible et de l'impossibilité d'orienter adéquatement le spécimen sur le plan transverse.

L'échantillon musculaire ainsi prélevé est séparé en fines tranches qui sont mises en contact avec une série de réactifs biologiques. Il existe deux principaux types de fibres musculosquelettiques, I et II. Les fibres de type I sont des fibres à contraction lente, alors que les fibres de type II sont des fibres à contraction rapide. Les colorations histoenzymologiques permettent de distinguer ces deux types de fibres, présentes dans le muscle normal, et d'identifier des anomalies qui témoignent soit d'une atteinte neurogène, soit d'une atteinte myopathique. L'atteinte neurogène est secondaire à une maladie touchant soit les neurones moteurs de la moelle épinière, soit leurs prolongements, les axones, qui constituent les nerfs périphériques. L'atteinte myopathique (qui signifie littéralement maladie du muscle) résulte de différentes formes de myopathies congénitales, inflammatoires et métaboliques, ou de différentes formes de dystrophies musculaires (fig.1.6).

Comme on le verra dans la section suivante, les progrès de la génétique ont permis d'identifier le gène et la protéine non synthétisée dans plusieurs types de dystrophies musculaires. On peut donc établir un diagnostic tout à fait spécifique et définitif en faisant réagir une tranche de la biopsie musculaire avec un anticorps dirigé vers ces différentes protéines. Par exemple, on a démontré que la dystrophie musculaire de Duchenne est liée à l'absence d'une protéine dans la membrane musculaire, appelée dystrophine. Ainsi, grâce à ces tests immunohistologiques, on peut démontrer une absence de dystrophine dans la biopsie musculaire des enfants atteints de dystrophie musculaire de Duchenne. Cette absence de dystrophine confirme, sans aucun doute possible, le diagnostic de dystrophie musculaire de Duchenne. Comme on le verra dans les sections consacrées aux

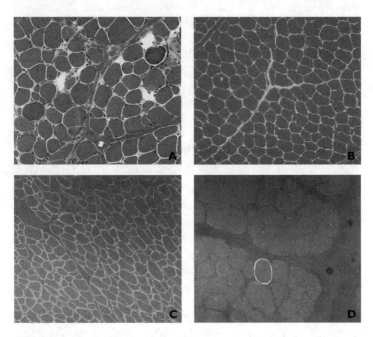

Figure 1.6

Montage de quatre coupes de biopsies musculaires. Dans la photo A, on peut voir les anomalies typiques de la dystrophie musculaire. Si on la compare avec une biopsie normale (photo B), on constate que les fibres sont irrégulières, certaines étant plus grosses (hypertrophiques) et d'autres plus petites (atrophiques). Il y a du tissu cicatriciel entre les fibres dont certaines commencent à se déchiqueter. Dans la photo C, on peut voir un immunomarquage normal pour la dystrophine qui est présente au niveau de la membrane musculaire. La photo D montre une absence de dystrophine (sauf pour une fibre unique), ce qui permet de confirmer le diagnostic de dystrophie musculaire de Duchenne.

dystrophies musculaires, il existe, tant chez l'enfant que chez l'adulte, plusieurs types de dystrophies pour lesquelles une telle approche diagnostique est possible.

La biopsie neuromusculaire consiste à prélever à la fois un morceau de muscle et un morceau de nerf. Ce type de biopsie se fait toujours par une incision dans un membre inférieur et on la recommande surtout pour les patients qui présentent une neuropathie inhabituelle. On prélève alors un fragment du nerf sural, un nerf à fonction exclusivement sensitive qui est localisé au tiers inférieur du mollet sur la ligne médiane.

Sa fonction spécifiquement sensitive est d'une grande utilité pour distinguer les pathologies des nerfs sensitifs et moteurs des atteintes spécifiques des neurones moteurs, localisés dans les cornes antérieures de la moelle épinière, ou des nerfs périphériques.

Lorsqu'elle est associée à l'examen clinique et aux autres tests de laboratoire, la biopsie musculaire ou neuromusculaire permet généralement d'en arriver à un diagnostic définitif.

Tests génétiques

Au cours des vingt dernières années, les cliniciens et chercheurs ont réalisé des progrès considérables dans le domaine génétique et développé des outils qui facilitent le diagnostic de nombreuses maladies neuromusculaires. Ces outils permettent aussi un dépistage beaucoup plus efficace des porteurs sains de maladies neuromusculaires, c'est-à-dire des personnes qui ont une anomalie génétique et qui, sans avoir la maladie, risquent de la transmettre. Avant de commenter les tests génétiques disponibles, il nous apparaît nécessaire de discuter des aspects génétiques des maladies neuromusculaires.

Il n'est habituellement pas nécessaire de procéder à d'autres tests de laboratoire que ceux décrits précédemment. Toutefois, chaque cas mérite une attention particulière et, pour certains enfants qui présentent une maladie neuromusculaire inhabituelle, il peut être nécessaire de procéder à des études radiologiques ou électrocardiographiques, ou encore à des dosages sanguins et urinaires. Comme il existe plusieurs centaines de tests de laboratoire, il nous est impossible de les décrire tous.

En résumé, avec un petit nombre de tests et un minimum d'inconfort pour l'enfant, on peut généralement arriver rapidement à un diagnostic précis et être ainsi en mesure de discuter avec les parents du pronostic et de l'aspect génétique ou héréditaire de ces maladies.

L'ASPECT GÉNÉTIQUE

▼

La plupart des maladies dont nous traitons sont héréditaires, c'est-à-dire transmises à l'enfant par un parent ou par les deux. Cela est important à deux points de vue. D'une part, si une maladie est héréditaire, il est inutile d'en chercher les causes à l'extérieur, puisque le dysfonctionnement se produit à *l'intérieur* des cellules de l'organisme. C'est donc de ce côté que doit porter la recherche pour trouver les causes de la maladie. D'autre part, cette nature héréditaire d'une pathologie permet d'adopter une approche préventive, puisque nous pouvons identifier les personnes risquant de transmettre ces maladies et les informer de la situation.

Le bagage génétique

D'abord, il convient d'expliquer brièvement en quoi consiste le bagage génétique et les modes de transmission des maladies neuromusculaires. Quand on annonce à des parents que la maladie qui touche leur enfant est de nature héréditaire, plusieurs sont surpris et nous disent : « Pourtant, il n'y a personne qui ait une maladie musculaire dans notre famille ! » Or, les parents peuvent être parfaitement sains et avoir un enfant atteint d'une maladie héréditaire, comme nous le verrons plus tard. De même, ce ne sont pas tous les enfants d'un couple qui seront atteints car le risque de transmission varie de 25 % à 50 % pour les parents d'un enfant atteint, selon le mode de transmission de la maladie. Pour les autres membres de la famille, le risque de transmission est beaucoup plus variable et doit être évalué en fonction de l'histoire familiale et, dans certaines situations, à l'aide de tests génétiques.

Nos connaissances de la génétique sont fondées sur les travaux du moine botaniste autrichien Mendel. Dès 1865, ce chercheur a établi les lois de la transmission génétique en observant les résultats de croisements sur des petits pois. Par la suite, de nombreuses recherches ont permis de démontrer que notre bagage génétique est contenu à l'intérieur de chacune de nos cellules dans des structures microscopiques qui ressemblent à des petits bâtonnets, les chromosomes, lesquels contiennent des gènes (fig. 1.7).

Chaque cellule du corps humain contient 46 chromosomes ou, plus précisément, 22 paires de chromosomes identiques, ou autosomes, et deux chromosomes sexuels, identiques chez la femme (XX), mais différents chez l'homme (XY). Dans chaque

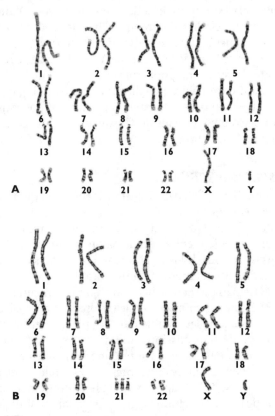

Figure 1.7
Photos d'un caryotype montrant les 46 chromosomes humains tels qu'on peut les voir au microscope après les avoir isolés du noyau de la cellule (A) et la présence de trois chromosomes 21 comme on le voit chez les enfants trisomiques (B).

paire, un chromosome vient du père et l'autre de la mère. Lors de la conception, chacun des parents fournit 23 chromosomes, c'est-à-dire la moitié du bagage génétique de l'enfant à naître. La cellule initiale se multiplie ensuite par un dédoublement de chacun de ces chromosomes, phénomène qui s'appelle la mitose, de sorte que chaque nouvelle cellule contient les mêmes chromosomes.

Un chromosome est constitué d'un long « fil » d'acide désoxyribonucléique ou ADN (en anglais DNA) qui comprend quatre molécules (ou nucléotides): l'adénine, la thymine, la cytosine et la guanine. Sur certaines séquences de ce fil, on retrouve les gènes, constitués par des exons, pas nécessairement contigus le long du chromosome, mais le plus souvent séparés par des séquences non codantes que l'on appelle des introns. Ces derniers ne servent pas à la synthèse des protéines. Les études les plus récentes ont permis de conclure qu'il y a 30 000 gènes différents chez l'humain. Chaque gène fait la synthèse d'une protéine spécifique, grâce à un message contenu dans sa structure même, c'est-à-dire sa composition chimique. On sait maintenant que certains gènes synthétisent une protéine présente tout au long de la vie et dans tous les tissus, alors que d'autres gènes ne sont actifs que dans un tissu ou organe donné, et seulement pendant une période de la vie de l'individu.

On commence aussi à explorer les relations entre les gènes, ainsi que les relations entre l'environnement et le bagage génétique. Les gènes fabriquent des protéines, qui jouent un rôle capital puisqu'elles sont chargées de former les tissus et les défenses de l'organisme. Les hormones et les milliers d'enzymes qui permettent la respiration et le métabolisme cellulaire, la digestion, le fonctionnement du système nerveux et des muscles sont elles aussi des protéines synthétisées par nos gènes.

Pour qu'un gène fabrique une protéine (fig. 1.8), il faut que les différentes composantes fonctionnelles du gène (les exons) soient copiées dans le noyau de la cellule par l'acide ribonucléique ou ARN messager (RNA en anglais). Comme l'ADN, l'ARN comprend quatre molécules (ou ribonucléotides): l'adénine (A), l'uridine (U), la cytosine (C) et la guanine (G). Ces molécules sont complémentaires aux molécules de l'ADN, et c'est ce qui permet de transcrire le message génétique. Les protéines fabriquées par l'ARN sont constituées d'acides aminés (il y en a 20 en tout). Sur le plan fonctionnel, l'ARN est composé de triplets, c'est-à-dire de groupes de trois nucléotides, dont chacun est transcrit en un acide aminé. C'est ce que l'on appelle le code génétique. Par exemple, le triplet « AAA » est le code servant pour la synthèse de la lysine et le triplet « GCC », pour celle de l'alanine. Un triplet peut également coder un arrêt de la synthèse protéique, comme c'est le cas pour le triplet « TAA ».

Toute anomalie ou mutation dans la séquence de l'ADN est transcrite par l'ARN messager, entraînant la synthèse d'une protéine anormale ou une absence de synthèse protéique. De telles mutations peuvent ne toucher qu'un nucléotide. On les appelle alors des « mutations ponctuelles », et elles changent le code de transcription des acides aminés, ce qui a parfois un effet très

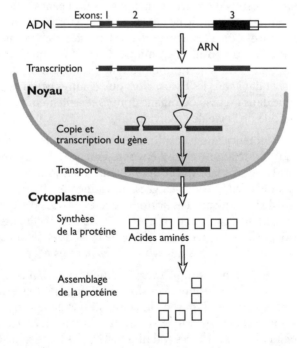

Figure 1.8
La synthèse protéique : les exons du gène sont copiés par l'ARN au niveau du noyau cellulaire et la protéine est ensuite synthétisée au niveau du cytoplasme de la cellule.

marqué sur la production ou la stabilité de l'ARN, ainsi que sur la structure ou la fonction de la protéine synthétisée. Les anomalies de l'ADN peuvent également se manifester par l'absence d'un ou de plusieurs exons. Ce type d'anomalie, que l'on appelle « délétion », aboutit à la synthèse d'une protéine tronquée, généralement non fonctionnelle, ou au mieux partiellement fonctionnelle. Enfin, une mutation génétique peut également être liée à une duplication anormale d'un ou de plusieurs exons, ou encore à la répétition exagérée de triplets dans l'ADN, répétition pouvant aller jusqu'à 1 000 fois la normale, un phénomène qui influence nécessairement la fonction du gène (fig. 1.9).

On peut comparer chaque chromosome à une chaîne de montage et chaque gène à un ouvrier responsable d'une opération spécifique de la chaîne. Normalement un gène, tout comme l'ouvrier, sait ce qu'il doit faire pour produire une substance (enzymes, hormones, antigènes, protéine de la membrane, etc.). Ces substances ont toutes un rôle précis à jouer dans l'organisme. Un gène défectueux ne remplira pas adéquatement son rôle et perturbera de façon plus ou moins marquée le fonctionnement de tout l'organisme, de la même manière qu'une erreur

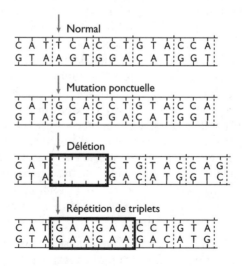

Figure 1.9
Cette figure illustre, de façon très simplifiée, trois types d'anomalies ou mutations qui peuvent empêcher un gène de synthétiser une protéine normale.

dans une chaîne de montage peut entraîner des conséquences plus ou moins graves dans le fonctionnement de la machine que l'on fabrique.

La génétique inverse

Les progrès qui ont été réalisés dans le domaine des maladies neuromusculaires au cours des vingt dernières années sont, en grande partie, liés au développement de la génétique inverse, qui constitue une nouvelle façon d'aborder ces maladies. On définit la génétique inverse comme « la démarche générale permettant, à partir d'une fonction ou d'une maladie, d'isoler un gène inconnu, d'où l'on déduit la protéine correspondante » (Kaplan et Delpech).

Jusqu'au début des années 1980, les chercheurs ont tenté de connaître la cause des maladies en étudiant leur manifestation par des analyses du sang, des tissus ou des organes. Cette approche a été très utile et efficace pour trouver la cause de nombreuses maladies métaboliques, mais elle s'est avérée peu utile dans le domaine des maladies neuromusculaires. À cet effet, on peut citer l'exemple de l'ataxie de Friedreich. Durant près de quinze ans, un groupe de chercheurs internationaux a procédé, sous la direction du docteur André Barbeau, à des études systématiques visant à identifier la cause de cette maladie et à mettre au point un traitement efficace. Cette démarche a permis de mieux définir les caractéristiques cliniques de l'ataxie de Friedreich et d'identifier de nouvelles formes d'ataxie. Cependant, elle n'a pas permis de trouver la cause de cette maladie, que l'on a fini par identifier grâce à l'approche de la génétique inverse. Cette approche génétique a permis d'en arriver à la localisation puis à l'identification du gène anormal et, ensuite, de la protéine non synthétisée chez les individus atteints d'ataxie de Friedreich, comme nous l'expliquerons dans la section sur les ataxies héréditaires. Cet exemple peut s'appliquer à plusieurs autres maladies neuromusculaires.

La démarche de la génétique inverse consiste à procéder à une étude familiale chez des individus atteints d'une maladie héréditaire et des membres de leur famille afin d'établir un *linkage* ou lien génétique entre la maladie et un chromosome. Cette approche exploite la variation normale de l'ADN humain (polymorphisme), variation qui permet de localiser le gène de la maladie transmise sur une région chromosomique précise et ce, même si on ne connaît ni la cause de la maladie ni le gène en question. Une fois établi ce lien chromosomique, il devient possible de mieux localiser puis d'identifier le gène anormal, puis la protéine mutée. Cette approche, qui était assez lente et fastidieuse au début des années 1980, est beaucoup plus facile à réaliser aujourd'hui grâce aux nombreux développements technologiques mis au point depuis ce temps.

Quand on veut confirmer le diagnostic chez un individu soupçonné d'avoir une maladie neuromusculaire, il est extrêmement utile d'identifier le gène muté et la protéine anormale ou non synthétisée. Cela est aussi extrêmement utile pour donner des conseils sur le plan génétique et pour prévenir cette maladie chez les sujets à risque dans une famille où l'on a identifié une personne atteinte de cette maladie ou encore dans une région où cette maladie est plus fréquente.

Malheureusement, cette approche ne nous a pas permis de développer de traitement efficace, pour le moment du moins. Depuis que l'on connaît les gènes anormaux de nombreuses maladies neuromusculaires, des efforts considérables ont été faits pour développer la thérapie génique, approche qui consiste à introduire le gène normal dans les cellules des individus qui en sont dépourvus. Cette approche a donné des résultats intéressants chez l'animal immature ou immuno-supprimé, mais demeure encore très expérimentale chez l'humain.

Génétique et hérédité

On peut définir une maladie héréditaire comme étant la transmission par l'un ou les deux parents d'un gène défectueux ou muté, qui produit une anomalie dans le fonctionnement de l'organisme. Signalons d'abord que, si toutes les maladies héréditaires sont d'origine génétique, toutes les maladies génétiques ne sont pas héréditaires. En effet, certaines modifications des chromosomes surviennent accidentellement lors de la conception de l'enfant. Un exemple bien connu est le mongolisme ou trisomie 21, attribuable à un chromosome surnuméraire. Comme on peut le voir dans la figure 1.9, on trouve aussi des modifications accidentelles plus subtiles dans les chromosomes (délétion ou perte d'une partie du gène, duplication ou inversion). Ces modifications dans les gènes peuvent également être liées à des mutations spontanées, c'est-à-dire des modifications accidentelles des gènes, non transmises par les parents. Par exemple, on estime qu'un tiers des cas de dystrophie musculaire de Duchenne n'est pas transmis par la mère, mais est dû à une mutation spontanée survenant chez le garçon atteint. Cette possibilité (que la maladie soit génétique sans être héréditaire) est toujours à considérer et elle a un impact évident sur la prévention et sur l'évaluation des risques de récidive.

On distingue trois types principaux de transmission des maladies héréditaires : *autosomale récessive, autosomale dominante* ou *selon un mode lié au sexe*.

Transmission autosomale récessive

Dans ce type de transmission, aucun des deux parents ne présente de manifestations de la maladie, de sorte qu'il est impossible de prévoir à l'avance qu'ils auront un enfant atteint. Pour comprendre ce type de transmission, il faut se souvenir que chaque chromosome (et donc chaque gène) forme une paire, l'un venant du père et l'autre de la mère. Même si un gène est défectueux, la présence de l'autre gène peut suffire à éviter que l'individu possédant cette anomalie génétique ne soit atteint de la maladie. On peut comparer cette situation à un individu qui ne possède qu'un seul rein, mais a tout de même une fonction rénale tout à fait normale. C'est lorsque les deux parents possèdent le même gène anormal qu'il y a risque de transmission de la maladie. La combinaison statistique de la transmission des gènes fixe à 25 % les chances que l'enfant soit tout à fait normal, alors que le risque qu'il soit atteint de la maladie (donc qu'il ait hérité des deux gènes anormaux des parents) est aussi de 25 %. Il y a, par ailleurs, 50 % de probabilités que l'enfant soit, comme les parents, porteur asymptomatique. Ce mode de transmission est illustré dans la figure 1.10. Il est important de mentionner à nouveau que le porteur asymptomatique ne présente aucune manifestation de la maladie en question.

Nous possédons tous des gènes récessifs anormaux. Théoriquement, nous risquons tous d'avoir un enfant atteint d'une maladie héréditaire, si l'autre parent possède par accident le même gène anormal. Ce risque est peu élevé puisque la fréquence de chaque gène anormal est faible dans la population. C'est ce qui explique que ces maladies récessives soient rares. S'ils sont sains, les frères et sœurs d'un enfant atteint d'une maladie récessive auront rarement un enfant atteint. En effet, même s'ils étaient porteurs de la maladie, il faudrait, pour avoir eux-mêmes un enfant atteint, qu'ils le conçoivent avec une personne porteuse du même gène anormal. Cela est peu fréquent, sauf dans des populations à risque à cause de la consanguinité ou d'un effet fondateur.

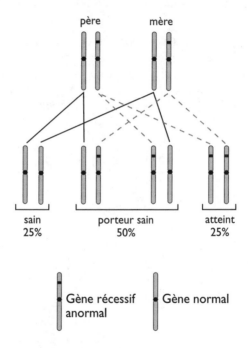

Figure 1.10
Maladie à transmission autosomale récessive. Le père et la mère possèdent tous deux un gène anormal mais ils ne sont pas atteints de la maladie puisque l'autre gène, normal, compense le gène anormal. Lorsqu'ils ont un enfant, chacun peut donner soit son gène normal, soit son gène anormal. Si l'enfant hérite des deux gènes anormaux, il sera, lui, atteint de la maladie.

Transmission autosomale dominante

Dans ce type d'hérédité, il suffit d'un seul gène anormal pour produire la maladie. On dit de ce gène qu'il est dominant puisque le gène équivalent, sur le chromosome de la même paire, est incapable d'empêcher la manifestation de la maladie. Comme on peut le voir dans la figure 1.11, si l'un des deux parents est atteint, il y a 50 % de risque que l'enfant à naître soit, lui aussi, atteint de la maladie. Pour cet individu, le risque de transmission sera également de 50 %. Par contre, si l'enfant n'est pas atteint de la maladie, il n'y a aucun risque qu'il la transmette et ce, peu importe la personne avec laquelle il aura des enfants.

Il est important de savoir cependant que les manifestations de ce type de maladie dominante sont très variables d'un individu à l'autre. Un exemple particulièrement éloquent est la dystrophie myotonique ou maladie de Steinert, dont les manifestations peuvent apparaître à différents âges de la vie et être plus ou

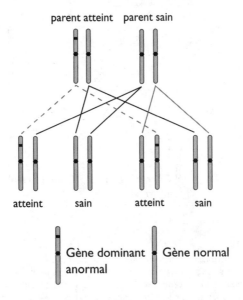

Figure 1.11

Maladie à transmission autosomale dominante. Un des deux parents est atteint de la maladie : le gène anormal est dominant et ne peut être compensé par l'autre gène. Le risque que l'enfant hérite de ce gène et donc de la maladie est de 50 %.

moins graves. La forme la plus grave est évidente dès la naissance, amenant des difficultés d'alimentation, de respiration et de l'hypotonie (bébé mou). Elle comporte même, au cours des premiers jours de vie, un risque certain de mortalité. La forme la plus bénigne peut ne se manifester que par des cataractes et pas avant 60 ans. Un individu présentant l'anomalie génique responsable de cette maladie pourrait ne présenter que des manifestations tardives ou même n'avoir aucune manifestation, tout en ayant des enfants qui risquent d'être plus atteints que lui. Afin de prévenir, il est donc souhaitable, dans une famille où il existe une maladie dominante comme la maladie de Steinert, que tous les individus à risque soient évalués attentivement sur le plan médical, qu'ils subissent des tests génétiques et reçoivent des conseils adéquats.

Transmission selon un mode lié au chromosome X

Dans ce mode de transmission, les mères sont des porteuses saines ou asymptomatiques de la maladie. Le risque qu'elles la transmettent à leurs fils se situe à 50 %. Leurs filles ne seront jamais atteintes, mais elles risquent d'être porteuses de la maladie dans une proportion de 50 %. Ce type de transmission semble très complexe, mais en réalité il s'agit d'une combinaison des deux autres, selon le sexe de l'enfant. Nous avons déjà mentionné que les chromosomes sexuels sont différents chez l'homme et chez la femme. Comme on peut le voir dans la figure 1.12, ils consistent chez la femme en deux chromosomes X équivalents, alors que chez l'homme, il existe un chromosome X et un chromosome Y. Si on se réfère à l'illustration, on se rend compte que le chromosome Y est beaucoup plus petit que le chromosome X et contient donc moins de matériel génétique. Un gène anormal sur un chromosome X pourra donc être compensé par le gène normal équivalent sur l'autre chromosome X de la femme. Chez l'homme, cette compensation n'est pas possible puisque le chromosome Y ne possède pas nécessairement le gène équivalent qui pourrait compenser pour le gène déficient. On peut donc dire que dans ce type de transmission, tout se passe comme si, chez la fille, il s'agissait d'une transmission récessive, alors que chez le garçon, il s'agit d'une transmission dominante. Cela apparaît avec évidence sur la figure 1.13.

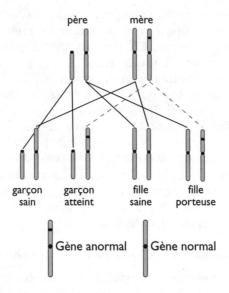

Figure 1.12

Maladie transmise selon un mode lié au chromosome X. Le bagage génétique est différent chez l'homme et la femme : le chromosome Y est plus petit que le X et contient donc moins de matériel génétique. Si un chromosome X contient un gène anormal, l'autre X pourra compenser chez la femme mais ceci est souvent impossible chez l'homme car le chromosome Y peut ne pas contenir ce gène compensateur normal.

Le cas le plus connu de maladie transmise selon un mode lié au sexe est la dystrophie musculaire de Duchenne. Malheureusement, cette maladie est aussi la forme la plus grave de dystrophie musculaire. Le dépistage et la prévention sont particulièrement importants dans ce type de transmission génétique, puisqu'une femme porteuse peut donner naissance à des enfants atteints, et ce, sans présenter elle-même la moindre manifestation de la maladie. Le dépistage doit se faire parmi les parents de sexe féminin de la mère. En effet, à des degrés divers, chacune des parentes présente un risque d'être porteuse et donc de transmettre la maladie.

Prévention des maladies neuromusculaires

La prévention est importante dans ce type de maladies pour lesquelles il n'existe pas de traitement efficace à l'heure actuelle.

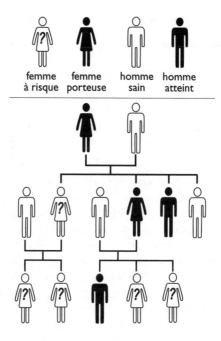

femme à risque   femme porteuse   homme sain   homme atteint

Figure 1.13
Arbre généalogique, théorique, d'une maladie transmise selon un mode lié au chromosome X. Cet exemple permet de comprendre l'importance du dépistage et de la prévention : cinq femmes dans cette famille pourraient être porteuses et avoir un enfant atteint.

Avant de songer à quelque forme de prévention que ce soit, il est absolument nécessaire de connaître avec précision le diagnostic de la maladie dont l'enfant ou l'adolescent est atteint. En effet, plusieurs maladies neuromusculaires présentent un tableau clinique assez semblable, mais sont transmises selon des modes d'hérédité tout à fait différents. Il est donc impossible d'établir les risques de récidive à partir d'un cas dont on ne connaît pas le diagnostic précis. Comme nous le mentionnions précédemment, les tests génétiques actuellement disponibles permettent de confirmer le diagnostic de plusieurs maladies neuromusculaires.

Une fois ce diagnostic établi, deux approches souvent complémentaires sont utilisées pour la prévention des maladies héréditaires. Ce sont :

- le conseil génétique et les tests génétiques ;
- le diagnostic anténatal.

Le conseil génétique et les tests génétiques

Quand on identifie une maladie héréditaire, chaque membre de la famille peut connaître le risque qu'il court d'avoir un enfant atteint de cette maladie, et cela grâce à l'analyse du mode d'hérédité de la maladie et à l'étude de l'arbre généalogique de la famille.

Dans la majorité des cas de **maladie récessive**, le risque génétique est faible, généralement de moins de 1 %, puisque, pour avoir un enfant atteint, le partenaire de l'individu à risque doit également être porteur du même gène anormal, ce qui est peu probable. Il n'en demeure pas moins que ce risque est nettement plus élevé que dans la population générale où il est d'un ordre de grandeur de 1/3 000 à 1/10 000, selon la maladie en question. Les tests de génétique moléculaire permettent de déterminer si un individu est porteur asymptomatique pour plusieurs maladies neuromusculaires à transmission récessive, par exemple l'ataxie de Friedreich ou l'amyotrophie spinale. Si tel est le cas, le test génétique peut aussi être fait chez son conjoint, ce qui permettra d'évaluer précisément le risque de transmission et de procéder, s'il y lieu, à un diagnostic anténatal.

Par contre, la situation est différente s'il s'agit de maladies transmises selon un mode lié à l'X ou encore de façon autosomique dominante. Dans les **maladies transmises selon un mode lié à l'X**, il existe, à chaque grossesse, un risque de 50 % que l'enfant soit atteint s'il s'agit d'un garçon ou soit porteur s'il s'agit d'une fille. Celle-ci, à son tour, aura un risque identique à chaque grossesse. Par contre, si elle n'est pas porteuse du gène anormal, il n'y a aucun risque qu'elle ait un enfant atteint. On comprendra donc l'importance de déterminer qui est porteur de ce gène anormal. Cela est possible grâce à la recherche d'anomalies géniques (délétions ou duplications) que l'on retrouve chez environ 75 % des garçons atteints de dystrophie musculaire de Duchenne ou de Becker, et que l'on peut retrouver chez la mère ou chez d'autres femmes à risque dans la famille, si elles sont porteuses du gène muté. S'il n'y a pas de délétion, la détermination de l'état de porteuse peut se faire par des études familiales évaluant la transmission du gène à risque, ce qui est plus complexe. Ces tests sont d'autant plus importants que, comme nous le mentionnions précédemment, chez 30 % des garçons atteints de dystrophie musculaire de Duchenne, la mutation génique n'est pas transmise par la mère, mais résulte d'un processus spontané. Les progrès réalisés récemment dans le domaine de la génétique moléculaire nous laissent croire que le dépistage des porteuses se fera de façon de plus en plus efficace et fiable au cours des prochaines années.

Dans les **maladies à transmission dominante**, souvent les manifestations cliniques varient beaucoup d'un patient à l'autre. À cet effet, le cas le plus significatif est la dystrophie myotonique ou maladie de Steinert dont les symptômes sont parfois évidents à la naissance, mais ne sont souvent décelables que plus tard par un examen clinique attentif, ou même uniquement par des examens de laboratoire. On sait maintenant, grâce aux tests génétiques, que certains individus sont porteurs d'une anomalie légère du gène sans en avoir de manifestations cliniques. Il faut donc être extrêmement prudent avant d'affirmer qu'un individu à risque n'est pas atteint. Il faut se souvenir que dans cette maladie à transmission dominante, il suffit que l'un des deux parents soit atteint pour que le risque de transmission soit de 50 %. De plus, l'enfant pourrait présenter une forme beaucoup plus grave que celle de son parent atteint. Tout individu est à risque si on a identifié dans sa famille une maladie à transmission dominante. Il doit être examiné attentivement et subir les tests de laboratoire appropriés. La dystrophie myotonique est liée à une répétition de triplets dans la partie non codante du gène. Cette anomalie est facilement décelable par les tests génétiques, et on peut déterminer avec une certitude quasi absolue si un individu est atteint ou non de la maladie, donc s'il est à risque de la transmettre et ce, même s'il n'a pas de manifestations cliniques.

Le diagnostic anténatal

Depuis quelques années, le diagnostic anténatal a pris de plus en plus d'importance en médecine. Le but du diagnostic anténatal est de dépister avant la naissance des malformations ou des maladies héréditaires chez le fœtus et, si nécessaire et si tel est le choix des parents, de procéder à un avortement thérapeutique. Les techniques les plus couramment utilisées pour le diagnostic anténatal sont la biopsie chorionique, l'amniocentèse et l'échographie fœtale. La biopsie chorionique tout comme l'amniocentèse consistent à prélever et à analyser des cellules du fœtus tandis que l'échographie, technique non invasive, permet de visualiser le fœtus à l'aide d'ultrasons.

Pour poser un diagnostic anténatal, il faut pouvoir visualiser une anomalie morphologique par l'échographie, ou encore identifier dans les cellules fœtales une anomalie chromosomique, génique ou métabolique. On peut ainsi identifier chez le fœtus une trisomie 21 ou mongolisme, puisque les chromosomes isolés des cellules fœtales contiennent trois chromosomes 21 plutôt que deux. De même, il est possible de poser un diagnostic de malformation du système nerveux central si le taux d'alpha factoprotéine est anormalement élevé. Enfin, grâce à l'échographie, on peut voir certaines malformations.

Pour plusieurs maladies héréditaires et neuromusculaires, on peut procéder à un diagnostic anténatal puisqu'il est possible d'étudier les gènes du fœtus et de déterminer avec certitude s'il est atteint ou non. Ces techniques diagnostiques sont complexes et ne peuvent être faites de routine pour toutes les maladies et chez toutes les femmes enceintes, mais les femmes à risque peuvent s'en prévaloir.

LA PRISE EN CHARGE PÉDIATRIQUE

▼

Les maladies neuromusculaires sont progressives et dégénératives. Malheureusement, la plupart demeurent incurables. En collaboration avec les autres membres de l'équipe multidisciplinaire, le pédiatre accompagne l'enfant et sa famille dans l'acceptation de la gravité de cette maladie et tente d'apporter un soulagement à leurs souffrances physiques et psychologiques. De plus, compte tenu de la complexité de ces maladies, de leurs conséquences dans la vie quotidienne et du besoin de réadaptation, le pédiatre assume la coordination entre les nombreux professionnels concernés par le traitement de ces enfants.

Ce n'est pas un acte médical simple que de recevoir pour la première fois un enfant atteint d'une maladie neuromusculaire et ses parents. La rencontre doit se faire dans un climat d'écoute et d'empathie. Il faut que le pédiatre ait à la fois une connaissance et une compréhension de la maladie, ainsi qu'une grande disponibilité face aux demandes multiples de l'enfant et de sa famille. Pour ces jeunes, le soutien prend une grande importance, parfois dans les besoins les plus simples.

L'enfant et sa famille doivent faire face à une maladie dégénérative dans laquelle on voit graduellement apparaître et progresser des pertes de force musculaire et de capacité fonctionnelle. Aussi faut-il une attitude à la fois d'empathie et de franchise face à l'inexorabilité de cette situation. Il est nécessaire d'envisager toutes les possibilités de traitement et de soutien, et de renseigner les patients sur les recherches médicales en cours. Il faut surtout ne jamais susciter de faux espoirs de guérison, car cela risquerait de retarder l'adaptation de la famille à ses besoins particuliers.

Dès les premières rencontres, les parents se questionnent sur la justesse du diagnostic et sur l'absence de traitement curatif dans la majorité des maladies. Le neurologue et l'équipe psychosociale font l'annonce du diagnostic, mais en général l'enfant et sa famille n'acceptent que graduellement la maladie et sa finalité. Le travail d'accompagnement des intervenants est facilité lorsque les enfants reçoivent un diagnostic précis, comme celui de dystrophie musculaire de Duchenne, parce que l'évolution de cette condition clinique est bien connue. Dans d'autres situations, comme les myopathies non spécifiques ou les maladies très rares, il faut être prudent dans la description de l'évolution : ne pas être pessimiste sur le pronostic de la maladie, mais ne pas donner d'informations encourageantes si elles sont non fondées ou erronées.

Malgré le mauvais pronostic de plusieurs des maladies neuromusculaires, il est essentiel d'aider ces enfants à développer des intérêts, à trouver des occupations et à envisager un avenir, même à moyen et à long terme.

Le pédiatre fait une évaluation générale de l'état de santé et de l'état nutritionnel de l'enfant. Il est également présent dans toutes les situations qui demandent des confirmations du diagnostic ou des autorisations pour effectuer des activités à risque. Au besoin, il peut demander une consultation au cardiologue, au pneumologue et à d'autres spécialistes pour qu'ils évaluent et traitent les complications propres à certaines maladies quand elles relèvent de leur spécialité. Le physiatre et le neurologue font partie de l'équipe médicale courante et voient tous les patients.

Évaluation clinique

L'anamnèse des enfants atteints d'une maladie neuromusculaire comprend l'état de santé actuel, les événements infectieux récents et les problèmes respiratoires ainsi que l'effet, bon ou mauvais, des approches thérapeutiques tentées.

Les aspects musculosquelettiques et fonctionnels sont très importants. Aussi faut-il s'informer sur le stade de marche, les pertes de force musculaire, les pertes fonctionnelles, les chutes et les blessures.

De plus, on doit toujours prendre en considération l'aspect psychosocial de ces pathologies. Quelles sont les conséquences de cette maladie dans la vie de tous les jours ? Il faut s'assurer de l'intérêt et du fonctionnement de l'enfant à l'école. Il faut aussi aborder, avec empathie et délicatesse, le sujet de la puberté et de l'adolescence, avec l'éveil de la sexualité. Malgré leur grave maladie et les limitations qui en découlent, les adolescents atteints vivent une sexualité et les intervenants ne peuvent l'ignorer.

Après un questionnaire détaillé, le pédiatre procède à un examen physique général le plus complet possible dès la première visite. Puis, lors des visites de contrôle, il oriente plutôt l'examen selon les symptômes mentionnés. Après cette évaluation clinique, la conduite à tenir est de deux ordres : d'abord traiter les complications de la maladie ou diriger les patients vers les autres professionnels du programme pour évaluation et intervention, ensuite s'enquérir des principaux besoins exprimés face aux effets de la maladie.

En plus d'affronter les problèmes liés à leur pathologie, plusieurs enfants connaissent des difficultés comme un déficit d'attention, des troubles d'audition et de langage, etc. Le pédiatre doit identifier ces problèmes, faire les investigations nécessaires et en assurer le suivi. Comme les enfants et les adolescents sont vus régulièrement dans les cliniques de maladies neuro-musculaires, ils délaissent souvent leurs rendez-vous avec leur pédiatre, surtout quand ce dernier est peu familier avec la maladie qui les affecte. Or, le pédiatre de la clinique devrait agir comme consultant et soutenir le pédiatre régulier, et non pas le remplacer. Idéalement, et c'est le souhait dans notre milieu, chaque patient devrait avoir son médecin ou son pédiatre personnel, surtout s'il vit dans une région éloignée. Après des évaluations périodiques, chaque patient se voit attribuer un plan d'intervention détaillé qui peut très bien servir de guide à son médecin personnel.

Nutrition

La nutrition est un des aspects importants à considérer dans le suivi des maladies neuromusculaires. En très bas âge, rares sont les patients qui ont de véritables difficultés d'alimentation, mais avec l'évolution de plusieurs de ces maladies, de nombreux enfants développent une fatigue aux repas ou de la dysphagie progressive, ce qui entraîne une limitation dans la variété et la texture des aliments qu'ils peuvent ingérer. Il y a par conséquent une diminution des apports caloriques et, de ce fait, un ralentissement de la croissance pondérale. Comme la masse musculaire de ces patients est déjà diminuée, un retard pondéral devient très préoccupant. Pour enrichir la diète et augmenter les apports caloriques, on recommande un suivi avec la diététiste de l'équipe. Lorsque l'alimentation et la déglutition deviennent difficiles, une évaluation en clinique de dysphagie peut également fournir des renseignements sur les positions à adopter au repas et sur les textures alimentaires les plus adéquates. Lorsque l'alimentation par la bouche devient trop laborieuse et comporte un risque d'aspiration ou d'étouffement, on discute avec la famille de la possibilité d'utiliser un tube de gavage nasogastrique ou de procéder à une gastrostomie.

Les problèmes de reflux gastro-œsophagien sont très fréquents chez les patients atteints de maladies neuromusculaires, et leurs symptômes ne sont pas toujours évidents. Souvent, les enfants sont trop jeunes pour dire qu'ils ressentent du pyrosis (brûlures d'estomac), mais on constate chez eux une diminution inexpliquée de l'appétit et parfois même une anémie sévère due à un reflux gastro-œsophagien non diagnostiqué jusque-là. La faiblesse musculaire, les déformations thoraciques, les postures anormales et la constipation sont autant de facteurs qui prédisposent au reflux gastro-œsophagien. Dans ces conditions, un essai thérapeutique avec des antiacides est habituellement très efficace.

Paradoxalement, on voit de l'obésité chez certains patients atteints de maladies neuromusculaires, surtout quand leur activité physique diminue de façon significative ou lorsqu'ils sont en processus de perte de marche. Plus lourd, l'enfant a également plus de difficulté à bouger. Cette obésité est due au manque d'exercice, lui-même lié à la perte de la marche, ainsi qu'au traitement aux stéroïdes employé dans certaines conditions (comme dans la dystrophie musculaire). Il faut alors adopter une diète hypocalorique. L'obésité justifie même l'arrêt des traitements aux stéroïdes quand elle s'installe rapidement et qu'elle est sévère.

La constipation et les problèmes de dysfonctionnement vésical sont très fréquents à cause de la faiblesse musculaire et de la diminution de la mobilité. On observe aussi un manque d'hydratation chez les enfants plus âgés et en fauteuil roulant qui s'empêchent de boire afin d'éviter d'aller aux toilettes, ce qui amplifie leur problème de constipation et de dysfonction vésicale. En général, les patients ne mentionnent pas spontanément ce problème de constipation, mais après investigation on le découvre presque toujours. Il s'accompagne fréquemment de fécalomes et de pertes de selles, ce qui donne l'illusion de la diarrhée. Pour aider ces jeunes, on donne des conseils préventifs, soit une bonne hydratation, un régime riche en fibres et des séances régulières aux toilettes. Si la constipation est sévère, une consultation en diététique s'impose et on peut recourir à l'utilisation d'émollients (docusate sodique ou huile minérale, à utiliser avec grande prudence à cause du risque d'aspiration) ou à l'usage de lactulose ou d'un autre laxatif léger.

Finalement, à cause d'une mobilité diminuée, l'apparition d'ostéoporose est inévitable et est souvent aggravée par l'administration de corticostéroïdes, chez les patients à qui cette médication est prescrite. Il faut alors assurer un apport adéquat en produits laitiers, en calcium et en vitamine D. Au besoin, un pédiatre spécialisé en métabolisme osseux voit les patients qui ont une ostéoporose prononcée ou qui ont eu une fracture. Ces patients sont traités aux biphosphonates, par voie parentérale ou orale, selon la gravité de la condition, et on leur prescrit un apport beaucoup plus grand de calcium par voie orale.

Vaccination et environnement

La majorité des enfants souffrant de maladies neuromusculaires ont un système immunitaire normal. Cependant, ces jeunes sont plus sujets aux infections à cause de leur faiblesse musculaire ou de la scoliose, qui est fréquente, ou encore d'atteintes cardiaques, d'une baisse de capacité pulmonaire ou d'un état nutritionnel sous-optimal. La condition pulmonaire est la plus préoccupante et on redoute beaucoup les infections. Le milieu de vie doit le plus possible être exempt d'irritants et, surtout, de tabagisme. Il est tout à fait essentiel de procéder chaque année à une vaccination antigrippale et à une vaccination anti-pneumococcique. Le vaccin antigrippal sera à virus fractionné. Pour ce qui est de la vaccination antipneumococcique, on suggère le Prevnar® pour les moins de deux ans, le Pneumovax® pour les plus de cinq ans, et les deux pour les enfants âgés de deux à cinq ans. Avant de débuter un traitement aux stéroïdes, les patients qui n'ont pas eu la varicelle doivent recevoir le vaccin anti-varicelle (Varivax® ou Varilrix®).

L'école

C'est tout un défi que de soutenir à l'école des enfants atteints de maladies neuromusculaires, car leur différence rend difficile une intégration harmonieuse. Pour y arriver, il est essentiel d'établir une bonne communication entre les membres de l'équipe de réadaptation, les parents et les intervenants de l'école, et de s'assurer leur collaboration.

En plus du handicap physique, plusieurs enfants ont d'autres besoins particuliers en rapport avec des difficultés d'apprentissage, de communication, de concentration, etc.

Il est donc primordial d'élaborer un plan d'intervention individualisé. Habituellement, les pertes des enfants vont en s'accentuant, ce qui fait que leurs besoins changent et augmentent avec le temps. Il n'est donc pas rare que les membres de notre équipe doivent rencontrer les directeurs d'école, les enseignants, les éducateurs et les autres professionnels du milieu scolaire et ce, plus d'une fois, afin de s'assurer que tous les besoins de l'enfant sont bien identifiés et, surtout, bien compris.

Voici quelques exemples concrets de mesures particulières que nous suggérons le cas échéant : le professeur d'éducation physique devrait noter l'enfant sur sa participation plutôt que sur ses résultats ; les enseignants en général devraient lui accorder du temps supplémentaire aux examens et lui permettre d'utiliser un ordinateur, etc. En fréquentant l'école, l'enfant découvre ses limites, mais l'école peut également représenter un milieu propice à la socialisation et au développement de liens d'amitié avec des enfants de son âge et avec les aidants. Tout ce qu'il y apprend peut certainement devenir source de valorisation (voir l'encadré sur les recommandations scolaires, p. 109).

Enfin, le pédiatre doit souvent intervenir dans les syndromes de déficit d'attention avec hyperactivité pour lesquels il peut, s'il y a lieu, prescrire une médication et assurer le suivi, en collaboration avec l'équipe psychosociale.

Approches thérapeutiques

Sauf pour la myasthénie, il y a rarement de traitement curatif dans les maladies neuromusculaires. Les recherches et les études cliniques faites un peu partout dans le monde ainsi que nos propres recherches et expériences cliniques nous guident dans le choix des approches thérapeutiques. Lorsque nous rencontrons les parents, nous les informons toujours des possibilités thérapeutiques, avec leurs avantages et leurs inconvénients, ainsi que leurs éventuelles complications. Nous leur expliquons le suivi nécessaire et les accompagnons dans leur prise de décision. En tout temps, ils peuvent changer d'idée, c'est-à-dire cesser un traitement ou en débuter un, même après avoir refusé de le faire antérieurement. Actuellement, le plus grand espoir de traitement de ces maladies réside dans la thérapie génique, mais il y a déjà plusieurs années que les patients et les intervenants espèrent sa réalisation. Nous demeurons prudents pour ce qui est de dire quand cette approche pourra être utilisée de façon clinique. Pour la thérapie génique comme pour d'autres approches de traitement potentiels, il nous apparaît essentiel de ne jamais donner de faux espoirs aux enfants atteints et à leur famille, tout en les assurant de notre engagement dans toute démarche qui pourrait conduire à un progrès thérapeutique pouvant leur être utile.

L'ASPECT RESPIRATOIRE

▼

Dans la plupart des maladies neuromusculaires, les fonctions respiratoires sont atteintes mais la gravité de ce problème varie d'une maladie à l'autre et d'un patient à l'autre. L'atteinte respiratoire peut résulter d'une faiblesse des muscles respiratoires, d'une scoliose (déformation de la cage thoracique), d'une obstruction pharyngée durant le sommeil, d'une commande ventilatoire cérébrale erratique ou encore d'une combinaison de plusieurs de ces facteurs.

En affectant les muscles de l'inspiration et de l'expiration, les maladies neuromusculaires limitent progressivement leur force et leur endurance. Ainsi, le patient se voit restreint dans sa capacité de tousser efficacement lorsqu'il souffre d'infections respiratoires aiguës, ce qui entraîne une accumulation de sécrétions et le rend sujet à la pneumonie, à l'atélectasie ainsi qu'à l'insuffisance respiratoire. Toute infection respiratoire aiguë devient particulièrement dangereuse et, pour prévenir de telles complications, on préconise diverses stratégies de traitements propres aux maladies neuromusculaires.

Lorsque les muscles respiratoires deviennent très faibles, le patient se voit également restreint dans sa capacité de bien respirer au repos, notamment durant son sommeil. À cause de la baisse naturelle de la commande ventilatoire durant le sommeil, notamment durant la phase de sommeil avec rêve, l'amplitude et la fréquence respiratoires de ces patients ne suffisent plus pour offrir une oxygénation adéquate et pour éliminer de façon normale le dioxyde de carbone. Le patient a alors un sommeil très peu efficace, il subit de multiples éveils nocturnes, termine sa nuit avec des maux de têtes et ressent l'impression désagréable de ne pas avoir assez dormi. Durant le jour, il cherche à récupérer ce sommeil inadéquat en s'endormant de façon excessive et en manquant de vigilance dans ses activités quotidiennes.

La déformation de la cage thoracique due à la scoliose est une autre source d'atteinte respiratoire dans les maladies neuromusculaires. Cela entraîne une réduction de l'espace interne, comprime les poumons et réduit l'espace nécessaire à leur expansion naturelle lors de chaque respiration. Si la scoliose est sévère, la quantité d'air échangée diminue et le patient présente une réduction de l'oxygénation et de l'épuration du dioxyde de carbone. Il est donc nécessaire de traiter adéquatement cette scoliose, soit en portant un corset, soit en subissant une chirurgie stabilisatrice.

Malheureusement, l'obstruction pharyngée du sommeil fait partie intégrante de plusieurs maladies neuromusculaires. Durant le cycle respiratoire normal, chaque respiration s'accompagne d'une contraction des muscles dilatateurs du pharynx et du larynx afin de faciliter le passage d'air. Cette contraction phasique est atténuée pendant le sommeil, notamment pendant les phases de sommeil avec rêve, et certains patients atteints de maladies neuromusculaires présentent alors une obstruction complète des voies respiratoires, ce qui empêche le flux inspiratoire d'air de pénétrer dans les poumons. Ces obstructions se produisent en salves de 5, de 10 et parfois même de 15 inspirations consécutives et sont soulagées quand le pharynx s'ouvre suffisamment pour laisser passer le flux d'air. Les obstructions peuvent se répéter plusieurs dizaines de fois par nuit et cela cause au patient une multitude de micro-réveils, c'est-à-dire des périodes d'éveil de courte durée. Après quelques semaines ou quelques mois, il développe une sensation de malaise et de fatigue continue, il perd l'appétit, perd du poids et peu à peu sa santé se dégrade.

Finalement certaines maladies neuromusculaires, comme la myopathie congénitale à némaline, s'accompagnent d'une commande ventilatoire erratique durant le sommeil. Cette commande origine des centres respiratoires localisés dans le cerveau et elle est la source de l'influx automatique qui régularise la fréquence respiratoire durant toute notre vie. Elle est active en tout temps et son niveau d'activité est déterminé par les chémorécepteurs, c'est-à-dire les récepteurs analysant la concentration d'oxygène et de dioxyde de carbone situés dans notre corps. Pour une raison inconnue, durant certaines phases du sommeil la commande ventilatoire de ces patients devient trop lente.

Cela passe d'abord inaperçu, mais avec le temps, le patient se plaint des symptômes déjà décrits : céphalées à l'éveil, sommeil non réparateur, fatigue diurne, endormissements diurnes multiples, perte de poids et parfois nausées prolongées à l'éveil.

En plus de l'examen physique, plusieurs examens complémentaires sont disponibles pour déterminer s'il y a atteinte pulmonaire, entre autres les tests de fonction respiratoire, la mesure de forces musculaires respiratoires, la mesure des gaz sanguins, l'oxymétrie prolongée, la radiographie cardiopulmonaire et la polysomnographie.

Les tests de fonction pulmonaire

Il s'agit d'un examen facile à réaliser, mais il exige de l'enfant une coordination suffisante pour bien exécuter les manœuvres demandées par l'inhalothérapeute. À un signal donné, l'enfant doit prendre une inspiration maximale, puis expirer brusquement, avec le plus de force possible, jusqu'à ce qu'il ne puisse plus expirer aucun air. L'enfant doit répéter cette manœuvre au moins trois fois. On conserve ensuite le meilleur résultat pour analyse, en mesurant notamment la capacité vitale forcée et en comparant les valeurs obtenues aux résultats d'enfants normaux. On les exprime en pourcentage d'une valeur prédite, 100 % étant la valeur de la moyenne des enfants de même taille et de même âge.

Selon le degré de coopération de chaque enfant, on peut faire les tests de fonction pulmonaire dès l'âge de cinq ou six ans. On peut les répéter régulièrement, chaque année, afin de suivre le degré d'atteinte respiratoire de la maladie neuromusculaire. On dira par exemple que l'enfant a une atteinte légère si sa capacité vitale forcée est de 70 % à 85 % de la valeur prédite, modérée si elle se trouve entre 50 % et 70 %, sévère si elle est entre 30 % et 50 %, et très sévère si cette valeur est inférieure à 30 %.

La mesure des forces musculaires respiratoires

Il s'agit là aussi d'un examen facile à réaliser chez les enfants de plus de cinq ou six ans. À un signal donné, l'enfant inspire dans un appareil avec un maximum de force, pendant une période de une à trois secondes. On mesure la force générée en centimètres d'eau (cm H_2O). On répète cette manœuvre au moins à trois reprises, et la valeur la plus élevée est dite la « pression inspiratoire maximale » (Pi max). On répète aussi à trois reprises les mêmes mesures en expiration. La valeur la plus élevée est dite la « pression expiratoire maximale » (Pe max). On considère que les forces sont normales lorsque cette mesure est supérieure à 70 cm d'eau, qu'il y a une atteinte légère entre 55 et 70 cm d'eau, une atteinte modérée entre 40 et 55 cm d'eau, une atteinte sévère entre 20 et 40 cm d'eau et une atteinte très sévère lorsque cette valeur est inférieure à 20 cm d'eau.

Si la coopération de l'enfant est adéquate, ce test permet de mesurer directement la sévérité de l'atteinte des muscles respiratoires par la maladie neuromusculaire. Ces mesures peuvent aussi être répétées chaque année afin d'évaluer la progression de la maladie.

Les gaz sanguins

On peut faire subir ce test à des enfants de tous âges, mais il exige un prélèvement de sang par piqûre au bout du doigt. On y mesure surtout la valeur de dioxyde de carbone (pCO_2) et la quantité de bicarbonates (HCO_3). Les valeurs normales de pCO_2 varient de 35 à 45 mm de HG et celles des bicarbonates, de 21 à 26 mmol/L. Une valeur élevée de l'un ou l'autre témoigne d'une épuration insuffisante du CO_2 par l'appareil respiratoire.

L'oxymétrie prolongée

Ce test, facile à réaliser à tout âge, consiste à mesurer la saturation de l'oxygène sanguin par l'entremise d'un faisceau lumineux installé au bout du doigt et relié à un capteur spécialisé. La valeur normale est de 95 % à 100 %. On peut mesurer cette oxymétrie de façon ponctuelle, mais un enregistrement prolongé est plus susceptible de nous indiquer si de la désoxygénation se produit durant la baisse naturelle de la commande ventilatoire qui survient au cours du sommeil. Il s'agit là de la période la plus sensible à l'hypoventilation pour un patient atteint de maladie neuromusculaire, et l'enregistrement prolongé durant les heures de sommeil représente une bonne façon de connaître la réserve ventilatoire du patient.

La polysomnographie

Il s'agit d'un test plus complet puisqu'on enregistre plusieurs paramètres à l'aide d'un ordinateur et pendant toute une nuit. Le sommeil est évalué par l'enregistrement des ondes électriques du cerveau grâce à de petites électrodes collées sur le cuir chevelu, tandis que la respiration est analysée par l'étude des mouvements respiratoires et de l'oxymétrie prolongée, et par la mesure transcutanée de la concentration d'oxygène. Les résultats obtenus par ces enregistrements permettent de quantifier la durée totale de sommeil, avec les pourcentages de sommeil léger, de sommeil profond et de sommeil avec rêve. On obtient également le nombre de micro-réveils, l'amplitude et le pourcentage de la fréquence de la commande ventilatoire, la présence ou non d'obstructions pharyngiennes du sommeil ainsi que la présence ou non d'hypoventilation alvéolaire nocturne secondaire à la faiblesse musculaire respiratoire. Les enregistrements ont lieu dans un laboratoire de sommeil et sont supervisés par des professionnels spécialisés dans ce domaine. Un des parents peut partager la chambre de l'enfant et on peut faire de tels tests à tout âge.

Approches thérapeutiques de l'atteinte respiratoire

En phase avancée, un jeune atteint d'une maladie neuromusculaire peut présenter une insuffisance respiratoire. On lui offre alors différentes approches thérapeutiques et mesures de soutien.

Vaccination et antibiothérapie

En plus de la vaccination antivirale et antipneumococcique, on encourage l'usage plus libéral d'antibiotiques chez ces enfants afin d'éviter toute infection respiratoire aiguë.

Exercices respiratoires

Pour les patients dont les forces musculaires sont présumées ou mesurées entre 40 et 70 cm d'eau, il est nécessaire d'effectuer des exercices respiratoires afin de conserver une souplesse normale du parenchyme pulmonaire et d'éviter une atélectasie (affaissement des poumons). Ces exercices consistent en 20 inspirations et 20 expirations, avec un repos de dix secondes entre les deux, exercices que le patient fait deux fois par jour au moins cinq fois par semaine. Cela permet de gonfler les alvéoles pulmonaires à leur volume maximal. Le patient doit également faire ces exercices s'il relève d'une chirurgie thoracique, vertébrale ou abdominale haute.

Techniques de «*clapping*»

Les techniques de «*clapping*» sont fortement recommandées lorsqu'il y a un encombrement de l'arbre respiratoire, afin d'assurer une bonne hygiène bronchique, d'enrayer l'accumulation de sécrétions dans les bronches et d'éviter les atélectasies pulmonaires. C'est par la vibration et par la position du corps que les sécrétions endobronchiques sont mobilisées et acheminées vers la trachée pour y être expulsées. On peut également utiliser des techniques d'assistance à la toux lors d'une surinfection. Le flux respiratoire est brusquement accéléré, ce qui imite l'expulsion d'une toux normale. Ces techniques doivent être faites plusieurs fois par jour, mais il faut les personnaliser en fonction de chacun des patients.

Appareil à pression positive (RPPI)

L'appareil à pression positive, que l'on nomme RPPI (*Respiratory Positive Pressure Insufflation*), a pour objectif de maintenir la souplesse normale de la cage thoracique, d'améliorer la ventilation alvéolaire, de préserver le malade de toute atélectasie et de protéger ses articulations costo-vertébrales de l'ankylose. Cette thérapie devrait être effectuée quatre fois par jour, cinq jours par semaine, dix minutes à la fois. On l'effectue à l'aide d'un appareil qui fait gonfler les alvéoles à une pression de 15 à 25 cm d'eau. Cette approche est recommandée lorsque la mesure des forces musculaires inspiratoires est inférieure à 40 cm d'eau ou si le patient présente une obésité prononcée. Elle est aussi suggérée lors d'une chirurgie vertébrale, thoracique ou abdominale haute et, en convalescence de cette chirurgie, lorsque les forces musculaires sont inférieures à 50 cm d'eau. Ce traitement est également indiqué chez les enfants de plus de six ans en fauteuil roulant motorisé et atteints d'une amyotrophie spinale, ou chez tout autre jeune atteint de maladie neuromusculaire qui présente une surinfection respiratoire aiguë ou une fragilité aux surinfections respiratoires.

La VANI

La VANI, acronyme pour « ventilation assistée non invasive », est une approche thérapeutique fortement recommandée lorsque les jeunes présentent une hypoventilation nocturne. La VANI permet d'améliorer les échanges gazeux et peut contribuer à prévenir des infections respiratoires répétées. On peut recommander différents appareils et composantes, dont le CPAP (*Constant Positive Airway Pressure*) et le BiPAP (*Bilevel Positive Airway Pressure*). Ce sont deux techniques de ventilation par pression constante qui permettent de maintenir l'oropharynx distendu lorsque l'inspiration spontanée commence.

Les critères qui justifient l'installation de la VANI sont les suivants : une désaturation en oxygène significative durant le sommeil, de l'hypercapnie diurne (un CO_2 > 45mmHG) ou nocturne (un CO_2 > 50-55 mmHG), et une obstruction fonctionnelle des voies respiratoires hautes. La VANI est également indiquée dans le cas d'une insuffisance respiratoire aiguë et si un patient atteint d'une maladie neuromusculaire sévère doit subir une chirurgie vertébrale, thoracique ou abdominale haute.

CHOISIR LA VENTILATION ASSISTÉE NON INVASIVE (VANI)

Lorsqu'on détecte la présence de symptômes d'hypoventilation nocturne ou quand se répètent des épisodes d'infection respiratoire, on peut offrir au patient d'utiliser une VANI. Ce terme désigne en fait tout ce que comporte l'attribution d'un appareil et de ses composantes techniques pouvant aider à mieux respirer. Le processus de la ventilation assistée non invasive comprend différentes étapes, dont l'accompagnement du jeune et de sa famille dans la prise de décision.

Dans l'éventualité d'une décision favorable à la VANI, le choix de l'appareil et de ses composantes techniques se fait en centre de soins aigus pédiatriques, par exemple à l'Hôpital Sainte-Justine. Il faut un certain entraînement pour être à l'aise avec l'appareil. Par la suite, le programme national d'assistance ventilatoire à domicile (PNAVD) assure l'obtention d'un appareil à domicile ainsi que le suivi nécessaire. Quant au suivi médical, il continue d'être assuré par le centre de soins aigus.

La VANI est généralement employée la nuit pour améliorer la qualité du sommeil en compensant la faiblesse des muscles respiratoires. L'utilisation de l'appareil améliore la qualité de vie en donnant au jeune un sentiment de mieux-être; cela lui donne plus d'énergie et plus d'appétit, ce qui permet de poursuivre les activités et les loisirs.

Toutefois l'utilisation d'un tel appareil n'arrête pas le processus dégénératif de la maladie. Si, par la suite, la condition respiratoire se détériore, on utilisera la VANI durant le jour, en installant l'appareil sur un fauteuil roulant. L'équipe traitante peut aider à rédiger une lettre exprimant les volontés du jeune et de sa famille en cas d'urgence ou de détérioration sévère.

Si la ventilation améliore habituellement la condition physique et donne plus d'autonomie, cela exige d'apprendre à vivre avec un appareil, aussi bien pour le jeune que pour sa famille. Certains refusent, car ils se sentent brimés dans leur liberté et leurs habitudes. D'autres refusent parce qu'ils ont déjà réalisé leur projet de vie ou parce que la réalité quotidienne qu'implique la ventilation assistée leur paraît inacceptable.

Il est rare que ceux qui ont choisi la VANI y renoncent par la suite. Cependant, le malade peut décider d'arrêter en tout temps.

L'ASPECT CARDIAQUE

▼

L'atteinte cardiaque fait partie intégrante de plusieurs des maladies neuromusculaires. L'atteinte varie beaucoup d'une maladie à l'autre, soit par sa présentation, soit par sa gravité. Ainsi, les patients atteints de dystrophie myotonique présentent surtout des troubles de conduction ou des troubles de propagation de l'influx électrique. Dans la dystrophie musculaire de Duchenne, on retrouve plutôt une atteinte de la pompe cardiaque, du fait que le muscle cardiaque est un muscle strié comme les muscles périphériques, atteinte qui se manifeste par une dilatation des cavités cardiaques et une diminution de la contractilité. Dans l'ataxie de Friedreich, les patients présentent presque toujours une cardiomyopathie hypertrophique : le cœur s'épaissit, la contraction cardiaque devient souvent moins efficace et il y a parfois obstruction à l'éjection du sang. Il arrive même que la découverte d'une atteinte cardiaque spécifique soit le premier signe conduisant au diagnostic d'une maladie neuromusculaire. En plus de l'examen physique, il existe plusieurs examens complémentaires pour déterminer s'il y a une atteinte cardiaque, dont l'électrocardiogramme, incluant l'enregistrement de 24 heures (Holter) et le cardiomémo, la radiographie cardio-pulmonaire et l'échographie cardiaque.

L'électrocardiogramme

Il s'agit d'un examen facile à réaliser et qui donne de précieux renseignements sur le rythme cardiaque. Il indique à quelle vitesse bat le cœur, s'il est régulier et si tout est normal dans la séquence d'activation des oreillettes et, ensuite, des ventricules. On enregistre l'activité électrique générée par les oreillettes, l'onde P, et l'activité électrique générée par les ventricules, qu'on appelle le QRS. Par la mesure des voltages, l'électrocardiogramme renseigne aussi sur la présence d'une hypertrophie (augmentation de volume) de l'une ou l'autre des cavités cardiaques. On obtient un électrocardiogramme en plaçant dix électrodes, quatre sur les membres et six sur le thorax, afin d'enregistrer les douze dérivations standard sur un électrocardiographe. Grâce aux différents appareils dont nous disposons actuellement, les signaux sont numérisés, ce qui permet de conserver facilement ces données afin de les analyser ultérieurement.

Il existe des normes dans les valeurs de l'électrocardiogramme pédiatrique, et on se réfère à ces valeurs pour déterminer s'il y a anomalie ou non, en fonction de l'âge de l'enfant.

Le Holter et le cardiomémo

Il arrive qu'il soit nécessaire d'enregistrer des rythmes cardiaques sur une période de 24 heures. Le patient est alors branché à un appareil portatif, le Holter, qui enregistre les battements du cœur pendant toute une journée. Les signaux sont numérisés et un appareil analyse l'enregistrement, automatiquement et en détail, ce qui permet de déterminer les rythmes cardiaques minimum et maximum, et de déceler la présence d'arythmie inquiétante. Lorsque les symptômes du patient sont occasionnels, comme les palpitations, on peut utiliser un appareil, le cardiomémo, qui enregistre l'électrocardiogramme uniquement lors des malaises, et dont le tracé est transmis par ligne téléphonique.

L'échographie cardiaque

Cette méthode d'investigation est basée sur l'application d'une sonde qui émet des ultrasons à la surface du thorax, ce qui donne une image du cœur, mesure la vitesse des battements et détermine la direction des courants sanguins à l'intérieur du cœur. Les principes physiques à la base de l'échocardiographie sont semblables à ceux utilisés par le sonar pendant la Seconde Guerre mondiale pour détecter la distance à laquelle se trouvaient les sous-marins ennemis. Une sonde placée sur le thorax émet des ultrasons qui pénètrent à l'intérieur et reviennent vers la sonde chaque fois qu'ils rencontrent un obstacle. Dans le cas d'un être vivant, ces obstacles sont un tissu comme la paroi antérieure du cœur, la cloison interventriculaire, la paroi postérieure du cœur, etc. Un ordinateur couplé à la machine productrice d'ultrasons permet de calculer avec précision les distances où se situe l'obstacle ou encore le tissu qui a réfléchi les ultrasons. L'ordinateur dessine ensuite sur un écran le schéma de toutes les interfaces rencontrées par les ultrasons et fait apparaître une courbe du cœur.

Comme l'ordinateur fait ce travail une trentaine de fois par seconde, il est possible de visualiser le cœur en action. Cette technique permet ainsi d'apprécier les dimensions des cavités cardiaques ainsi que la force de contraction cardiaque. Il permet aussi de diagnostiquer la présence de malformations, de communications anormales entre les cavités cardiaques, de rétrécissement pathologique des valves du cœur (sténose valvulaire), etc. En plus de produire une image bidimensionnelle du cœur, les vélocités sanguines sont étudiées par le phéno-mène Doppler, qui permet ainsi de calculer la vitesse à laquelle le flot sanguin traverse les vaisseaux. Cette vitesse est très accélérée si le sang doit traverser un obstacle, par exemple une valve sténosée et ce, de façon proportionnelle à la gravité de la sténose. Avec le Doppler couleur, les vitesses sont codées et apparaissent en bleu lorsque le sang s'éloigne de la sonde et en rouge lorsqu'il s'en approche. La distinction entre le rouge et le bleu est d'autant plus claire que la vitesse est rapide. L'énergie émise par ces ultrasons est basse et ne comporte aucun danger pour l'être humain.

L'échographie cardiaque est très utile pour suivre la force de pompe du cœur et la dilatation progressive des cavités cardiaques, en particulier chez les enfants atteints de dystrophie musculaire de Duchenne, ou pour suivre la masse cardiaque et l'épaisseur des parois cardiaques chez les enfants atteints d'ataxie de Friedreich. Toutes les données peuvent être facile-ment enregistrées sur disque optique et revues régulièrement à des fins de comparaison et de recherche. Les valeurs normales de la force de pompe du cœur s'expriment en pourcentage et une contractilité normale (fraction de raccourcissement) se situe entre 28 et 40 %. On considère qu'il commence à y avoir une atteinte de la force de pompe du cœur lorsque la fraction de raccourcissement est inférieure à 28 %. Les mesures des cavités et des parois cardiaques sont comparées à des valeurs normales établies en fonction de la taille du patient et ex-primées sous forme de cote Z, ce qui correspond à une valeur normalisée par rapport à la moyenne. Si une cavité ventriculaire dépasse une cote Z de 2, elle est dilatée, et si une paroi cardiaque dépasse une cote Z de 2, on dira qu'il y a hypertrophie.

Dystrophie myotonique de Steinert

L'atteinte du muscle cardiaque fait partie intégrante de la dystrophie myotonique de Steinert. Ce sont surtout les tissus de conduction spécialisée qui sont atteints, plus que le muscle cardiaque lui-même. Chez plus de 80 % des patients qui ont cette maladie, cette atteinte du système de conduction spécialisée se manifeste par des troubles du rythme, surtout des troubles de conduction entre les oreillettes et les ventricules (auriculoventriculaire) et intraventriculaire. Le système électrique du cœur transmet l'électricité générée par le nœud sinusal (le chef d'orchestre qui règle la vitesse des battements de cœur) aux oreillettes, puis aux ventricules, en passant par le nœud auriculoventriculaire.

Ces anomalies se manifestent sur l'électrocardiogramme par une prolongation de l'intervalle PR (le temps de conduction des oreillettes et du nœud auriculoventriculaire) ou par une prolongation du QRS (temps de conduction à l'intérieur des ventricules). Il peut même y avoir un bloc auriculoventriculaire, c'est-à-dire une absence de conduction entre les oreillettes et les ventricules, ou un bloc de branche, c'est-à-dire un délai à l'intérieur des ventricules. Les études endocavitaires du système électrique cardiaque confirment qu'aucune partie du système de conduction n'est épargnée. Les anomalies sont souvent beaucoup plus prononcées que ne le laisse soupçonner l'électrocardiogramme de surface. Bien que ces anomalies soient fréquentes, la plupart des patients demeurent asymptomatiques du point de vue cardiaque, sauf à l'occasion pour des palpitations, des syncopes ou des étourdissements.

Environ 65 % des adultes atteints de dystrophie myotonique ont un électrocardiogramme anormal et, chez environ 5 % d'entre eux, on doit procéder à l'implantation d'un entraîneur électrosystolique permanent (*pacemaker*), car il existe un risque non négligeable de mort subite à cause des arythmies cardiaques. Chez les patients atteints de dystrophie myotonique, environ 20 % de la mortalité est directement attribuable aux maladies cardiovasculaires, dont 10,7 % à une mort subite secondaire à l'arythmie. En général, les anomalies de conduction progressent avec le temps. La dystrophie myotonique comporte rarement une cardiomyopathie, au contraire des autres types de dystrophie musculaire. Par contre, on a retrouvé à l'autopsie des anomalies témoignant d'une atteinte myocardique chez plus de 50 % des patients atteints de dystrophie myotonique décédés de mort subite. Cette atteinte du muscle cardiaque se présente sous forme de cardiomyopathie congestive (cavités cardiaques dilatées et diminution de la force de pompe). Certains patients présentent aussi une atteinte de la valve mitrale sous forme de prolapsus, mais qui ne s'accompagne pas toujours de répercussion hémo-dynamique.

Chez des patients pour lesquels on a posé un diagnostic de dystrophie myotonique, l'investigation cardiaque devrait inclure un ECG annuel, un enregistrement de 24 heures de Holter, s'il y a progression du trouble de conduction ou si le patient est d'âge adulte, et une échographie cardiaque. On voit souvent des tachyarythmies auriculaires, comme le *flutter* et la fibrillation au-riculaire, ce qui justifie certains traitements aux antiarythmiques, en prenant toutefois en considération que les antiarythmiques peuvent aggraver les troubles de conduction sous-jacents. L'in-sertion d'un *pacemaker* permanent est indiquée lorsqu'il y a progression du trouble de conduction, même lorsque le patient n'est pas symptomatique. Les tachyarythmies ventriculaires sont rares et, pour le moment, on ne recommande pas d'implanter un défibrillateur quand il faut un *pacemaker* permanent.

Dystrophie musculaire de Duchenne

L'atteinte cardiaque fait partie intégrante de la dystrophie musculaire de Duchenne, car le muscle cardiaque est un muscle strié, tout comme les muscles périphériques. Plus de 95 % des garçons atteints de cette maladie finissent par développer une cardiomyopathie dilatée.

L'électrocardiogramme est habituellement anormal dès l'en-fance. On note de grandes ondes R à droite avec des ondes Q profondes. Les anomalies retrouvées à l'échocardiographie sont présentes bien avant l'apparition des manifestations cliniques. L'atteinte échocardiographique se manifeste d'abord par une dilatation ventriculaire gauche avec une diminution de la contractilité. Par la suite, on note des signes de défaillance cardiaque avec surcharge. L'atteinte du muscle cardiaque se fait dans des régions bien définies, d'abord sur la paroi postérobasale du ventricule gauche, et ensuite sur la paroi postérolatérale.

Les patients atteints de dystrophie de Duchenne devraient avoir une évaluation cardiaque au moment du diagnostic, ce qui inclut un électrocardiogramme et une échographie cardiaque. Ces examens devraient être répétés annuellement et avant toute chirurgie. Habituellement, lorsque les patients commencent un traitement aux stéroïdes, on fait l'évaluation cardiaque à chaque six mois. On débute un traitement intensif, incluant les inhibiteurs de l'enzyme de conversion de l'angiotensine, lorsqu'on note des signes d'atteinte cardiaque, soit une dilatation ventriculaire gauche ou une diminution de la contractilité. Les autres médicaments utilisés pour traiter la défaillance cardiaque sont administrés au besoin (digoxine, diurétiques, bêtabloqueurs).

Nous avons comparé la fonction cardiaque chez des garçons recevant des stéroïdes (déflazacort) à un groupe de garçons qui n'en avaient pas reçu; la fonction cardiaque des garçons recevant la médication était meilleure à un âge comparable que celle de ceux qui n'en recevaient pas, peu importe s'ils avaient reçu ou non un inhibiteur de l'enzyme de conversion de l'angiotensine. La raison de cette amélioration de la fonction cardiaque n'est pas connue. Il peut s'agir d'un effet direct des stéroïdes sur le muscle cardiaque ou d'une protection en raison du mieux-être général du patient, d'une meilleure fonction respiratoire, ou d'une scoliose moins prononcée.

Les femmes porteuses du gène de la dystrophie musculaire de Duchenne peuvent occasionnellement avoir une atteinte cardiaque, c'est-à-dire une dilatation du ventricule gauche et une diminution de la contractilité. Il est recommandé de faire régulièrement des évaluations cardiaques.

Dystrophie musculaire de Becker

Dans la dystrophie musculaire de Becker, l'atteinte cardiaque est fréquente et souvent hors de proportion avec l'atteinte du muscle squelettique. Il s'agit du même type d'atteinte que dans la dystrophie musculaire de Duchenne. Les patients devraient avoir une évaluation cardiaque ainsi qu'un électrocardiogramme et une échographie cardiaque dès que le diagnostic est posé. Par la suite, ils sont revus annuellement et, comme chez les patients atteints de dystrophie musculaire de Duchenne, on débute un traitement à base d'inhibiteurs de l'enzyme de conversion d'angiotensine au moindre signe d'atteinte cardiaque. Au besoin, on prescrit les autres médicaments utilisés dans le traitement de la défaillance cardiaque. La transplantation cardiaque peut même être suggérée aux patients de ce groupe.

Ataxie de Friedreich

L'atteinte cardiaque dans l'ataxie de Friedreich est très fréquente. Elle touche plus de 90 % des patients et se caractérise par une cardiomyopathie hypertrophique, avec épaississement des parois cardiaques, augmentation de la masse du cœur et possibilité d'obstruction intracardiaque. La fonction diastolique (relaxation du cœur) est atteinte et des arythmies auriculaires peuvent être présentes. L'atteinte cardiaque est très significative, car elle est la cause du décès chez un bon nombre de patients. Plus rarement, on note une cardiomyopathie dilatée avec diminution de la force de pompe du cœur. Les patients devraient avoir un électrocardiogramme et une échographie cardiaque au moment du diagnostic et ces examens devraient être répétés aux six mois ou plus fréquemment, si nécessaire.

Au besoin, d'autres examens peuvent être prescrits. Par exemple, on peut faire un enregistrement de Holter de 24 heures si le patient présente des symptômes, comme des palpitations. Si on diagnostique une arythmie ou une obstruction cardiaque, le patient sera traité avec des bêtabloqueurs. Nous avons récemment eu la chance d'étudier l'effet d'un antioxydant, l'idébénone, sur la masse cardiaque d'un groupe de 11 enfants atteints d'ataxie de Friedreich. L'idébénone s'est avérée efficace pour diminuer significativement la masse cardiaque. De plus, après l'administration de ce médicament, on a noté la disparition d'une obstruction intracardiaque chez un patient qui était traité avec des bêtabloqueurs pour ce problème. Dans un groupe comprenant un plus petit nombre de sujets et pour une durée de traitement plus courte, la coenzyme Q10 ne s'est pas avérée efficace pour diminuer la masse cardiaque. Au contraire, dans ce petit groupe de patients, on a remarqué une augmentation des parois cardiaques et de la masse du cœur.

L'ASPECT MUSCULOSQUELETTIQUE

▼

Bien que les maladies neuromusculaires affectent principalement les muscles et les nerfs, tout l'appareil musculo-squelettique (tendons, articulations, ligaments et os) doit être maintenu en bon état afin d'exécuter adéquatement le mouvement désiré. La faiblesse musculaire a des répercussions aussi bien sur les structures articulaires (capsule, cartilage, synoviale) que périarticulaires (tendons, ligaments). La perte de mobilité causée par la faiblesse entraîne un raidissement des structures articulaires et périarticulaires que l'on désigne sous le terme de contracture. Les contractures sont influencées à la fois par la gravité et par un déséquilibre entre la force musculaire de deux muscles antagonistes, c'est-à-dire qui effectuent des actions opposées. Par exemple, dans la dystrophie musculaire de Duchenne, les plantifléchisseurs du pied sont habituellement plus forts que les dorsifléchisseurs, ce qui entraîne une rétraction progressive du tendon d'Achille. La rétraction en plantiflexion ou l'équinisme peut devenir le facteur limitant la marche, alors que la force musculaire permettrait encore de marcher.

Lors de la perte de la marche, la contracture peut être accélérée par la position assise car, les hanches et les coudes étant fléchis, les muscles sont alors raccourcis et la longueur du muscle s'adapte à cette position.

Le fait d'être alité quelques jours peut également avoir un effet néfaste sur la force musculaire elle-même, surtout dans une maladie qui évolue plus rapidement comme la dystrophie musculaire de Duchenne. Ainsi, après une chirurgie ou une hospitalisation, on doit mobiliser le patient dès que possible, pour éviter une accentuation de la faiblesse et une aggravation des contractures.

Changements tissulaires liés à une contracture

Que se passe-t-il dans les différents tissus lorsqu'il y a perte de mobilité? On note tout d'abord un enraidissement du tissu conjonctif périarticulaire (entourant l'articulation). Il existe normalement un tissu conjonctif aréolaire, plus lâche, qui entoure les différentes structures périarticulaires, leur permettant de glisser les unes sur les autres. Lorsque la mobilité est réduite, le tissu conjonctif aréolaire devient plus dense avec la formation de ponts entre les fibres de collagène. De plus, le tissu conjonctif périarticulaire se contracte à la suite de l'activité accrue des fibroblastes, ces cellules qui produisent le collagène. Éventuellement, différentes enveloppes du muscle, le périmysium (enveloppe extérieure) et l'endomysium (enveloppe interne), s'épaississent et la quantité de collagène intramusculaire s'accroît. Il y a perte des sarcomères en série (parties du muscle qui peuvent se contracter mises bout à bout), surtout aux extrémités du muscle, et donc raccourcissement du muscle. Le muscle devient moins fonctionnel.

Au plan articulaire, des adhérences se forment à l'intérieur du tissu synovial (tissu à l'intérieur de l'articulation produisant le liquide synovial), diminuant sa souplesse. Un tissu conjonctif plus fibreux et empreint de gras prolifère dans l'espace articulaire et on observe l'apparition d'adhérences entre ce tissu conjonctif et le cartilage. Ces adhérences sont associées à une atrophie du cartilage. Les ligaments deviennent moins résistants à la mise en tension et leurs fibrilles sont désorganisées.

L'enraidissement de ces structures altère la biomécanique du mouvement, amenant les muscles à lutter contre des structures plus rigides alors qu'ils sont eux-mêmes plus faibles. Les articulations et les muscles adjacents peuvent alors être trop sollicités et la réalisation du mouvement entraîne ainsi une dépense énergétique accrue.

L'étirement: pourquoi et comment?

L'étirement du muscle et des tendons apparaît comme une solution logique à la prévention des contractures. Afin de vaincre l'effet de la gravité ou du déséquilibre musculaire, il faut redonner le maximum de mobilité passive à l'articulation.

Plus on débute l'étirement tôt, dès le début de la contracture, plus on a de chances d'en retarder la progression. L'étirement retarde l'atrophie musculaire et maintient la vascularisation du tendon, lui permettant de mieux conserver sa force lors d'une mise en tension.

L'étirement peut s'effectuer au moyen de diverses techniques, selon l'âge de la personne atteinte et selon le degré de faiblesse (fig. 1.14 à 1.17). Le membre est plus facile à étirer s'il est réchauffé et si la personne est détendue. Lorsqu'on effectue une technique manuelle, on doit stabiliser la partie proximale du segment corporel à étirer et induire une sensation d'étirement en deçà du seuil de la douleur. Il faut maintenir l'étirement de façon continue, sans rebonds, pendant 15 à 20 secondes, voire une minute, et répéter cela cinq fois de chaque côté, de façon quotidienne. Mentionnons cependant que cette approche demeure encore empirique et ne s'appuie pas sur des données scientifiques démontrées et précises.

AUTO-ÉTIREMENT DES TENDONS D'ACHILLE CONTRE UN MUR

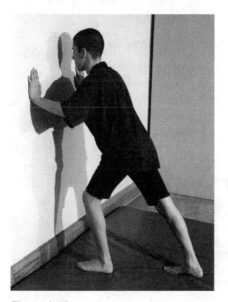

Figure 1.14
Se placer face au mur en appui sur les mains. Prendre la position de fente tout en maintenant les talons au sol. Maintenir l'étirement. Répéter de chaque côté.

AUTO-ÉTIREMENT DES ISCHIOJAMBIERS

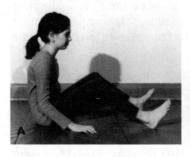 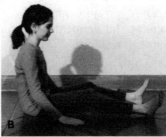

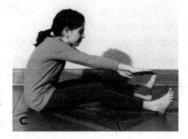

Figure 1.15
A. S'asseoir avec les jambes allongées.
B. Étendre le plus possible les genoux.
C. Maintenir les genoux étendus et
   toucher les pieds.

AUTO-ÉTIREMENT DES ISCHIOJAMBIERS CONTRE UN MUR

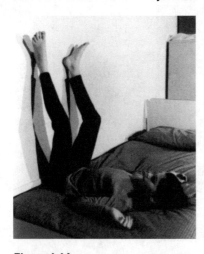

Figure 1.16
Se coucher sur le dos. Approcher les fesses le plus près possible du mur.
Pousser les pieds vers le plafond. Maintenir l'étirement.

ÉTIREMENT DU COUDE EN PRONATION ET SUPINATION (AVEC AIDE)

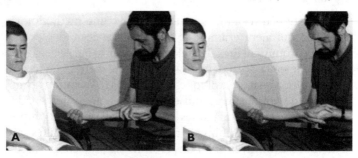

Figure 1.17
Placer une main au niveau du coude, et l'autre dans la main du jeune. Tourner la main du jeune pour amener la paume vers le haut (A), et ensuite tourner la main pour amener la paume vers le bas (B).

Le positionnement peut également être utile afin d'offrir un étirement soutenu ; ainsi une sieste en position ventrale permet d'éviter une contracture des fléchisseurs des hanches.

Les tendons d'Achille peuvent aussi être étirés de façon soutenue par le port d'orthèses tibiales durant la nuit. Le pied est alors maintenu, si possible, à 5 degrés de dorsiflexion ou sinon à 0 degré.

Les étirements des tendons d'Achille, selon l'une des techniques décrites plus haut, combinés au port d'orthèses de nuit, sont fortement encouragés. Il ne suffit pas de marcher ou de faire du vélo pour effectuer un étirement des tendons, mais il faut amener l'articulation ou le muscle au-delà de la position utilisée spontanément lors de diverses activités. Si, malgré ces thérapies, la contracture du tendon d'Achille progresse au point d'entraver la marche, il est possible de recourir à un allongement chirurgical de ce tendon, suivi de l'installation de plâtres et du port d'orthèses tibiales. La chirurgie d'allongement tendineux peut également être effectuée pour contrer une rétraction des ischiojambiers (fléchisseurs du genou) et de l'iliopsoas (fléchisseur de hanche).

Les sites les plus fréquemment atteints par les contractures sont les tendons d'Achille, les ischiojambiers, l'iliopsoas, le tenseur du fascia lata pour le membre inférieur et les pronateurs des avant-bras, de même que l'articulation de l'épaule pour le membre supérieur.

Rôle de l'exercice

Il existe peu d'études scientifiques avec une méthodologie adéquate qui aient examiné le rôle de l'exercice dans les maladies neuromusculaires. Toutefois, la tendance qui se dégage de l'ensemble de la documentation scientifique permet de recommander des activités aérobiques (marche, vélo, natation) et des exercices de renforcement musculaire à une intensité de faible à modérée pour les maladies neuromusculaires à évolution lente. Puisque bon nombre de maladies neuromusculaires sont lentement évolutives ou non évolutives, plusieurs patients gagnent à faire un exercice régulier, mais modéré. Ceci permet entre autres de contrer l'effet du déconditionnement. En effet, chez la plupart des personnes atteintes de maladies neuromusculaires, le déconditionnement s'associe rapidement à la faiblesse musculaire.

Par contre, la prudence est de mise pour les maladies à évolution plus rapide, comme la dystrophie de Duchenne, la sclérose latérale amyotrophique et la dermatomyosite. Pour la dystrophie de Duchenne, une étude a démontré des gains de force musculaire à la suite d'exercices avec résistance, mais un plateau est survenu après quatre mois, malgré la poursuite du programme d'exercices. Il s'agissait toutefois d'un programme d'exercices à domicile avec évaluation manuelle de la force musculaire, évaluation qui est moins précise que celle faite avec des appareils. Deux autres études ont démontré des résultats contradictoires puisque, après un programme d'entraînement avec des exercices sous résistance, les auteurs ont observé dans une étude une légère amélioration et, dans l'autre, une détérioration de la force musculaire. Cependant, ces études portaient sur de petits nombres de patients, parfois sans groupe contrôle. Ainsi, il serait possible, mais non prouvé hors de tout doute, qu'un programme de renforcement modéré puisse améliorer la force et la fonction dans la dystrophie de Duchenne. Toutefois, un programme d'étirement régulier étant exigeant et souvent difficile à maintenir pour les parents et l'enfant, il nous semble préférable de prioriser l'assouplissement plutôt que le renforcement.

Les exercices de renforcement traditionnels avec poids et poulies ne sont pas recommandés dans les maladies plus rapidement évolutives, mais les activités motrices globales sont encouragées, selon la tolérance de l'enfant. Dans les maladies lentement évolutives, les exercices impliquant une résistance doivent demeurer concentriques par opposition à l'exercice excentrique, qui survient lorsqu'un muscle se contracte en même temps qu'il s'étire. Lors d'exercices excentriques, on a remarqué des microlésions dans les muscles. Or, ces microlésions sont plus difficiles à réparer chez un individu atteint de maladie neuromusculaire que chez un sujet sain. Les exercices excentriques sont donc à proscrire pour l'ensemble des maladies neuromusculaires.

Scoliose et maladies neuromusculaires

La scoliose est une déviation latérale de la colonne, occasionnellement associée à un élément de rotation (voir fig. 1.18). Les vertèbres s'inclinent, avancent et tournent. On visualise bien l'effet de cette rotation sur une radiographie en trois dimensions (informations numérisées et traitées par un ordinateur). On procède à ces radiographies dans un contexte de recherche. Sur une radiographie simple en deux dimensions, la déformation semble uniquement latérale.

Il existe deux types de scoliose : la scoliose idiopathique, sans cause connue, et la scoliose neuromusculaire, due à une faiblesse musculaire ou à de la spasticité. Les filles risquent plus que les garçons de développer une scoliose idiopathique.

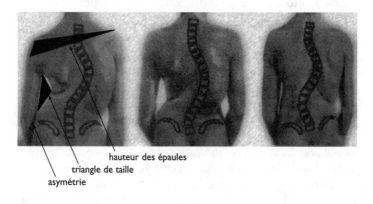

Figure 1.18
Exemples de scoliose.

Quant aux scolioses neuromusculaires, elles affectent de façon égale les garçons et les filles. Certaines pathologies sont plus à risque d'être associées à une scoliose, par exemple la dystrophie musculaire de Duchenne, l'ataxie de Friedreich et l'amyotrophie spinale.

Dans les maladies neuromusculaires, tout comme dans les scolioses idiopathiques, la scoliose est dépistée d'abord par un examen physique, d'où l'importance des visites régulières chez le physiatre, le pédiatre et au besoin l'orthopédiste, qui sont spécialisés dans l'examen et la connaissance des facteurs de risques. Cet examen permet d'observer une asymétrie des épaules ou du bassin, rechercher une déviation de l'omoplate, qui suggère une déformation de la cage thoracique, ou observer une augmentation asymétrique du triangle de taille. L'examen du rachis se fait aussi en effectuant une flexion antérieure du tronc. On s'assure que l'enfant met son poids sur les deux jambes, de façon symétrique, les pieds collés, les genoux étendus. On vérifie également qu'une inégalité de longueur des membres inférieurs ne contribue pas à majorer une scoliose ou à l'occasionner. Il faut demander à l'enfant de se pencher vers l'avant et de chercher à toucher ses pieds. L'examen peut se faire également en position assise. On recherche alors l'élévation d'un hémithorax (gibbosité) ou du flanc, comparativement au côté contralatéral. On peut utiliser un scoliomètre, appareil qui mesure l'importance de la gibbosité. La gibbosité reflète la rotation des vertèbres et la déformation de la cage thoracique qui s'y adapte.

La meilleure façon de documenter une scoliose est la radiographie de la colonne, lorsque le patient est debout. Quand cela est impossible, on fait l'examen en position assise ou même couchée. On mesure le degré de scoliose par l'angle de Cobb (degré mesuré à partir de la vertèbre la plus inclinée). On répète la même mesure à des intervalles réguliers pour estimer la progression de la scoliose et pour déterminer le moment d'intervenir avec une orthèse ou une aide technique à la posture, ou encore pour déterminer l'indication opératoire. Le rythme de la progression constitue un autre facteur dont il faut tenir compte. On sait qu'en général, une fois atteinte la maturité squelettique, les scolioses de moins de 30° progressent rarement. Par contre, celles de 50° et plus progressent invariablement. Les courbes entre 30° et 50° peuvent progresser ou se stabiliser. Chez la fille,

la maturité squelettique survient souvent deux ans après les premières menstruations. Chez le garçon, la maturité squelettique
arrive plus tard et la fin est plus difficile à déterminer. C'est
pourquoi il s'avère indispensable d'adopter des mesures sériées
pour les garçons et les filles.

Il existe une différence entre les scolioses par affaissement et
les scolioses de type idiopathique. Les gens atteints d'ataxie développent en général une scoliose idiopathique, c'est-à-dire que la
déviation a tendance à se stabiliser à la fin de la croissance, au
moment de la maturité squelettique. Dans les cas d'amyotrophie
spinale et de dystrophie musculaire de Duchenne, on constate
plutôt une scoliose par affaissement, c'est-à-dire directement
liée à la faiblesse musculaire. L'évolution est alors plus difficile
à prévoir.

La scoliose étant habituellement indolore, la douleur n'est
pas un indicateur de sévérité. Une fois le diagnostic posé, on
adopte un plan de traitement selon le degré de scoliose. Entre
0° et 20°, une surveillance régulière suffit. À partir de 20°, on
recommande le port d'un corset, tandis qu'une scoliose de plus
de 40° à 50° incite à pratiquer une chirurgie. Bien sûr, il s'agit là
de valeurs approximatives et il faut tenir compte de plusieurs
facteurs qui peuvent modifier cette ligne de conduite, comme
le rythme de progression, l'âge et les pathologies associées.

Selon notre pratique, on recommande un corset pour un
patient en croissance qui présente une scoliose de plus de 30°
ou une scoliose progressive de plus de 20°. On utilise principalement deux types de corset : le type Boston (corset souple,
avec ouverture antérieure ou postérieure), ou le type bivalvé
(corset rigide, plus facile à mettre en position couchée) (voir
fig. 1.19 et 1.20). À la livraison du corset, des tests de fonction
respiratoire répétés assurent un ajustement optimal sans entrave majeure à la respiration (on accepte un écart de 10 %). Le
corset doit être bien ajusté, mais sans exercer de pression. Une
radiographie dans le corset permet d'en vérifier l'efficacité. Le
port d'un corset peut stabiliser une scoliose, mais on ne s'attend
pas à ce qu'il la corrige. Souvent, à cause de la faiblesse musculaire, la correction n'est pas maintenue lorsqu'on enlève le
corset. Certains patients préfèrent porter un corset, car cela les
aide à se tenir et à se sentir mieux. Ils peuvent également discuter
avec le médecin d'une aide technique à la posture.

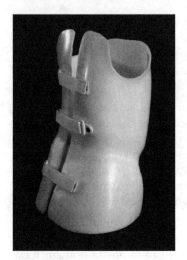

Figure 1.19
Corset type Boston

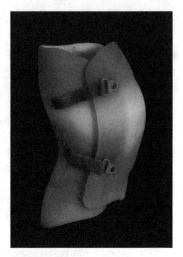

Figure 1.20
Corset type bivalvé

À partir de 40°, on envisage la possibilité d'une chirurgie. Avec le médecin, on discute des avantages, des inconvénients et des risques en jeu. Il est parfois nécessaire de procéder à une évaluation plus poussée car, pour prendre une décision éclairée, il faut discuter de tous les aspects, y compris les aspects psychosociaux. En général, une scoliose permanente de plus de 50° nécessite une intervention chirurgicale. Les méthodes chirurgicales les plus utilisées sont les fusions spinales ou l'arthrodèse. La fusion consiste à accoler des segments vertébraux qui, ainsi, deviennent rigides. L'arthrodèse consiste à installer des tiges ; ces implants exercent des forces correctrices à la colonne vertébrale. L'instrumentation par des tiges contribue à assurer la stabilité, tandis que la fusion offre une correction permanente.

L'incidence de la scoliose chez le patient atteint de dystrophie musculaire de Duchenne varie de 35 % à 100 % selon les études. La prévalence est souvent associée à l'âge, 50 % des cas surviennent entre 12 et 15 ans. Habituellement, le rythme de progression de la scoliose varie de 11° à 42° par année. Les patients qui présentent une cyphose ou une hyperlordose significative seraient moins enclins à présenter une scoliose progressive sévère.

Aucune relation de cause à effet n'a été clairement établie entre l'âge du début de la scoliose et l'âge de perte de la marche. En général, la scoliose survient après trois ou quatre ans de déplacement en fauteuil roulant, mais on pense que cette association serait plutôt secondaire à d'autres facteurs, comme les poussées de croissance ou la faiblesse de la musculature du tronc, qui seraient donc liés à la progression de la maladie.

Heureusement, depuis que les patients atteints de dystrophie musculaire de Duchenne sont traités aux stéroïdes, comme le déflazacort, les scolioses nécessitant une chirurgie sont beaucoup plus rares. Toutefois, ce ne sont pas tous les patients atteints de cette maladie qui prennent cette médication.

Les scolioses associées à l'ataxie de Friedreich et aux neuropathies se présentent surtout comme des scolioses de type idiopathique. Comme dans toute scoliose idiopathique, il existe un risque de progression. Un suivi régulier est donc nécessaire et certains patients auront besoin d'une correction chirurgicale.

Chez les enfants atteints d'amyotrophie spinale, la faiblesse s'installe dès le jeune âge. La scoliose peut donc apparaître très tôt. On la stabilise en faisant porter un corset à l'enfant le plus longtemps possible afin de lui permettre d'atteindre le maximum de maturité. Les tests de fonction respiratoire effectués régulièrement permettent de prévoir le meilleur moment pour procéder à une chirurgie, lorsque c'est indiqué.

En conclusion, il est important de procéder d'abord à un diagnostic précoce et, dès que l'on découvre une scoliose neuromusculaire, d'effectuer des examens cliniques et radiographiques sériés. Enfin, s'il y a lieu, il faut référer le patient à un centre spécialisé.

RENFORCEMENT MUSCULAIRE

Comme les maladies neuromusculaires sont d'abord caractérisées par de la faiblesse musculaire, il est logique de faire des exercices de renforcement.

Cependant, il ne faut pas oublier que les muscles faibles doivent souvent lutter contre des résistances accrues par les contractures, elles-mêmes causées par un déséquilibre musculaire.

Par exemple, les muscles releveurs du pied (ou dorsi-fléchisseurs) sont faibles dans la plupart des maladies neuromusculaires. Il est inutile de tenter de les renforcer si les tendons d'Achille sont rétractés, car ces derniers offrent alors trop de résistance aux muscles déjà affaiblis. Par ailleurs, en maintenant la souplesse des tendons d'Achille, on permet aux muscles qui relèvent le pied d'être plus efficaces. Ainsi, en assouplissant les tendons d'Achille, on **renforce** le mouvement du pied vers le haut (dorsiflexion).

C'est seulement à partir du moment où les muscles sont souples et que les articulations sont bien mobiles que l'on peut entreprendre un programme de renforcement. Une revue de la documentation récente confirme que le renforcement musculaire peut être efficace dans les maladies neuromusculaires lentement évolutives si certaines précautions sont prises :

- les exercices doivent être sous-maximaux (petites charges) ;
- il faut éviter la fatigue excessive (tremblements, crampes) ;
- il faut éviter les exercices excentriques (*squats*, pompes, descente de plan incliné).

Par ailleurs, des études ont révélé que les exercices de type aérobique étaient bénéfiques dans toutes les formes de maladies neuromusculaires. La sédentarité contribue à l'accélération du processus dégénératif. Chez les enfants, les activités de la vie quotidienne, comme les jeux à l'extérieur et l'éducation physique, sont souvent suffisantes pour éviter une détérioration rapide, du moins si on maintient une bonne mobilité articulaire. Les exercices en piscine sont fortement recommandés pour que l'enfant bouge sans subir la contrainte de la gravité.

Le fonctionnement cognitif

▼

Est-ce qu'une maladie neuromusculaire affecte le fonctionnement cognitif d'un enfant? L'enfant atteint peut-il penser, réfléchir, apprendre aussi bien qu'un autre? Si, quand il est petit, l'enfant se développe plus lentement, avec le temps y aura-t-il amélioration ou détérioration? Les difficultés scolaires d'un enfant atteint d'une maladie neuromusculaire sont-elles liées à la faiblesse de son potentiel intellectuel ou à des facteurs psychologiques, comme l'adaptation aux pertes physiques, ce qui diminuerait l'énergie pour apprendre et la motivation à réussir? Les facteurs biologiques qui modifient son potentiel intellectuel sont-ils de nature neuroanatomique, génétique, biochimique?

Voilà des questions auxquelles les chercheurs commencent à répondre après des investigations auprès de personnes atteintes de maladies neuromusculaires; mais les réponses demeurent souvent incomplètes et on obtient parfois des résultats contradictoires. Cela s'explique: l'évaluation des fonctions cognitives est un processus complexe. Les outils de mesure sont indirects: ce sont des tests qui évaluent les capacités à résoudre certains problèmes, et les résultats sont comparés entre enfants du même âge. Comme le mode de pensée d'un enfant et ses capacités intellectuelles ne sont pas les mêmes que celles d'un adolescent et d'un adulte, il est difficile de faire des comparaisons dans le temps. Il est également difficile d'interpréter les résultats de sous-tests de performance au cours desquels on exige des manipulations et où le temps d'exécution compte, alors que la personne évaluée présente des limites motrices. Enfin, pour que des résultats soient valides sur le plan statistique, il faut évaluer un grand nombre de sujets, alors que les maladies neuromusculaires sont multiples et touchent peu d'enfants.

Il faut également préciser que s'il y a une grande variabilité dans les limites physiques associées aux maladies neuromusculaires, il en va de même pour les atteintes cognitives: certaines maladies ne s'accompagnent pas de déficits intellectuels, alors qu'avec d'autres les atteintes sont sévères. Dans certains cas, les difficultés affectent le fonctionnement général de la pensée, alors que dans d'autres, seules certaines habiletés spécifiques sont touchées. Même parmi les jeunes qui ont la même maladie, on remarque de grandes différences.

Il est donc important, lorsqu'un enfant présente un retard d'apprentissage ou des difficultés scolaires, de procéder à une évaluation psychométrique afin de bien comprendre son problème et de trouver les moyens de lui venir en aide. Les différences individuelles sont marquées et l'enfant a besoin que l'on connaisse aussi bien ses difficultés que ses forces.

Selon les connaissances actuelles, les jeunes susceptibles de présenter des troubles cognitifs associés à la maladie sont ceux atteints de dystrophie musculaire de Duchenne, de dystrophie myotonique (particulièrement la forme congénitale), de certaines formes de polyneuropathies, de myopathies congénitales et d'ataxies. Par contre, il ne semble pas y avoir d'atteinte cognitive reliée à l'amyotrophie spinale, à la dystrophie musculaire de Becker, à la dystrophie facio-scapulo-humérale et à la neuropathie de type Charcot-Marie-Tooth. On trouvera plus de précisions sur ces maladies et sur ce qu'elles impliquent dans les sections traitant de chacune d'elles.

L'ASPECT PSYCHOLOGIQUE

▼

L'adaptation à la maladie et au handicap

Il y a plusieurs types de maladies neuromusculaires. La majorité sont héréditaires et elles peuvent toucher plusieurs membres d'une même famille. Toutes ont une grande influence sur la vie de celui ou de celle qui en est atteint, ainsi que sur la vie de sa famille. Puisqu'il n'existe pas de traitement curatif, est-il possible de s'adapter à de telles maladies ? Les soins nécessités par les enfants atteints mettent les parents et les soignants face à la situation paradoxale de traiter sans pouvoir guérir. L'enfant et ses parents doivent s'adapter à cette situation imprévue, et l'objectif à poursuivre devient la qualité de la vie. Les enfants et les adolescents atteints d'une maladie à issue fatale doivent maintenir un fonctionnement compatible avec une qualité de vie raisonnable. Les besoins psychologiques et sociaux occupent une grande place dans leur vie, puisque la guérison n'est pas un objectif accessible. S'adapter signifie trouver un équilibre, un sens à sa vie et s'en trouver satisfait. Beaucoup d'enfants y parviennent grâce à leur famille et à des soins spécialisés.

Face à une maladie dégénérative, le processus d'adaptation est influencé par les caractéristiques de cette maladie, par sa nature héréditaire, congénitale ou acquise, par les incapacités qu'elle apporte et par le sens que lui donne l'enfant atteint. Les traits de caractère de chacun interviennent aussi dans le processus d'adaptation, comme la capacité de contrôle sur soi, l'habileté à prendre des responsabilités, la motivation et la tolérance aux délais et à la frustration. Enfin, outre les caractéristiques de la maladie et de l'enfant lui-même, la capacité d'adaptation de l'enfant dépend de son environnement, c'est-à-dire de sa famille, de son école et de son milieu de soins, où chacun se montre plus ou moins disponible pour soutenir l'enfant dans sa tâche.

Pour comprendre le processus d'adaptation, il est essentiel de tenir compte de la capacité de l'enfant à changer, mais aussi de sa capacité à rester le même en dépit de l'évolution de sa maladie. S'adapter à une maladie neuromusculaire soulève plusieurs sentiments contradictoires, comme la résignation, la passivité ou l'impuissance, mais aussi la révolte, la colère, la frustration ou l'intolérance. Certains tentent d'arriver à une absence de souffrance, de regret ou de limitations, sans toutefois y parvenir complètement, étant donné l'impact majeur d'une maladie dégénérative sur la vie d'un enfant. Le déni et l'espoir font aussi partie des mécanismes qui aident à absorber la réalité et à s'y s'adapter.

Une stratégie d'adaptation est un mécanisme psychologique qui a pour but de minimiser l'impact d'un événement, ou encore de trouver un comportement pour modifier la situation de façon favorable et, ainsi, la rendre supportable. La maladie est un événement qui marque la vie de l'enfant, sans toutefois changer ses traits de caractère. L'enfant qui s'adapte dépasse la situation frustrante qui est la sienne pour profiter simplement du moment présent.

Quelles sont les stratégies utilisées par les enfants? Certains tentent de neutraliser leurs sentiments ou leurs pensées douloureuses par une action contraire. Ils cherchent à se changer les idées. Une autre stratégie, parmi les plus répandues, consiste à vivre au jour le jour, sans trop penser à l'avenir.

D'autres préfèrent verbaliser leurs émotions et leurs sentiments pour se libérer du poids d'impuissance et de désespoir qu'entraîne leur maladie. Voici un exemple de sentiments rapportés par une enfant de dix ans :

« Ma maladie me fait vivre beaucoup de sentiments. Parfois, je me sens triste, je suis mêlée, j'ai un peu peur, j'ai peur de ma maladie rare, je suis inquiète, qu'est-ce que je vais devenir plus tard? J'ai aussi le goût de crier, de pleurer. Je suis fâchée parce que les médecins ne peuvent plus rien pour moi, parce que je ne peux pas faire certaines choses, comme marcher, respirer par moi-même, courir, danser, sauter comme les autres. »

Pour s'adapter à la réalité, il est bon de mettre l'accent sur soi plutôt que sur sa maladie ou ses conséquences. La personne favorise son adaptation en s'investissant dans une activité à la mesure de ses capacités et en exploitant son potentiel. Pour trouver un certain équilibre, une autre stratégie consiste à miser sur le soutien des proches, parents et amis. On rapporte souvent que la croyance en Dieu ou en d'autres principes religieux représente un moyen de supporter des réalités aussi difficiles.

S'adapter à une maladie dégénérative oblige également à intégrer dans sa vie des aides techniques dont le but est de faciliter les activités de la vie quotidienne, mais aussi d'assurer le confort de l'enfant. La prévention est difficile à intégrer pour l'enfant. Par exemple, il est décourageant de devoir faire des exercices tous les jours dans le but de prévenir des contractures, mais sans jamais progresser. Tous ceux qui interviennent auprès de ces enfants savent que ces principes doivent être réexpliqués plusieurs fois. Il est important de s'assurer que l'enfant et ses parents ont bien compris l'enjeu de l'intervention, car la décision d'y adhérer leur appartient.

Chacun s'ajuste à sa façon à la maladie en choisissant, parmi les réactions possibles, celles qui amèneront le soulagement recherché. Il s'agit d'un processus unique et ininterrompu, relié au développement personnel de l'enfant et combiné au caractère dégénératif de la maladie. Ce cheminement particulier peut se résumer en cinq tâches à accomplir. D'abord, l'enfant doit comprendre la maladie et ses limites physiques, ensuite se familiariser avec les professionnels de la santé qui peuvent l'aider, pour ensuite s'efforcer d'être indépendant malgré les limitations fonctionnelles. De plus, il doit chercher des manières de compenser les pertes, par exemple en exprimant ses émotions à sa façon. Parallèlement, il doit apprendre à maîtriser le stress généré par sa situation particulière.

Il existe des stratégies pour s'adapter à une maladie dégénérative. Ainsi, certains adolescents choisissent le temps et la façon dont ils prendront conscience des menaces, ils font face aux stresseurs un après l'autre, ils ont plusieurs sources d'information, ils se créent des attentes pleines d'espoir, ils identifient des buts accessibles, ils répètent les tâches propres à un comportement et ils se protègent contre les déceptions. Ces stratégies rendent parfois difficile le travail des intervenants, car ceux-ci doivent tenir compte de l'étape du cheminement du jeune qu'ils tentent d'aider.

Les maladies neuromusculaires impliquent des pertes successives auxquelles l'enfant et sa famille doivent s'adapter. Les moments les plus difficiles sont ceux de l'annonce du diagnostic, de la perte de la marche, des choix relatifs aux interventions médicales proposées et, pour certaines maladies, celui de la mort de l'enfant.

Le choc du diagnostic

Dans les premiers jours, voire les premières heures qui suivent l'annonce d'un tel diagnostic, les parents rapportent un sentiment d'irréalité et de fixité du temps qui interfère avec l'ensemble des activités de leur vie quotidienne. Ils vivent une crise majeure et doivent néanmoins continuer d'assumer leur rôle parental. Ces réactions affectives sont normales, et les parents retrouveront sous peu des repères dans cette situation qui échappe à leur contrôle.

Les parents sont capables de soutenir leur enfant à la condition d'être eux-mêmes soutenus. Une attitude centrée sur le présent correspond bien au monde de l'enfance, à la conception du corps, de la vie et de la mort dont l'enfant est capable. Ainsi, parents et enfants retrouvent un lieu et un temps commun pour maintenir la relation nécessaire durant une telle période de crise. Accorder une importance aux besoins de base de chaque membre de la famille redonne un aspect de « normalité » à la vie et rend aux parents le sentiment de contrôler la situation. Les parents peuvent sentir le besoin de s'informer, et le médecin ainsi que les autres membres de l'équipe soignante peuvent répondre à leurs questions, sans toutefois chercher à devancer la demande. Le but consiste à offrir un soutien concret à la famille et à les aider à s'adapter.

Le moment du diagnostic est un événement marquant dont les enfants se souviennent très précisément. Ils ont leurs propres questions et préoccupations d'enfants, souvent bien différentes de celles des adultes. Le respect et l'honnêteté dictent des réponses franches et un discours accessible, tout en cherchant à ne pas les heurter davantage. Les enfants ont généralement observé des signes de leur maladie et sont plutôt soulagés d'apprendre que leurs difficultés sont désormais identifiées et relativement comprises. De plus, ils apprécient d'avoir enfin une explication à offrir à ceux qui remarquent leurs limitations, leur différence.

L'annonce d'une maladie neuromusculaire a un impact particulier du fait de l'origine héréditaire de plusieurs de ces maladies. Déjà l'impact est grand pour le parent qui est atteint ou porteur de cette maladie, ou pour le couple de parents porteurs de gènes récessifs qui, ensemble, ont transmis cette maladie, alors qu'avec un autre conjoint, ils n'auraient pas vécu ce drame. Bien souvent, cette mauvaise nouvelle a également un impact sur les membres de la famille élargie, qui risquent eux aussi de transmettre la même maladie ou qui revivent une expérience douloureuse. Par exemple, la mère qui apprend que son fils est atteint de dystrophie musculaire de Duchenne peut du même coup apprendre qu'elle est porteuse de cette maladie et que ses filles et ses sœurs risquent également d'en être porteuses. Les modes de transmission de ces maladies étant de mieux en mieux connus, il est possible de calculer les risques qu'un tel événement se produise. Le counseling génétique consiste à calculer les probabilités que chaque individu a de transmettre la maladie à l'enfant à naître.

De plus, pour plusieurs des maladies neuromusculaires, il est possible d'obtenir un diagnostic avant la naissance. Cette possibilité ne résout pas tous les problèmes, car il faut alors prendre la décision d'avoir ou non ce bébé. Cela prend un sens particulier lorsqu'un enfant de la famille est déjà atteint, car bien souvent les parents imaginent difficilement qu'ils auraient pu renoncer à cet enfant mais, par contre, ils auraient voulu lui épargner la maladie.

Malgré les possibilités de counseling génétique ou de diagnostic avant la naissance, plusieurs parents décident de courir le risque de transmettre la maladie, car le désir d'enfant est souvent plus fort que la peur de la maladie. La perception des risques varie beaucoup d'une personne à l'autre, ou même dans le temps pour une même personne.

La perte de la marche

Tandis que certains enfants atteints de maladies neuromusculaires n'auront jamais marché, d'autres perdent la capacité de marcher durant l'enfance, l'adolescence ou même à l'âge adulte. Ils auront à faire le deuil de cette fonction. Cette période amène une prise de conscience douloureuse; les limites imposées par la maladie prennent tout leur sens. Les problèmes se multiplient : il devient difficile pour l'enfant de se déplacer sur de longues distances, il tombe souvent, il n'arrive plus à se relever seul. Il peut devenir plus anxieux, agressif ou déprimé. Souvent, ses activités se modifient et, plutôt que de partager les intérêts habituels des jeunes de son âge, l'enfant doit se centrer sur lui-même afin d'évaluer ses limites et de tenter d'y remédier. Il doit apprendre à se déplacer au moyen d'une aide technique, que ce soit une marchette, un triporteur ou un fauteuil roulant, manuel ou motorisé. C'est souvent à ce moment-là que s'installe la conscience d'être handicapé pour la vie.

Ce changement est d'abord très inquiétant, mais il comporte des avantages. L'enfant peut maintenant se déplacer sur de longues distances sans fatigue excessive. Il se sent souvent soulagé, ayant moins peur de tomber. Une fois adapté à sa nouvelle situation, le jeune retrouve ses intérêts et continue de progresser.

Des choix difficiles, des décisions complexes

Les maladies évolutives sont faites de pertes successives qui constituent autant de deuils à répétition. L'enfant et sa famille ont besoin d'être consultés à toutes les étapes afin de faire les choix qui s'accordent à leur style de vie, aux valeurs de leur famille.

L'acquisition d'appareils spécialisés, comme un fauteuil roulant ou un lève-personne, crée une situation particulière pour l'enfant et sa famille. L'adaptation du domicile devient nécessaire : est-il préférable de déménager dans un lieu plus accessible? Un véhicule adapté devient nécessaire : quelles sont les démarches à entreprendre? Quels coûts doivent être assumés par la famille? De plus, l'impact émotif de la venue de ces appareils n'est pas négligeable, car elle signe de façon tangible la présence d'un handicap irréversible. Souvent, l'enfant et sa famille se voient proposer des appareils qui peuvent les aider, mais ils doivent d'abord apprivoiser l'idée avant d'accepter d'entreprendre les démarches. Par contre, une fois le besoin reconnu, les délais deviennent difficiles à supporter et on a hâte que les appareils arrivent. Les changements sont facilités quand les informations sont complètes et données au rythme de la famille.

Parmi les décisions complexes que doivent prendre certains enfants atteints de maladie neuromusculaire et leurs parents, il y a l'usage d'un appareil respiratoire, qui représente un choix difficile à faire. L'enfant doit-il renoncer à un confort immédiat pour garder ses capacités respiratoires? Qu'arrivera-t-il au moment où il deviendra complètement dépendant de cette technologie? Il est important d'avoir de telles discussions, car on évite beaucoup d'inquiétudes et de stress lorsque les informations sont données progressivement et avant de se retrouver face à l'inévitable, au moment où débute l'insuffisance respiratoire. Ces techniques se sont simplifiées au cours des années, mais le choix se doit d'être éclairé. Les membres de la famille doivent bien mesurer l'impact de ce traitement et décider s'ils sont prêts à accepter cela, et à quel moment. Ils doivent tenir compte de l'état de santé de leur enfant, de leurs ressources personnelles et du soutien qu'ils pourront recevoir.

Il se peut aussi qu'une chirurgie soit proposée afin de corriger une scoliose ou une déformation des pieds. Ces traitements ne guérissent pas la maladie, mais peuvent améliorer la vie de l'enfant. Ces choix et les hospitalisations que cela implique sont des moments exigeants au point de vue psychologique. Les intervenants de l'équipe peuvent aider la famille à mesurer l'impact de ces choix.

La plupart des maladies neuromusculaires ne peuvent pas être guéries. Par contre, on met beaucoup d'espoir dans la recherche. Étant donné le nombre restreint d'enfants atteints de ces maladies, ceux-ci sont régulièrement sollicités lorsqu'un projet de recherche est mis sur pied. Bien sûr, la participation est toujours facultative et cela ne change rien aux services reçus par la suite. L'enfant et ses parents doivent déterminer s'ils peuvent participer, compte tenu des exigences de chacun des projets. Les résultats sont souvent décevants, car les critères scientifiques sont sévères et l'amélioration doit être clairement prouvée pour qu'un traitement soit retenu comme valable. Les enfants et leurs parents voient souvent leurs espoirs déçus, même si les progrès des dernières décennies sont réels. L'avancement de la génétique permet d'espérer qu'une thérapie génique sera disponible pour arrêter enfin la progression de ces maladies et même pour les guérir. Cependant, ce jour n'est pas encore venu et plusieurs de ces maladies entraînent une mort prématurée.

La mort

L'adaptation à une maladie dégénérative à issue fatale comprend une dimension affective particulière, celle de la mort présente de façon prématurée. C'est tout un paradoxe de bien vivre au quotidien tout en connaissant l'issue fatale de cette maladie à plus ou moins long terme. Voici ce qu'en dit un adolescent atteint de dystrophie musculaire de Duchenne:

> «Si je suis constamment obsédé par la pensée de mourir, je n'aurai plus le temps de vivre. Une personne normale peut être tuée en traversant une rue, mais tous doivent continuer à traverser des rues. J'ai aussi à traverser mes propres rues et, quelquefois, c'est mieux de simplement traverser sans s'en faire.»

L'évolution de la maladie amène des complications que la médecine ne peut pas guérir, mais certaines technologies permettent de prolonger la vie. Se posent alors les questions sur la qualité de vie. Le fait d'être assez ouvert pour discuter de la mort permet aussi de faire des choix éclairés face aux traitements suggérés, que ce soit une chirurgie ou l'utilisation d'un appareil respiratoire. Selon son âge, l'enfant participera au processus décisionnel. L'acceptation et l'adaptation à une technologie parfois invasive, comme la chirurgie ou l'utilisation d'un appareil respiratoire, dépend souvent de la qualité des informations communiquées et de la relation de confiance entre l'enfant, sa famille et les intervenants.

Lorsqu'on ne peut plus se battre contre la maladie, on peut se battre pour la personne malade, afin de soulager les symptômes, la douleur et l'inconfort. L'enfant et ses parents ont besoin de retrouver la dimension humaine de la fin de la vie en réunissant les conditions matérielles et affectives qui comptent pour eux. Ainsi, la peur, l'anxiété, la culpabilité et les conflits peuvent être réduits au minimum pour que l'enfant meure le plus sereinement possible et que ses parents traversent cette période extrêmement difficile en vivant un deuil simplifié par le sentiment d'avoir fait tout ce qu'ils pouvaient. Par la suite, les parents pourront apprivoiser leur douleur, surmonter leur peine, puis réorganiser leur vie en revivant de bons souvenirs. Le deuil est un processus complexe qui demande du temps et il est parfois nécessaire de recevoir un soutien thérapeutique.

Le développement d'un enfant atteint d'une maladie neuromusculaire

Un enfant atteint d'une maladie neuromusculaire est d'abord et avant tout… un enfant. Un enfant qui grandit, découvre le monde, développe diverses habiletés, se dirige vers une plus grande autonomie, même si la maladie entraîne de la dépendance sur le plan physique.

L'âge préscolaire

Les petits vivent dans le moment présent : ils ne planifient pas, n'anticipent pas, ne sont pas préoccupés de demain. Cette belle insouciance a quelque chose de rassurant pour les parents quand ils comprennent que leur enfant ne souffre pas de sa maladie, ni physiquement ni psychologiquement. Ce qui compte, c'est d'avoir des choses intéressantes à regarder ou à manipuler, c'est d'essayer d'atteindre l'objet dont il a envie. Les adultes autour de lui sont impressionnés par sa patience à se déplacer lentement, à sa manière, ou encore par son habileté à obtenir ce qu'il veut en faisant bouger les autres. Il n'est pas vexé du fait que les enfants de son âge marchent déjà, mieux ou plus rapidement, s'il peut explorer et jouer, car le jeu est l'occupation principale à cet âge. Si l'enfant doit suivre des thérapies pour améliorer sa condition physique, le défi consiste à susciter son intérêt, car on ne peut pas compter sur sa compréhension pour accepter les contraintes ; par ailleurs, il prend plaisir à être en relation avec les adultes et cherche à maintenir avec eux un lien agréable, ce qui signifie qu'il peut fournir beaucoup d'efforts quand il est encouragé, ne serait-ce que par un sourire.

Très vite, l'enfant veut s'affirmer : il suffit d'entendre un petit de deux ans dire « non » pour en être convaincu. Il veut faire les choses « tout seul » et il faut encourager ce désir d'autonomie. Pour un enfant atteint d'une maladie qui entraîne déjà une faiblesse significative, cela peut signifier le recours à une aide technique pour lui permettre de se déplacer par lui-même. L'arrivée d'un appareil, particulièrement du fauteuil roulant, est toujours un moment difficile à vivre pour les parents, car il officialise la maladie et la perte d'espoir d'une guérison rapide. L'enfant est très sensible aux réactions émotives des parents et sa propre réaction est toujours influencée par leur attitude. Parfois, mieux vaut retarder l'autonomie des déplacements pour laisser à la famille le temps d'apprivoiser cette réalité. Mais attention, à cet âge l'enfant n'est pas « raisonnable » et il peut développer des attitudes assez tyranniques pour faire exécuter par les autres ce qu'il ne peut faire lui-même.

Par ailleurs, durant cette période l'enfant développe le langage, cet outil extraordinaire qui lui permet de communiquer ses besoins, d'exprimer précisément ses émotions et d'exercer ainsi un meilleur contrôle sur lui-même, car le fait de dire peut contenir l'agir. Il est donc important de favoriser l'expression verbale et de vérifier en orthophonie si la maladie s'accompagne d'un retard dans le développement du langage. Par ailleurs, il ne faut pas s'attendre à ce que l'enfant soit capable d'expliquer toutes ses préoccupations. Il faut être attentif à ses changements d'humeur et de comportement, aux troubles de sommeil et d'alimentation, qui sont autant de manifestations de malaises. Pour le réconforter, il faut tenter d'identifier ce qui ne va pas.

Même petit, l'enfant recherche la compagnie de ses semblables. Dans notre contexte culturel, c'est souvent à la garderie que se font les premières expériences de socialisation avec d'autres enfants. Il est important qu'il se sente en sécurité, même si ses limites motrices l'empêchent de se déplacer rapidement. Cela étant assuré, il pourra profiter de la stimulation de ce milieu et développer des liens avec ses camarades, comme le font les enfants de cet âge, c'est-à-dire en observant, en imitant, en réalisant des activités communes, souvent en parallèle.

La pensée du jeune d'âge préscolaire est égocentrique : il est le centre du monde et on ne peut espérer qu'il tienne spontanément compte de la réalité des adultes, ce qui ne veut pas dire qu'il ne faut pas lui mettre des limites. Au contraire, l'enfant a besoin qu'on l'aide à s'organiser, qu'il y ait des règles et des routines, et il ne faut pas renoncer sous prétexte que la maladie lui apporte des contraintes. Avoir des attentes réalistes à son égard est une façon de lui signifier notre confiance et de favoriser chez lui l'estime de soi.

Lorsqu'il prend conscience de certaines limites physiques, l'enfant cherche une explication. La maladie est souvent perçue comme une punition pour avoir eu des gestes agressifs ou, dans un contexte de rivalité fraternelle, pour avoir souhaité que le frère ou la sœur disparaisse ou encore, à l'étape œdipienne (entre trois et six ans), pour avoir voulu prendre la place du parent de même sexe. Ces croyances irrationnelles s'atténuent avec l'âge et le développement de la pensée, mais même les adultes — avec leurs connaissances réalistes de la maladie — ont souvent à l'esprit cette perception de châtiment.

Peu de temps avant d'entrer à l'école, l'enfant s'aperçoit qu'il change : il a été bébé, il a grandi, il va continuer à le faire et devenir adulte ; c'est l'âge des questions sur le début de la vie et sur la naissance, mais aussi sur sa fin, la mort. Pour les parents dont l'enfant est atteint d'une maladie réduisant l'espérance de vie, ces questions sont troublantes. Pourtant, à cet âge, lorsque l'enfant demande s'il va mourir, il y a fort à parier qu'il ne fait pas de lien avec sa maladie, mais qu'il s'interroge sur la vie en général. Cela ne veut pas dire qu'il n'est pas inquiet, mais souvent ses préoccupations portent surtout sur la disparition des parents : il a besoin d'être rassuré sur le fait que quelqu'un prendra soin de lui, car il est effrayé par la vulnérabilité de sa condition d'enfant dépendant. Comme il ne comprend pas l'irréversibilité de la mort, il aborde ce thème souvent avec froideur ce qui peut avoir un caractère blessant pour les adultes de son entourage. Sa notion du temps est encore floue et il a surtout besoin d'entendre que, puisqu'il est humain il va mourir, mais que ce n'est pas pour tantôt.

C'est à ce même moment que l'enfant s'aperçoit qu'il appartient à un sexe et qu'il ou elle veut s'identifier comme garçon ou fille. C'est l'âge des stéréotypes : les garçons veulent être forts et devenir pompiers ou policiers ; les filles s'entichent de Barbie et disent qu'elles vont être des mamans et avoir des bébés dans leur ventre. Ces réflexions des petits réveillent souvent les inquiétudes des parents quant à l'avenir de leur enfant, et ils se demandent s'ils doivent dire la vérité à l'enfant sur l'évolution de sa maladie tout en se refusant à lui faire de la peine. La vérité à lui communiquer, c'est qu'il va grandir, développer ses forces et il n'a pas besoin de savoir immédiatement que ces forces ne seront pas celles des muscles.

L'importance des premières années de vie dans le développement de la personnalité est un fait reconnu. C'est par les yeux des parents que l'enfant se développe; il faut donc qu'ils aient du soutien au moment du diagnostic pour que, malgré la révolte et la souffrance, leur regard soit porteur de fierté et d'espoir. Les grands-parents jouent souvent un rôle très actif auprès de leurs petits-enfants avant le début de l'école et ils peuvent être des personnes ressources significatives pour aider leurs enfants confrontés à l'épreuve de la maladie.

L'âge scolaire

Au moment d'entrer à l'école, l'enfant a développé sa pensée et il est prêt maintenant à acquérir des connaissances plus structurées. Il est enthousiaste à l'idée d'apprendre à lire et à écrire, de prendre l'autobus et d'être comme les grands, mais en même temps cela lui fait un peu peur. Les parents connaissent bien cette ambivalence qui est aussi la leur et, pour eux, la maladie de l'enfant ajoute à l'inquiétude. Qui va prendre soin des besoins particuliers de leur petit? L'intégration dans le milieu scolaire est un sujet complexe qui sera abordé plus en détail à la fin de la présente section.

L'enfant est maintenant un élève dans une classe. Il regarde les autres et se compare, apprenant ainsi à se connaître et à connaître ses semblables, et cherchant à développer les mêmes habiletés que ses camarades. Il doit faire sa place dans le groupe et se faire accepter comme il est. Les autres élèves sont parfois intrigués par sa maladie, ils posent des questions et font des commentaires; ils sont parfois inquiets et leur malaise peut se traduire par un éloignement ou des moqueries, ou au contraire par un rapprochement, un désir d'aider et de protéger. L'enseignant a un grand rôle à jouer pour favoriser l'harmonie dans son groupe-classe et pour apprendre aux enfants à se respecter dans leurs différences et à développer leur empathie. Même si les parents hésitent parfois à parler de la maladie pour ne pas marginaliser leur enfant, il apparaît souvent, au contraire, qu'une fois informés les autres élèves font alliance pour en prendre soin.

Cela ne veut pas dire qu'il n'y aura pas de conflit. À cet âge, les enfants réagissent à la contrariété en disant «je ne suis plus ton ami», mais se réconcilient peu après. Même s'il ne faut pas minimiser l'impact des limitations physiques, il ne faut pas non plus ramener toutes les difficultés de l'enfant à cette réalité. Il faut l'écouter lorsqu'il raconte ses chagrins et ses colères, et lui faire confiance pour trouver des solutions et régler ses problèmes. Il est important qu'il développe de bonnes habiletés sociales, car il devra souvent compter sur l'aide des autres. Il faut être très vigilant face à son développement, surtout lorsque des pertes surviennent à cette étape du développement, car le jeune peut réagir en s'isolant socialement ou en étant agressif à l'égard de ses compagnons, ce qui les éloigne à coup sûr.

L'enfant est maintenant davantage capable de réfléchir, il a « l'âge de raison ». Il comprend mieux la réalité de la maladie et cherche à en savoir plus. Ses premières questions sont souvent reliées aux différences qu'il observe entre lui et les autres ; les parents sont souvent étonnés que le jeune soit soulagé d'apprendre la cause de ses maladresses physiques ; en effet, il se rend compte que ce n'est pas à cause d'un manque d'efforts qu'il ne fait pas aussi bien que les autres, et il peut alors orienter son énergie vers des activités dans lesquelles il réussit ou demander sans honte l'aide dont il a besoin. Parfois les adultes, en voulant protéger l'enfant, évitent d'aborder le sujet de la maladie ; pourtant celle-ci est là et apporte son lot de désagréments. Si l'enfant veut en connaître plus, il a surtout besoin de savoir qu'il peut compter sur son entourage pour partager ses émotions et faire face au quotidien, car il est encore centré sur le moment présent. Souvent, par l'entremise d'un projet à faire en classe, l'enfant trouve le prétexte pour faire une recherche sur sa maladie ; cette connaissance intellectuelle lui donne un sentiment de contrôle sur une situation qui lui fait vivre beaucoup d'impuissance ; non seulement il s'intéresse alors à des recherches qui sont sources d'espoir, mais en plus son savoir scientifique impressionne les copains…

Si le jeu occupe encore une grande place dans la vie de l'enfant qui entre à l'école, le travail aussi commence à prendre de la place. Quand l'enfant possède de bonnes habiletés cognitives, sa réussite scolaire en est facilitée et il peut miser sur ses compétences académiques pour développer une bonne image de soi. Par contre, quand l'enfant présente des troubles d'apprentissage, la tâche est plus ardue ; ces troubles doivent être identifiés le plus rapidement possible pour que l'enfant reçoive l'aide pédagogique dont il a besoin. L'enfant développe aussi des intérêts et des habiletés en dehors du milieu scolaire. La popularité actuelle des jeux électroniques et des communications par ordinateur favorise l'intégration des jeunes qui présentent des limitations physiques : devant un écran, ils ne sont pas en situation de handicap. Les loisirs ont donc également un grand rôle à jouer dans le développement. Vivre des expériences en dehors du milieu familial fait partie de la réalité de cet âge : les camps de jour, les camps de vacances et les loisirs spécialisés peuvent être des réponses à ce besoin ; le jeune atteint d'une maladie neuromusculaire n'échappe pas à la règle et il faut l'encourager à voler de ses propres ailes.

L'adolescence

Le passage à l'école secondaire est associé à cette nouvelle étape de la vie. L'enfant n'est justement plus un enfant. Son corps change, il grandit à vue d'œil, les caractères sexuels apparaissent : c'est la puberté, avec ses changements hormonaux qui entraînent bien des bouleversements. Le jeune cherche son identité ; il veut être lui-même, prendre ses décisions, se démarquer de ses parents, et ceux-ci doivent faire preuve de beaucoup de diplomatie pour éviter les affrontements. Pour trouver qui il est, l'adolescent se cherche des semblables, un groupe de jeunes avec qui partager ses goûts et ses intérêts ; le choix des vêtements et de la musique sont des marques extérieures de son appartenance. Pour certains, la solution consiste à fréquenter une école spécialisée qui reçoit d'autres adolescents présentant des limitations physiques. L'adolescent a besoin de se lier à d'autres. C'est ainsi qu'il acquiert assez d'assurance pour continuer à se développer en comptant moins sur la protection du milieu familial. Il doit prendre ses distances afin de s'approprier ce qui lui a été transmis lorsqu'il était plus jeune et l'intégrer à ce qu'il devient. Si sa mobilité réduite le rend dépendant, s'éloigner représente un grand défi à relever. Heureusement, il peut désormais établir des relations amicales ou amoureuses qui le soutiendront dans cette démarche.

À cet âge, la pensée de l'adolescent se détache du concret pour se tourner vers des réalités plus abstraites ; il réfléchit sur le sens de la vie, sur ses valeurs ; il ou elle élargit ses horizons, refait le monde, défend ses idées. Le développement de ces habiletés permet, grâce à l'intellectualisation, de se protéger de l'angoisse que soulève l'entrée dans le monde adulte. Le jeune, à certains moments, recherche la solitude pour laisser vagabonder son esprit : il se referme, se retire dans sa chambre et il ne faut pas voir cela comme du temps perdu. Ce repli sur soi inquiète parfois les parents, mais avant de l'interpréter comme une manifestation de dépression, il faut le resituer dans l'ensemble de la vie du jeune. Lors des moments de rapprochement, l'adolescent peut faire part de ses préoccupations. Il a alors besoin qu'on l'écoute sans le juger pour sentir la confiance des adultes et pour croire en lui.

En cherchant qui il est, il doit intégrer la réalité de sa maladie ; cela est plus difficile si des pertes majeures surviennent durant cette période. Il peut alors chercher à nier les conséquences des limitations physiques et refuser les mesures d'aide proposées s'il les perçoit comme des symboles de marginalisation. Il faut reconnaître le caractère adaptatif de la négation, qui permet à l'adolescent de ne pas être envahi par ce qu'il n'arrive pas à assumer. Déjà, il doit faire face aux changements qui se produisent dans son corps et qui sont reliés à la puberté et à l'éveil de sa sexualité, changements qui entraînent un sentiment de perte de contrôle. Il doit apprivoiser les rapports de séduction, trouver des voies d'expression de sa sexualité et accepter les atteintes reliées à la maladie. Pour ce faire, il a besoin de temps.

À la fin de cette période, il doit prendre des décisions concernant sa vie de jeune adulte : selon ses intérêts et son état de santé, il pourra choisir de continuer ses études, de s'engager dans un travail ou dans du bénévolat, de développer des habiletés dans des activités de loisirs. Même si, comme la plupart des jeunes, il continue de vivre chez ses parents, il doit prendre sa vie en main. Il doit pouvoir se référer à des modèles adultes de personnes qui vivent la même réalité que lui et, pour ce faire, les cliniques de maladies neuromusculaires et les associations peuvent constituer des ressources intéressantes.

Chaque personne est unique et, même si des situations semblables entraînent des réactions comparables, chaque jeune atteint d'une maladie neuromusculaire développe sa propre personnalité.

L'impact sur la famille

Les familles dont un membre est atteint de maladie neuro-musculaire font face à plusieurs problèmes. D'abord, il leur faut consacrer beaucoup de temps pour assurer à l'enfant les soins physiques dont il a besoin, au fur et à mesure qu'ils surviennent, et pour exécuter certaines tâches comme le faire manger, le transférer d'un endroit à l'autre, l'habiller, le laver et l'amener aux toilettes. Autant de temps qui n'est pas consacré aux projets personnels des membres de la famille. Ceux-ci doivent également affronter le problème de la scolarisation de l'enfant. C'est un défi de taille que de permettre au jeune une intégration maxi-male tout en respectant ses besoins particuliers. Et enfin, bien qu'ils doivent assurer tous ces soins, les parents doivent éviter de se prendre pour des professionnels de la santé afin de rester à l'écoute des besoins affectifs de leur enfant.

La vie affective des parents est à jamais modifiée; certains en sortent grandis alors que d'autres en restent blessés à jamais. Pour ces derniers, le fait de répondre aux besoins particuliers d'un enfant crée une situation très pénible à supporter. Ils doivent accomplir une tâche pour laquelle ils n'ont pas été formés et qui souvent leur demande de poser des gestes complexes, qu'ils doivent pourtant apprendre s'ils veulent assurer la survie de l'enfant.

De telles maladies comportent une dimension sociale qui, parfois, pèse lourd sur la famille. Les parents doivent affronter une absence de diagnostic ou des délais pour en avoir la confir-mation, ils ressentent du stress à donner les soins, ils subissent une pression financière, l'environnement scolaire de leur enfant est souvent réfractaire, ils sont victimes de préjudices et ils découvrent les préjugés des différentes institutions. Autant de sources de souffrance pour toute la famille.

Aussi, l'adaptation se fait par étapes, selon un processus qui lui est propre. Dans un premier temps, la famille perd l'espoir de la normalité, ses membres affrontent les réalités des pertes physiques qui caractérisent ces maladies. Dans un deuxième temps, la famille se cherche un nouveau mode de fonction-nement et son univers rétrécit pour se concentrer sur les besoins grandissants d'un de ses membres. Enfin, dans un troisième temps, la famille reconnaît que la vie se poursuit, à l'intérieur comme à l'extérieur de ses frontières, et que c'est le temps de recourir à des ressources spécialisées, à des équipements adaptés. La famille se donne ainsi des moyens de parvenir à un mode de vie qui convient à chacun de ses membres.

Une fois qu'il devient clair que guérir n'est pas possible, l'enfant et sa famille font face à de multiples besoins. D'abord, ils ont besoin d'être rassurés. Ils veulent savoir qu'ils peuvent compter sur des experts qui feront leur possible pour soulager leur enfant lors des étapes de progression de la maladie. Ils veulent avoir la certitude que si de nouveaux traitements deviennent disponibles, ils leur seront proposés, même s'ils sont au stade expérimental. Ils ont besoin qu'on les aide à voir les forces de leur enfant plutôt que de toujours se concentrer sur ses imperfections. Ils souhaitent être guidés quant au rôle à assumer pour offrir à leur enfant des soins adéquats. Répondre aux besoins d'un enfant représente un défi pour tous les parents. Lorsque cet enfant exige des soins complexes, les parents perdent les points de repère qui auraient pu les rassurer. Ils ont besoin d'être guidés pour respecter le développement de leur enfant tout en répondant à ses besoins grandissants. Les attentes des parents envers les intervenants peuvent se résumer ainsi : ils souhaitent que l'importance soit accordée à la qualité de la vie, ils veulent être informés sur l'évolution de la maladie, incluant l'espérance de vie, et ils ont besoin d'une aide qui respecte leur rythme de cheminement.

Ce qui permet à la famille de faire face à l'adversité, c'est certainement la capacité de ces enfants à vivre leur vie, selon leur identité, malgré une maladie qui réduit leurs possibilités et leur espérance de vie.

La vie de couple

Vivre avec un enfant atteint d'une maladie grave transforme énormément la vie d'un couple. Plusieurs études indiquent qu'un an après l'annonce du diagnostic, plusieurs parents ne vivent plus ensemble. L'enfant n'est pas la cause de la séparation ou du divorce, mais les ajustements nécessaires exacerbent les conflits déjà existants. Bien souvent, cette période de crise conduit à des mises au point. Le couple est ébranlé. À cause des soins que l'enfant demande et des préoccupations qu'il suscite, les parents n'arrivent plus à se garder du temps pour eux et des tensions permanentes s'installent.

Par contre, certaines familles en profitent pour se rapprocher, ayant besoin les uns des autres. Les parents deviennent alors plus sensibles à leurs besoins réciproques. Ils changent leurs valeurs et leurs priorités et connaissent une vie personnelle plus riche. Ils peuvent procéder à un nouveau partage des responsabilités, réaménager leur mode de vie en respectant les besoins de chacun.

À mesure que la maladie progresse, la vie quotidienne et la vie sociale des parents d'enfants atteints de maladie neuromusculaire se modifient peu à peu. Le parent doit répondre à ses propres besoins, ne serait-ce que pour rester en mesure de répondre aux besoins de son enfant. Une majorité de parents rapporte avoir eu besoin d'aide pour supporter le stress inhérent à l'éducation d'un enfant aux besoins particuliers. Ils ont aussi besoin d'aide physique pour certains soins et pour assurer les traitements. Ils doivent également prévoir des moments de répit pour sortir, voir des amis ou même prendre des vacances. Le soutien peut venir de la famille élargie ou d'organismes spécialisés. Les associations, comme Dystrophie musculaire Canada, offrent des services diversifiés, depuis les prêts d'équipements jusqu'à la possibilité de participer à des groupes de parents ou de recevoir un soutien téléphonique. Pour l'équilibre de la famille, il est essentiel d'apprendre à reconnaître ses besoins et à demander de l'aide au bon moment.

La fratrie

L'attitude des parents influence aussi de façon déterminante les réactions des frères et sœurs. Quand toute l'attention est dirigée vers l'enfant atteint, les autres craignent d'être abandonnés. Parfois, ils adoptent même des comportements régressifs, ce qui contribue au malaise de la famille.

Les frères et sœurs partagent les mêmes préoccupations que leurs parents. Tout comme eux, ils se sentent isolés, différents des autres familles. Ils peuvent regretter le frère ou la sœur avec qui ils auraient pu jouer sans contrainte, qui n'aurait pas changé la vie familiale avec des besoins particuliers. Eux aussi doivent être informés sur la maladie, sur les traitements et sur les visites à l'hôpital. Quand les enfants ne reçoivent pas de réponses à leurs questions, leur imagination s'emballe, et cela provoque souvent beaucoup d'anxiété. Ils se culpabilisent parfois de ce qui arrive à leur frère ou à leur sœur, pensant que c'est leurs comportements ou leurs pensées qui a provoqué cette maladie grave. Ils peuvent aussi être inquiets face à l'avenir de leur famille, tentant parfois de prendre sur eux une charge trop lourde, et devenant plus responsables que les enfants de leur âge.

Les enfants de la fratrie ont aussi leurs préoccupations. Ils peuvent avoir du ressentiment envers l'enfant malade qui leur a volé leurs parents ou qui rend impossible des activités familiales simples. Il peuvent avoir des problèmes avec leurs camarades d'école, éprouver de la honte et ne pas souhaiter que les autres connaissent leur situation. Il peuvent vouloir une vie à eux, en dehors de ce frère ou de cette sœur qui n'est pas comme les autres. Il arrive aussi que ces enfants se mettent une pression de performance pour faire plaisir à leurs parents qui connaissent suffisamment de soucis à cause de la maladie.

Les frères et les sœurs ne reçoivent pas toujours le soutien dont ils ont besoin. Il faut les inclure dans le problème, selon leurs capacités et leurs caractéristiques personnelles, mais ils ont également besoin que leur vie personnelle d'enfant soit respectée.

L'intégration en milieu de garde et à l'école

L'intégration en milieu de garde et à l'école d'un enfant ayant une maladie neuromusculaire nécessite une évaluation précise de ses besoins afin de l'orienter vers la meilleure ressource disponible. Les courants socioculturels laissent parfois croire qu'il n'y a qu'une seule voie menant à une socialisation et à une scolarisation adéquates. Or, s'il existe de bonnes raisons pour envoyer un enfant dans une classe régulière, il y en a d'aussi bonnes pour l'envoyer dans une classe pour personnes handicapées.

Selon les besoins de l'enfant, les milieux réguliers et spécialisés peuvent offrir des occasions d'apprentissage complémentaires. En milieu régulier, l'enfant a la chance de se situer dans l'ensemble de la société et de s'y tailler une place à sa mesure. Il peut créer des liens avec des enfants non handicapés et trouver

des stratégies pour développer son estime de soi et être appré-
cié dans sa différence. Sur le plan scolaire, il bénéficie du
même enseignement et des mêmes possibilités de carrière que
sescamarades. Il importe cependant de l'intégrer dans un milieu
adapté à ses capacités, ce qui nécessite parfois de modifier certains aspects de l'environnement afin d'accommoder l'enfant.

Les milieux spécialisés offrent ces installations adaptées,
susceptibles d'améliorer son confort, en plus d'offrir la présence
de thérapeutes capables de lui fournir les services nécessaires.
De cette manière, les thérapies interfèrent moins avec la vie
quotidienne, puisque l'enfant n'a pas à s'absenter fréquemment
pour des rendez-vous à l'extérieur. Sur le plan de la socialisation,
l'enfant a la chance de fréquenter d'autres personnes qui, ayant
les mêmes problèmes que lui, ont réussi à les surmonter. En leur
compagnie, il peut connaître le succès dans des domaines où
il serait généralement perdant face à des enfants n'ayant pas de
handicap. Les sports adaptés constituent un bon exemple de
gain rapporté par les jeunes qui fréquentent un milieu spécialisé.
En termes d'apprentissage, l'enseignement est adapté aux capacités de chacun, respectant plus aisément le rythme individuel.
En outre, il est habituellement plus facile en milieu spécialisé
d'aider l'enfant qui présente des troubles d'apprentissage, bien
que le milieu régulier soit également en mesure de répondre
aux particularités cognitives de chacun, moyennant la mise en
place de services adaptés.

L'école a l'obligation légale de recevoir les enfants handicapés résidant sur son territoire et de leur offrir un apprentissage
répondant à leurs besoins particuliers. Les commissions scolaires
détiennent le pouvoir décisionnel concernant le choix d'un
milieu scolaire susceptible de répondre aux besoins de l'enfant,
selon les ressources disponibles. Dans le cas des milieux de garde,
il n'existe pas d'obligation légale d'accueillir tous les enfants
du territoire. Ainsi, l'intégration exige une collaboration encore
plus étroite de la part de l'ensemble des acteurs concernés par
les soins à donner à l'enfant, et cela afin de rendre l'expérience
agréable pour tous et d'augmenter les chances d'intégrer d'autres
enfants ayant des besoins particuliers.

Dans un tel contexte, le choix d'un milieu de garde et d'un
milieu scolaire s'avère complexe. Un accompagnement est offert

aux parents pour les aider à identifier les besoins physiques et psychologiques de leur enfant, et de trouver un milieu y correspondant le mieux possible. Pour bien orienter l'enfant à l'école, on fait une évaluation multidisciplinaire de ses capacités et de ses limites motrices. De plus, dans le cas des maladies neuromusculaires ayant une incidence connue sur les facultés cognitives, il est nécessaire de procéder à une évaluation psychologique de l'enfant pour bien définir son potentiel intellectuel. Une telle évaluation paraît également essentielle lorsque les parents se questionnent sur les capacités intellectuelles ou sur le comportement de leur enfant. Par la suite, les spécialistes organisent une rencontre avec les parents pour leur communiquer de façon honnête les conclusions du rapport d'évaluation, tout en demeurant prudents quant aux prévisions sur l'avenir de l'enfant.

La plupart des enfants ayant une maladie neuromusculaire peuvent fréquenter un service de garde régulier, si celui-ci respecte leurs besoins physiques (pas de barrières architecturales, des toilettes adaptées, etc.). La présence d'un accompagnateur est parfois nécessaire pour réussir une intégration et répondre aux besoins de socialisation de l'enfant, tout en offrant un répit régulier aux parents. Le milieu de garde peut alors contribuer à aider l'enfant à développer des habiletés sociales et cognitives, ce qui augmente ultérieurement ses chances de réussir à l'école. Le choix d'un milieu de garde est fait selon les besoins de la famille et selon la disponibilité des services dans l'entourage.

Vers quatre ou cinq ans, il devient nécessaire de préparer l'entrée à l'école et cela nécessite une étroite collaboration entre les parents, l'équipe de réadaptation et l'école. Malgré l'aspect dégénératif des maladies neuromusculaires et l'espérance de vie souvent réduite de l'enfant, celui-ci doit se développer, socialement et intellectuellement. En effet, il doit vivre des expériences conformes à son âge et il a droit à une éducation de qualité. Lorsqu'on a trouvé son milieu scolaire, il faut préparer l'accueil de l'enfant dans ce nouvel environnement. Pour s'assurer d'une flexibilité dans les services au fur et à mesure que surgiront différents problèmes et besoins d'adaptation, on a intérêt à faire connaître au personnel de l'école la nature de la maladie et à le sensibiliser à son évolution. L'enseignant qui accueille cet enfant veut se sentir soutenu et doit être impliqué dans les décisions prises pour favoriser son intégration et son apprentissage. Les parents devraient donc lui remettre, ainsi qu'à la direction d'école, des documents d'information.

Un plan d'intervention personnalisé permet d'établir les paramètres à considérer dans l'éducation de l'enfant. Au besoin, les intervenants en réadaptation, le personnel de l'école et les parents se réunissent pour clarifier les besoins de l'enfant et y répondre adéquatement, en lui assurant les services essentiels. Une telle rencontre permet de développer des liens de collaboration solides entre les divers intervenants et la famille, pour trouver et appliquer des solutions aux problèmes inhérents à la maladie neuromusculaire (voir l'encadré sur les recommandations scolaires). Lors de cette rencontre, on peut élaborer une stratégie pour faciliter l'intégration sociale de l'enfant, par exemple en informant les autres enfants des difficultés de leur compagnon. Notons que pour cela, le consentement des parents et de l'enfant doit être obtenu, de manière à respecter leur volonté et leur droit à la confidentialité. Les explications données aux autres enfants doivent comporter des données factuelles, simples, permettant de bien comprendre la situation actuelle de l'enfant atteint. Il est recommandé de répondre de façon succincte aux questions, d'avouer sans gêne que certains aspects de la maladie sont inconnus et qu'on ne peut prédire l'avenir. On pourra reprendre, ultérieurement, les questions restées sans réponse.

Une fois l'enfant intégré dans un milieu scolaire, il importe de rester à l'écoute de ses besoins, qui évoluent selon ses capacités. Par exemple, un suivi psychologique peut se révéler nécessaire lors de pertes motrices, car souvent l'enfant devient alors irritable. Il ne tolère pas la frustration et ses limitations. Il peut alors désinvestir la sphère scolaire, son énergie servant à compenser les pertes motrices et à vivre la souffrance inévitable qui y est associée. Par ailleurs, certaines maladies neuromusculaires s'accompagnent d'une atteinte intellectuelle, ce qui nécessite plus de mesures de soutien au plan académique. Certaines interventions en orthophonie et en orthopédagogie aident l'enfant à développer son potentiel et peuvent lui permettre de réussir malgré ses difficultés.

La fréquentation d'une classe spéciale ou d'une école spéciale constitue également une option à envisager en cours de scolarisation. L'enfant a besoin de vivre des succès pour ne pas se décourager face aux obstacles que lui impose sa maladie et il se peut que le milieu régulier ne soit plus en mesure de lui fournir les conditions nécessaires à son épanouissement. La condition médicale de l'enfant exige parfois une scolarisation à domicile, par correspondance ou par Internet. Un changement d'orientation scolaire implique de bien expliquer à l'enfant et à ses parents les raisons qui motivent cette décision, ce qui leur permet d'accepter les difficultés et de trouver des façons d'aider l'enfant à s'adapter, malgré la maladie. Les parents ont besoin de temps pour accepter les répercussions douloureuses de la maladie sur l'avenir de leur enfant. L'espoir devient vital quand il s'agit de poursuivre une vie aussi normale et gratifiante que possible.

LES RECOMMANDATIONS SCOLAIRES

Sur la base d'une évaluation en médecine et en réadaptation, le ministère de l'Éducation attribue un code de difficulté selon certains critères. Lorsque plusieurs déficiences (physique, visuelle, auditive, intellectuelle) s'additionnent, on retient celle qui a le plus d'effets.

Déficience motrice légère

L'élève a une déficience motrice légère lorsque l'évaluation de son fonctionnement révèle, en dépit de l'aide de la technologie, l'une ou l'autre des caractéristiques suivantes :

- difficulté à accomplir des tâches de préhension (dextérité manuelle) ;
- difficultés à accomplir des tâches de la vie quotidienne (soins corporels, alimentation) ;
- limites dans la mobilité, affectant les déplacements.

Pour les intervenants du milieu scolaire, ces caractéristiques nécessitent un entraînement particulier et un soutien occasionnel. Par «soutien occasionnel», on entend une aide (accompagnateur, accompagnatrice) non pas régulière, mais ponctuelle, c'est-à-dire à certains moments de la journée.

Recommandations les plus courantes pour une déficience motrice **légère** :

École accessible : sans escaliers, ou avec le moins d'escaliers possible.

Transport scolaire : parfois pour la saison hivernale seulement, par autobus ou par taxi (minibus et minifourgonnette exclus à cause de la hauteur de la marche d'accès).

Déplacement : éviter la cohue, gestion des déplacements (diminuer la fréquence et l'utilisation des escaliers), utilisation systématique de la main courante, aide au transport du sac d'école ou livres en double, supervision à l'arrivée et au départ, et dans les déplacements sur surfaces glacées ou enneigées. Mettre la classe au rez-de-chaussée.

Sorties scolaires : prévoir des pauses et parfois une aide technique aux déplacements.

Éducation physique : participation selon les capacités, avec évaluation sur cette participation plutôt que sur les résultats.

Activités de la vie quotidienne : une chaise ou un banc à proximité du casier pour faciliter l'habillage, de l'aide au besoin pour les attaches ou les bottes, pour serrer les lacets et ouvrir certains contenants.

Activités scolaires : adapter les exigences pour l'écriture, accorder plus de temps aux examens, diminuer le nombre d'exercices qui évaluent une même matière scolaire, fournir des photocopies de notes, être bien assis à son pupitre, pieds solidement appuyés, rangement pour les livres facilement accessible. Accès à un poste de travail informatique.

Déficience motrice grave

L'élève a une déficience motrice grave lorsque l'évaluation de son fonctionnement révèle, en dépit de l'aide de la technologie, l'une ou l'autre des caractéristiques suivantes :

- limites fonctionnelles graves pouvant requérir un entraînement particulier et une assistance régulière pour accomplir des activités de la vie quotidienne ;
- limites prononcées sur le plan de la mobilité, requérant une aide particulière pour le développement moteur ainsi qu'un accompagnement dans les déplacements, ou un appareillage très spécialisé.

L'élève éprouve des limites dans l'accomplissement d'activités normales et ce, de façon prononcée et persistante. Ces limites rendent nécessaires un entraînement particulier et un soutien continu. Par soutien continu, on entend un besoin d'aide permanent. Sans la présence ou la disponibilité d'une telle personne, l'élève ne pourrait fréquenter l'école. Cependant, cette personne peut être affectée au soutien d'un ou de plusieurs élèves.

Recommandations les plus courantes pour une déficience motrice **grave** :

École accessible : sans barrières architecturales.

Transport scolaire : transport adapté.

Déplacement : aide technique aux déplacements (fauteuil roulant, triporteur). Si les déplacements se font en fauteuil manuel, l'élève peut avoir besoin d'aide pour se propulser sur de moyennes distances. Parfois l'aide technique est laissée à l'entrée de la classe, lorsque la marche sur courtes distances est encore possible.

Sorties scolaires : selon les possibilités du milieu et les endroits choisis.

Éducation physique : exemption ou exécution du programme d'exercices avec aide ou supervision.

Activités de la vie quotidienne : aide à l'habillage et pour la préparation des aliments au dîner. Pour la toilette, un lève-personne et une toilette adaptée sont nécessaires. Un urinal peut être utilisé, selon le contexte.

Activités scolaires : adapter les exigences pour l'écriture, accorder plus de temps aux examens, diminuer le nombre d'exercices qui évaluent une même matière, fournir des photocopies de notes, rangement pour les livres facilement accessible. Accès à un poste de travail informatique.

La philosophie d'intervention en réadaptation

▼

L'annonce du diagnostic se fait habituellement dans le bureau du neurologue ou d'un autre médecin, après une investigation qui a pu être longue et stressante. L'évolution de la maladie, le pronostic et l'absence de traitement curatif sont porteurs de beaucoup d'angoisse et de chagrin. Les parents veulent protéger et aider leur enfant. Le fait d'être référé à un programme spécialisé en maladies neuromusculaires est perçu soit comme une nouvelle blessure, soit comme un espoir. Rapidement, les familles ont besoin d'être rassurées sur l'état actuel de leur enfant et de ce qui est nécessaire pour que leur vie soit la plus normale possible.

On trouve des cliniques spécialisées en maladies neuromusculaires dans des centres de réadaptation. Il s'agit d'un monde nouveau que la famille fréquentera sur une longue période ; de plus, c'est souvent le premier contact avec des personnes handicapées.

Ces cliniques ont développé des compétences par le volume de clientèle et l'accessibilité aux programmes de recherche, aux colloques et à la formation portant spécifiquement sur ces maladies rares. Les équipes sont sensibilisées à la réalité des personnes et des familles qui vivent des pertes et des deuils ainsi qu'aux problèmes liés aux choix de fin de vie. Les professionnels connaissent les particularités de chaque maladie et les besoins qui en découlent.

Les objectifs d'intervention sont essentiellement de maintenir la condition et l'autonomie de la personne pour lui permettre une participation sociale la plus complète et la plus satisfaisante possible.

Les interventions visent :

- le développement des capacités de l'enfant ;
- la prévention de la détérioration ;

- la compensation des incapacités, notamment par l'attribution d'aides techniques;
- la réduction des situations de handicap;
- l'acquisition d'habiletés permettant la réalisation de nouvelles habitudes de vie;
- la récupération de capacités, par exemple après une chirurgie ou une fracture;
- l'intégration sociale;
- l'adaptation de l'enfant à sa situation;
- l'adaptation de la famille et de ses proches.

L'intensité des interventions varie selon la nature des besoins et des différentes étapes du processus d'adaptation ou de réadaptation.

Le partenariat avec différents milieux dynamise l'approche. Ainsi, une collaboration avec les centres de réadaptation régionaux est essentielle puisque cela permet d'agir en équipe avec les professionnels du centre spécialisé pour offrir à l'enfant les traitements dont il a besoin dans sa région. Le CLSC est un autre partenaire; c'est le principal distributeur de services de maintien à domicile et d'évaluation de l'adaptation. La collaboration avec le milieu scolaire ou les milieux de garde permet de recommander certaines mesures propices à l'intégration optimale des enfants atteints d'une maladie neuromusculaire au fur et à mesure de l'évolution de leur condition physique et de leur adaptation psychologique.

Les évaluations régulières de la condition physique du jeune permettent de suivre l'évolution de la maladie et de tenter de prévenir, dans la mesure du possible, les détériorations à venir. L'expérience de l'équipe permet de faire des recommandations appropriées pour la famille, l'école ou le milieu de garde. Certaines étapes de la maladie font appel à des choix médicaux complexes; les rendez-vous réguliers permettent de préparer le jeune et sa famille à faire le meilleur choix possible compte tenu de sa condition médicale, de son état psychologique et des valeurs de sa famille. Lors des évaluations, on tente d'identifier l'impact de la maladie sur les habitudes de vie de l'enfant. En termes propres au milieu de la réadaptation, ces habitudes ont été classées par le processus de production du handicap (PPH) en douze grandes activités : nutrition, condition corporelle, soins personnels, communication, habitation, déplacements, relations interpersonnelles, éducation, loisirs, travail, responsabilités et engagement dans la collectivité.

Afin de couvrir les différents besoins suscités par ces maladies complexes, une équipe multidisciplinaire gravite autour des jeunes et de leur famille. On établit ensemble un plan d'intervention. Idéalement, l'équipe médicale s'intègre à l'équipe de réadaptation pour les interventions plus concertées, en particulier lorsque des décisions médicales ont un impact sérieux sur le quotidien.

Dans ces équipes, on retrouve plusieurs médecins spécialistes et plusieurs professionnels de la réadaptation : coordonnateurs, physiothérapeutes, ergothérapeutes, infirmières ou infirmiers, inhalothérapeutes, psychologues, travailleurs sociaux, éducateurs spécialisés, orthophonistes, physiatres et pédiatres composent l'équipe de base. D'autres spécialistes se joignent à eux. On peut ainsi rencontrer, selon les besoins identifiés, des neurologues, des pneumologues, des orthopédistes, des cardiologues, des diététistes ou des pharmaciens.

Les cliniques neuromusculaires

Au Québec, les cliniques viennent d'un regroupement de parents d'enfants qui présentaient une atteinte neuromusculaire ; ces parents ont fait des pressions auprès de l'Association canadienne de la dystrophie musculaire (ACDM) afin que leurs enfants obtiennent des services. L'Association a répondu à cette demande en subventionnant la création de cliniques de dystrophie musculaire. Certains médecins et professionnels de la santé, sensibilisés aux besoins de ces enfants, ont pris en charge ces cliniques vers 1978. Présentement, au Québec, on en trouve cinq : une à Québec, une à Sherbrooke, une à Chicoutimi et deux à Montréal.

Le rôle des intervenants

Les audiologistes favorisent le développement de la fonction de l'audition chez le jeune enfant. De plus, après avoir évalué l'enfant ou l'adolescent, ces spécialistes aident à prévenir une détérioration de la fonction auditive ou à corriger une atteinte en utilisant différentes approches thérapeutiques. Au besoin, ils recommandent un appareil auditif.

Les cardiologues surveillent et vérifient l'état du cœur, qui peut être atteint dans certaines maladies neuromusculaires. Ces médecins procèdent périodiquement à des électrocardiogrammes et à des échographies cardiaques. Au besoin, ils demandent d'autres tests, comme un enregistrement Holter pour évaluer les troubles du rythme cardiaque.

Les coordonnateurs cliniques assurent la coordination des plans d'intervention des usagers. Ils informent le jeune et sa famille sur le processus de réadaptation, le rôle des membres de l'équipe, le fonctionnement du programme et les ressources disponibles. Ils convoquent et animent des rencontres interdisciplinaires visant à réviser les objectifs d'intervention en fonction des priorités des parents et de l'enfant. Ils assurent la liaison entre la famille, les intervenants du programme et les partenaires extérieurs, afin d'assurer la continuité des services. Ils sont les intervenants pivots.

Les diététistes interviennent au niveau des problèmes nutritionnels. Ils recommandent un plan de soins (régime nutritionnel) qui répond aux besoins particuliers de chaque enfant et adolescent, et ils en assurent l'enseignement à la famille ou à son substitut.

Les éducateurs spécialisés sont des intervenants psychosociaux. Par la relation d'aide et un accompagnement dans les activités quotidiennes et les habitudes de vie, ces personnes apportent du soutien et de l'encadrement face aux difficultés d'adaptation. Ils généralisent, entre autres, la poursuite des apprentissages de l'enfant. Par leurs méthodes d'intervention individuelle ou de groupe, les éducateurs spécialisés favorisent la réadaptation, l'intégration sociale et le maintien dans le milieu naturel. Ils interviennent dans les différents milieux de vie de l'enfant.

Les ergothérapeutes, par leurs interventions, visent à restaurer, à maintenir ou à développer les habiletés fonctionnelles physiques, cognitives et émotives. Les ergothérapeutes dressent un portrait clinique de l'enfant en tenant compte de son développement et du maintien de ses capacités motrices. Ils évaluent les points suivants : l'autonomie en fauteuil roulant, la posture assise, la fonction des membres supérieurs, l'écriture, la coordination et la dextérité, les fonctions perceptuelles et les capacités d'adaptation, ainsi que l'autonomie dans les activités de la vie quotidienne. À l'aide des informations recueillies, les ergothérapeutes déterminent les besoins en équipement spécialisé, suggèrent des appareils ou des activités. Ils interviennent aussi au plan de l'accessibilité du domicile et du véhicule. Ils agissent en collaboration avec les ergothérapeutes des CLSC.

Les infirmières et les infirmiers font de la prévention et de l'enseignement auprès des jeunes et de leur famille en regard des besoins de santé et de la vaccination. Ces professionnels se préoccupent des besoins généraux de l'enfant : sommeil, alimentation, activités quotidiennes et médication. Ils s'occupent de prendre les données nécessaires pour ajuster la médication au besoin. Ils collaborent étroitement avec les pédiatres et les cardiologues, et travaillent avec les neurologues et les généticiens à prévenir et à dépister les maladies neuromusculaires. Au besoin, ils participent aux projets de recherche. Lorsqu'un enfant est référé au programme, ils lui rendent visite ou s'entretiennent au téléphone afin de réunir les informations nécessaires et de cerner les besoins de l'enfant et de sa famille.

Les inhalothérapeutes interviennent au plan de la fonction respiratoire en favorisant la prévention et le traitement des troubles respiratoires aigus et chroniques. Ils s'occupent également de l'appareillage utile aux enfants qui ont besoin d'aide sur le plan respiratoire. Ils procèdent à des tests de fonction pulmonaire, c'est-à-dire à l'évaluation de la capacité vitale et des forces expiratoire et inspiratoire. Ils enseignent les techniques de dégagement des sécrétions, comme le *clapping* ou l'assistance à la toux, et ils expliquent les impacts environnementaux et l'importance de la prévention sur le plan respiratoire.

Les neurologues sont des médecins spécialisés dans l'étude et le traitement des maladies du système nerveux central et périphérique. C'est donc aux neurologues qu'incombe le rôle d'établir le diagnostic et, une fois celui-ci établi, de l'annoncer au patient et à ses parents. Même si la maladie est incurable, un diagnostic aussi précis que possible est indispensable pour en établir le pronostic et le mode de transmission. Cela permet à tout le monde (enfant, parent, intervenant) de savoir comment la maladie évoluera et de connaître les problèmes que l'on vivra sur le plan physique, psychologique et scolaire.

Le pronostic n'est pas un calcul mathématique, mais une opinion émise à partir de l'interprétation de l'évolution clinique et des tests de laboratoire. Cette opinion est basée sur l'expérience des neurologues et sur les connaissances théoriques. Elle peut donc être modifiée quand surviennent des faits nouveaux et elle mérite d'être rediscutée dès qu'on en sent le besoin.

Les orthésistes conçoivent, fabriquent, ajustent et réparent des appareils (les orthèses) visant à préserver ou à restituer une fonction du système musculosquelettique. Ces appareils peuvent également compenser des limitations ou accroître le rendement d'un des membres.

Les orthopédistes sont des médecins spécialisés qui évaluent les atteintes du système musculosquelettique et la pertinence d'intervenir chirurgicalement. Étant chirurgiens, ils procèdent au besoin à la chirurgie. Outre les déformations, les orthopédistes évalueront, conjointement avec les physiatres, les problèmes de la démarche ainsi que les douleurs. Ils peuvent recommander des orthèses, d'autres appareillages ou une médication.

Les orthophonistes favorisent le développement, la restauration et le maintien des habiletés de la parole et du langage oral et écrit. Ces personnes offrent des services d'évaluation et de rééducation et font de l'enseignement aux parents ou à leur substitut pour améliorer ou pour rétablir la compréhension et l'expression. Au besoin, ils proposent des moyens de suppléer à la communication orale (tableau d'images à pointer, etc.). Après six ans, ce sont plutôt les orthophonistes du milieu scolaire qui prennent en charge les besoins de communication de l'enfant.

Les pédiatres contribuent à préciser le diagnostic en interprétant l'ensemble des tests médicaux et les résultats des consultations auprès des différentes spécialités médicales. À partir d'une approche globale des besoins, ces médecins évaluent les problèmes de santé physique propres à l'enfant ou à l'adolescent qui présente une déficience physique et ils prescrivent les traitements et les tests médicaux requis. Ils font le lien avec le médecin traitant.

Les physiatres évaluent et diagnostiquent les troubles du système neuromusculosquelettique. Les physiatres sont également spécialisés en réadaptation, c'est-à-dire dans l'identification et la mise en place des mesures visant à exploiter de façon maximale les potentiels fonctionnels de la personne qui présente un déficit, une incapacité ou un handicap. Ces personnes vérifient la posture et tentent de prévenir les déformations musculosquelettiques. Ils prescrivent les traitements de réadaptation appropriés ainsi que les orthèses, fauteuil roulant et autres appareils requis. Ils traitent également les problèmes de douleurs.

Les physiothérapeutes favorisent le développement, la restauration et le maintien des capacités motrices reliées aux systèmes neurologique, musculosquelettique et cardiorespiratoire. À partir d'exercices et autres modalités, leurs interventions visent principalement à développer la motricité globale et les déplacements. Ces personnes s'intéressent également aux douleurs et à la posture. Au besoin, ils recommandent de l'aide technique pour prévenir une détérioration ou pour apporter une correction à un membre atteint.

Afin d'avoir un profil exact du sujet, les physiothérapeutes procèdent à des évaluations périodiques qui comprennent l'évaluation de la force musculaire, la souplesse musculaire et articulaire, la posture, la démarche, l'équilibre et le développement moteur. Certaines activités fonctionnelles courantes sont aussi évaluées en qualité et en quantité (la marche, la montée des escaliers, la station assise, le relevé du sol, etc.).

Les pneumologues sont des médecins spécialisés dans l'étude et le traitement des maladies respiratoires. Les problèmes respiratoires sont fréquents dans les maladies neuromusculaires et sont liés à la faiblesse qui diminue la capacité ventilatoire et entraîne souvent une déformation du thorax. Cela provoque parfois une insuffisance ventilatoire chronique, ce qui favorise les infections pulmonaires. Le rôle du pneumologue consiste donc à surveiller, à traiter et à prévenir la maladie. Son avis est essentiel avant toute anesthésie chez un enfant en insuffisance respiratoire qui doit subir une chirurgie.

Les pneumologues sont aussi très présents lors de la phase terminale, car les personnes atteintes de maladie neuromusculaire décèdent le plus souvent à la suite d'insuffisance et de complications respiratoires. Ces spécialistes donnent de l'information pour aider les personnes à prendre des décisions.

Les pharmaciens sont les personnes conseils pour les médicaments de recherche. Ces spécialistes donnent l'information nécessaire aux usagers et à l'équipe, et tiennent compte des effets secondaires et des interactions médicamenteuses.

Les psychologues effectuent les évaluations et des suivis du développement mental et affectif des enfants et adolescents. Face aux problèmes affectifs reliés au handicap et au processus de réadaptation, ils offrent des interventions thérapeutiques à l'enfant, à l'adolescent, aux parents et à la famille. Ces spécialistes sont souvent appelés à travailler avec des partenaires extérieurs (du milieu scolaire et du réseau de réadaptation). Pour une évaluation complexe, ils référeront au neuropsychologue.

Dans le cadre d'une clinique des maladies neuromusculaires, les psychologues rencontrent les jeunes et, au besoin, leurs parents. Ils les rencontrent au moment des rendez-vous, mais aussi lors des périodes critiques (diagnostic, entrée à l'école, perte de la marche, adaptation du domicile, adolescence, départ de la maison familiale); ils sont là pour aider à vivre des émotions douloureuses. Ils peuvent également aider à clarifier des situations conflictuelles en offrant une intervention psychothérapeutique. Les psychologues interviennent également de façon indirecte. Ils participent aux réunions de l'équipe multidisciplinaire et veillent à ce que les interventions proposées tiennent compte des besoins psychologiques des individus, assurant ainsi de plus grandes chances de succès à la réadaptation.

Les travailleurs sociaux accompagnent l'enfant et sa famille dans les différentes étapes du processus de réadaptation. Ils les aident à faire face aux difficultés psychosociales reliées au handicap, dans le but de soutenir l'intégration de l'enfant dans son milieu. Ils sont des agents de liaison avec les ressources existantes. La maladie étant souvent diagnostiquée durant l'enfance, son impact est ressenti fortement par l'ensemble de la famille. Le rôle des travailleurs sociaux, en collaboration avec les psychologues et l'ensemble de l'équipe, consiste à chercher avec tous les individus concernés les meilleurs moyens de répondre à leurs besoins et, ainsi, d'améliorer leur qualité de vie et leur participation sociale.

Un travail de collaboration

La réadaptation vise avant tout à répondre aux besoins de la personne handicapée, c'est-à-dire la personne qui, à cause d'une déficience physique, n'arrive pas à réaliser les tâches propres à son groupe d'âge. Les intervenants travaillent ensemble à développer les connaissances et les ressources nécessaires pour faciliter son adaptation en tenant compte de sa condition physique particulière. L'enfant et sa famille doivent définir leurs besoins précisément, les exprimer clairement et indiquer jusqu'où ils acceptent les interventions proposées. L'enfant ou l'adolescent et ses parents sont le centre de ces actions concertées, qui ont pour unique but d'améliorer la situation physique et sociale de l'enfant et de faciliter l'acceptation d'une étape pénible. Une communication ouverte entre la personne atteinte d'une maladie neuromusculaire et l'équipe de réadaptation est une condition essentielle pour parvenir à répondre aux véritables besoins de la personne qui consulte.

LE PLAN D'INTERVENTION*

L'approche interdisciplinaire se concrétise par un outil privilégié qui est un plan d'intervention individualisé.

L'ensemble des intervenants qui gravitent autour de l'enfant mettent en commun leurs évaluations pour définir un portrait fonctionnel et, en collaboration avec le jeune (s'il en a l'âge) et sa famille, identifient les besoins, proposent des objectifs d'intervention et des modalités pour les atteindre, déterminent de façon précise les responsabilités de chacun, définissent des moyens pour en mesurer l'impact et fixent les échéanciers de l'évaluation et de la révision du plan.

Le plan peut viser particulièrement un événement dans la vie de l'enfant comme l'orientation scolaire, le suivi postopératoire ou tout simplement lorsqu'on doit faire le point sur le suivi de l'enfant.

* Extrait du document *Guide d'élaboration du plan d'intervention interdisciplinaire* produit par le comité conseil SAAQ de réadaptation en neurotraumatologie (mars 2000).

CLASSIFICATION
DES MALADIES NEUROMUSCULAIRES

▼

Dans les prochaines parties de ce volume, nous décrivons les maladies neuromusculaires les plus fréquemment diagnostiquées chez l'enfant et l'adolescent. Nous les avons divisées en fonction du site anatomique atteint de façon prédominante dans chaque maladie ou groupe de maladies. Il nous a aussi semblé intéressant de décrire de façon concise l'évolution de la classification de ces maladies afin de permettre au lecteur de prendre connaissance de la façon dont on a abordé ces pathologies au fil des ans.

Descriptions cliniques initiales : 1860-1950

Au cours de la deuxième moitié du XIXe siècle, on a identifié bon nombre de maladies neuromusculaires à partir de leur mode de présentation et de leur évolution clinique. Elles portent soit le nom du premier médecin à les avoir décrites (encore que cela soit parfois controversé), soit un nom qui est fonction de leur caractéristique clinique principale. Dans la première catégorie, on peut mentionner l'ataxie de Friedreich, décrite en 1863 par Nicolaus Friedreich; la dystrophie de Duchenne décrite en 1868; l'amyotrophie spinale de type 1, décrite en 1891 par Wernig et dont la description fut complétée par Hoffmann en 1893; la dystrophie myotonique ou maladie de Steinert décrite en 1904. La maladie de Charcot-Marie-Tooth a été décrite quasi simultanément en 1886, en France par Charcot et Marie, et en Angleterre par Tooth. Dans la deuxième catégorie, mentionnons la dystrophie facio-scapulo-humérale décrite en 1874 par Landouzy et Dejerine, et ainsi nommée parce qu'elle touche principalement la face, les épaules et la portion supérieure des bras. Mentionnons aussi la dystrophie des ceintures, qui touche principalement la musculature des épaules et du bassin, et la dystrophie oculopharyngée, maladie particulièrement bien étudiée au Québec.

Les descriptions initiales de la fin du XIXe siècle et du début
du XXe ont parfois été complétées plus tard. Ainsi, Kugelberg et
Welander ont décrit en 1954 une forme moins grave d'amyotrophie spinale, et Becker a décrit en 1955 la dystrophie qui
porte son nom. D'autres maladies ont été caractérisées encore
plus récemment sur le plan clinique : mentionnons par exemple
l'ataxie spastique de Charlevoix-Saguenay, décrite en 1978 par
Jean-Pierre Bouchard, de Québec.

Apport de la neurophysiologie, de la biopsie neuro-musculaire et de la génétique clinique : 1950-1980

Au cours de ces décennies, la classification des maladies neuromusculaires s'est raffinée grâce à l'application, en médecine,
de concepts génétiques qui avaient surtout été étudiés par
des botanistes à la fin du XIXe siècle et au début du XXe siècle,
et grâce à l'utilisation de nouveaux tests de laboratoire. Même
si les travaux de Mendel sur la transmission génétique datent
de la fin du XIXe siècle, c'est surtout depuis 1940 et plus encore
depuis 1950 que l'on reconnaît de façon plus évidente le
caractère héréditaire de la grande majorité des maladies neuromusculaires et, en corollaire, l'importance du dépistage et de la
prévention. L'identification des modes de transmission a aussi
permis de différencier les types de dystrophie dont les manifestations cliniques sont très semblables, mais dont les modes
de transmission sont différents. C'est le cas, par exemple, de la
dystrophie musculaire de Becker et des dystrophies musculaires
des ceintures. Sur le plan clinique, ces dystrophies se manifestent par une faiblesse musculaire à prédominance proximale,
qui débute généralement à l'adolescence. Cependant, la dystrophie de Becker est transmise selon un mode lié à l'X, alors que
les dystrophies des ceintures sont transmises selon un mode
autosomal récessif ou, plus rarement, autosomal dominant. Par
contre, cette distinction était difficile à faire quand il n'y avait
pas d'autres membres de la famille atteints de la même maladie,
ce qui est souvent le cas.

Au cours de cette même période, on a assisté au développement de l'électrophysiologie qui permet d'étudier directement
le fonctionnement des nerfs périphériques (étude des vitesses
de conduction), de la jonction neuromusculaire et de l'activité

électrique générée par la contraction musculaire (électromyographie ou EMG). Cette technique, qui s'est beaucoup développée grâce à l'informatique, s'est avérée très importante pour le diagnostic, la compréhension et la classification de bon nombre de maladies neuromusculaires, particulièrement les maladies qui affectent les neurones moteurs de la moelle épinière (par exemple l'amyotrophie spinale), les neuropathies et les maladies qui touchent la jonction neuromusculaire.

Les progrès réalisés dans l'analyse des biopsies neuromusculaires ont permis de mieux distinguer les atteintes musculaires primitives (myopathies et dystrophies) de celles causées par une atteinte des neurones moteurs et des nerfs périphériques. Le terme de myopathie origine du grec et signifie littéralement « maladie du muscle », alors que le terme de dystrophie musculaire désigne un processus dégénératif des muscles. Grâce aux techniques de coloration histochimiques et à l'étude des biopsies musculaires par microscopie électronique, on a pu, au cours des années 1960 et 1970, identifier la majorité des myopathies congénitales ou métaboliques que nous connaissons aujourd'hui et, ainsi, différencier plus clairement ces myopathies des dystrophies musculaires.

Apport de la génétique moléculaire : depuis 1980

Depuis un peu plus de vingt ans, la génétique moléculaire, dont nous avons expliqué les principes dans une section précédente, a beaucoup contribué à améliorer la classification des maladies neuromusculaires. L'identification des mutations génétiques et de leur résultante (protéine non synthétisée ou synthétisée de façon anormale sur le plan qualitatif ou quantitatif) permet souvent de confirmer hors de tout doute un diagnostic soupçonné cliniquement. L'identification des mutations génétiques nous a également permis de comprendre la variabilité des manifestations cliniques observées dans une même maladie. Par exemple, le nombre de répétitions anormales de triplets joue un rôle important dans la sévérité des symptômes de la dystrophie myotonique ou de l'ataxie de Friedreich. Autre exemple, la dystrophie musculaire de Duchenne résulte d'une absence totale de dystrophine fonctionnelle alors que, quoique anormale, cette protéine est présente chez les individus atteints de dystrophie musculaire de Becker. À l'inverse, dans certaines maladies comme la maladie de Charcot-Marie-Tooth, on s'est aperçu qu'un mode de présentation clinique similaire chez plusieurs patients pouvait être causé par des mutations de gènes différents.

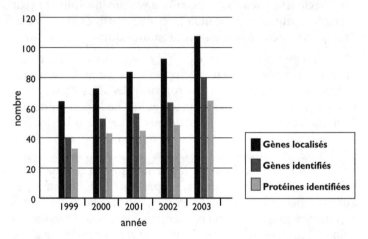

Figure 1.21
Cette figure permet de visualiser le nombre de maladies neuromusculaires dans lesquelles le gène ou la protéine déficients ont été localisés ou identifiés.

Grâce à la génétique moléculaire, on a pu identifier tout un ensemble de protéines et de glycoprotéines localisées dans la membrane musculaire. Leur fonction n'est pas connue de façon certaine, mais ces protéines pourraient jouer un rôle de protection mécanique dans la membrane du muscle, lui permettant de mieux résister aux forces d'étirement. Comme on peut le voir dans la figure 1.22, la majorité des différents types de dystrophies musculaires résultent de l'absence de l'une ou l'autre des composantes de ce complexe de protéines associées à la dystrophine. Quelques-unes sont causées par l'absence d'une protéine de l'appareil contractile, c'est-à-dire les structures qui permettent au muscle de se contracter. Chez les patients atteints de dystrophie musculaire, la possibilité d'identifier la mutation génique ou de démontrer l'absence d'une de ces protéines permet d'établir un diagnostic beaucoup plus définitif et précis. Cela peut se faire soit par une étude du gène lui-même, soit, plus couramment, par la démonstration de l'absence de l'une

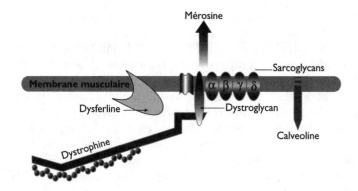

Figure 1.22a

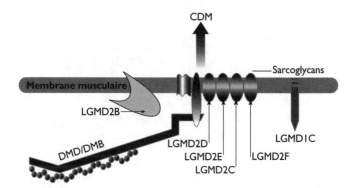

Figure 1.22b

Les progrès de la génétique moléculaire ont permis d'identifier toute une série de protéines ou de glycoprotéines au niveau de la membrane du muscle ou en relation avec celle-ci (fig 1.22a). La grande majorité des dystrophies musculaires sont secondaires à une absence ou à une synthèse anormale de l'une ou l'autre de ces protéines ou glycoprotéines. C'est le cas dans la dystrophie musculaire congénitale (en anglais *Congenital Muscular Dystrophy* ou CMD), les dystrophies de Duchenne et Becker (DMD/DMB) et les différents types de dystrophies des ceintures (en anglais *Limb Girdle Muscular Dystrophies* ou LGMD), comme on peut le voir dans la figure 1.22b.

ou l'autre de ces protéines localisées dans les membranes ou dans l'appareil contractile. Cela est rendu possible grâce à une approche immunohistologique, ou immunomarquage, qui consiste à faire réagir, avec des anticorps dirigés contre ces protéines, une tranche de muscle prélevée lors d'une biopsie musculaire chez ces patients. Cette approche diagnostique permet d'étudier plusieurs protéines sur un même échantillon musculaire, ce qui est indispensable compte tenu du grand nombre de mutations géniques identifiées chez les patients atteints de dystrophie musculaire. La possibilité d'établir un diagnostic précis permet aussi de procéder à un conseil génétique beaucoup plus valable et à un diagnostic anténatal. On peut espérer que l'amélioration de nos connaissances des mécanismes génétiques responsables des différents types de dystrophie musculaire pourra donner lieu à un traitement basé sur le remplacement des gènes mutés (thérapie génique).

PATIENTS SUIVIS PAR LE PROGRAMME DES MALADIES NEUROMUSCULAIRES DU CENTRE DE RÉADAPTATION MARIE ENFANT

		Total
Atteintes de la corne antérieure		**33**
Amyotrophie spinale	30	
Polyomyélite	3	
Neuropathies		**64**
Neuropathies inflammatoires		
Guillain Barré	2	
Neuropathie inflammatoire chronique	2	
Neuropathies héréditaires		
Charcot-Marie-Tooth type 1	29	
Charcot-Marie-Tooth type 2	11	
Charcot-Marie-Tooth type 3	3	
Autres neuropathies héréditaires		
Neuropathie sensible à la pression	2	
Neuropathie insensible à la douleur	3	
Neuropathie à axones géants	1	
Neuropathie sensitivomotrice héréditaire de Charlevoix-Saguenay avec ou sans agénésie du corps calleux	7	
Autres neuropathies	7	
Myasthénie grave		**2**
Dystrophies		**135**
Dystrophie musculaire de Duchenne	59	
Dystrophie musculaire de Becker	4	
Dystrophinopathie (autre que DMD et DMB)	3	
Autres dystrophies	1	
Dystrophie des ceintures	2	
Dystrophie facio-scapulo-humérale	3	
Dystrophie musculaire congénitale	12	
Dystrophie myotonique de Steinert congénitale	26	
Dystrophie myotonique de Steinert juvénile	25	
Myopathies		**28**
Myopathies congénitales non spécifiques	20	
Myopathies spécifiques	8	
Myotonies		**4**
Myotonie récessive	3	
Paramyotonie	1	
Ataxies		**32**
Ataxie récessive de Charlevoix-Saguenay	14	
Ataxie de Friedreich	15	
Ataxie spinocérébelleuse	1	
Ataxie télangiectasique	2	

Tableau 1.1

Cette liste fournit un aperçu de la fréquence relative des divers types de maladies neuromusculaires de l'enfant et de l'adolescent.

DEUXIÈME PARTIE

LES ATAXIES

L'ataxie de Friedreich et les autres formes d'ataxie

▼

Le terme d'ataxie désigne une atteinte de l'équilibre et de la coordination qui n'est pas liée à une faiblesse musculaire. Il existe de nombreuses causes d'ataxie chez l'enfant. On peut distinguer schématiquement:

- les ataxies statiques;
- les ataxies intermittentes;
- les ataxies progressives.

Les enfants atteints d'une **ataxie statique** présentent des troubles d'équilibre ou de coordination, ou les deux, mais l'atteinte est stable. Par exemple, on observe ce type d'ataxie chez environ 10 % des enfants présentant un déficit moteur cérébral (ou paralysie cérébrale) et cette ataxie ne s'améliore ni se détériore avec le temps. Les **ataxies intermittentes** sont rares et liées soit à une maladie métabolique, soit, plus rarement, à une forme particulière de migraine. Enfin, il y a de nombreuses maladies qui se manifestent par une **ataxie progressive**, c'est-à-dire une ataxie qui s'aggrave avec le temps. Un pourcentage élevé de tumeurs cérébrales chez l'enfant se manifestent par une ataxie progressive souvent associée à d'autres symptômes, comme des céphalées et des vomissements. Plusieurs maladies métaboliques se manifestent aussi par une ataxie, encore une fois associée à d'autres symptômes neurologiques ou systémiques.

Les ataxies dégénératives sont des maladies héréditaires et progressives qui apparaissent tant chez l'enfant que chez l'adulte. Dans cette section, nous nous intéresserons uniquement aux formes d'ataxie dégénérative rencontrées chez l'enfant et qui sont présentes dans le tableau 2.1. Ce tableau est tiré d'une étude que nous avons faite il y a quelques années et illustre la fréquence relative des différentes formes d'ataxie dégénérative vues dans nos cliniques.

Nombre de patients Total	Londres* Nombre 143	%	Lyon** Nombre 56	%	Montréal et Québec** Nombre 107	%
Ataxie de Friedreich	106	74	38	66,7	82	76,6
Ataxie à début précoce avec préservation des réflexes	22	15,4	14	24,6	2	1,9
Ataxie spastique de Charlevoix-Saguenay	—	—	—	—	14	12,8
Ataxie dominante	—	—	3	5	1	0,9
Ataxie télangiectasie	4	2,8	1	1,8	1	0,9
Déficience en vitamine E	—	—	—	—	1	0,9
Ataxie avec surdité	3	2	—	—	1	0,9
Autres	8	5,6	—	—	5	4,6

* Selon Harding, 1983. ** Selon Vanasse et collaborateurs, 1990.

Tableau 2.1
Fréquence des différentes formes d'ataxies héréditaires chez l'enfant.

Bases anatomiques de l'ataxie

L'ataxie est liée à une atteinte du cervelet ou des fibres nerveuses qui transmettent l'information au cervelet. Celui-ci est une structure qui fait partie du système nerveux central et l'une de ses principales fonctions consiste à intégrer toutes les informations permettant le maintien de l'équilibre et la coordination des mouvements musculaires. Le cervelet reçoit cette information des nerfs périphériques sensitifs qui la transmettent par les voies spinocérébelleuses, constituées de fibres myélinisées situées dans la moelle épinière (*spinal* étant l'adjectif se rapportant à la moelle épinière).

L'ataxie peut donc être liée :

- à une atteinte des nerfs périphériques, ce qui explique que l'on voit des troubles d'équilibre plus ou moins sévères chez bon nombre de patients présentant une neuropathie ;

- à une atteinte des voies de transmission de l'information dans la moelle épinière, d'où l'appellation de dégénérescence spinocérébelleuse ou ataxie spinocérébelleuse (en anglais *Spinocerebellar Ataxia* ou SCA) pour désigner ce type d'ataxie dégénérative, le plus fréquent, chez l'enfant comme chez l'adulte;

- à une atteinte du cervelet proprement dit. Le cervelet est subdivisé en deux hémisphères et en une partie centrale, le vermis. Schématiquement, on peut dire que lorsque le vermis est atteint, cela entraîne une ataxie de la marche associée à un nystagmus (mouvements anormaux des yeux) et à une dysarthrie (difficulté à articuler). L'atteinte des hémisphères entraîne des troubles de la coordination des membres et ce, du même côté que l'hémisphère cérébelleux atteint, contrairement à l'atteinte cérébrale qui entraîne un déficit de l'hémicorps contralatéral.

Ataxie de Friedreich

L'ataxie de Friedreich est une maladie transmise selon un mode autosomique récessif qui, cliniquement, entraîne une ataxie de la marche, une incoordination des membres, une aréflexie, une perte sensorielle, une faiblesse et une atteinte pyramidale (la voie pyramidale est la voie de transmission de l'influx moteur du cerveau vers la moelle épinière et les membres) prédominant aux membres inférieurs, une dysarthrie ainsi qu'une cardiomyopathie. Cette maladie a été décrite en 1863 par un neurologue allemand, Nicolaus Friedreich, mais ce n'est qu'en 1996 qu'on a identifié l'anomalie génique responsable de la maladie.

Quoique de très nombreux médecins et chercheurs aient contribué à mieux définir cette maladie au fil des ans, la contribution des neurologues québécois, sous la direction du docteur André Barbeau, a certainement permis de systématiser nos connaissances sur les différentes formes d'ataxie. Le groupe de travail réuni par le docteur Barbeau a permis à Guy Geoffroy et à ses collaborateurs d'élaborer en 1976 des critères diagnostiques qui se sont avérés indispensables à l'étude systématique de l'ataxie de Friedreich. Ces critères ont ensuite été raffinés par une neurologue anglaise, le docteur A.E. Harding, et constituent encore les critères de base pour définir la forme typique de l'ataxie de Friedreich. Ils sont décrits dans le tableau 2.2.

Critères majeurs

- Début des symptômes avant l'âge de 25 ans
- Ataxie progressive de la marche
- Absence des réflexes ostéotendineux au niveau des genoux et des chevilles
- Transmission selon un mode autosomal récessif

Critères mineurs[*]

- Abolition des potentiels d'action sensitifs
- Dysarthrie
- Atteinte pyramidale des membres inférieurs
- Diminution du sens vibratoire et positionnel
- Faiblesse musculaire des membres inférieurs
- Pieds creux
- Scoliose
- Cardiomyopathie
- Atrophie optique ou atteinte de l'acuité auditive

[*] *Peuvent apparaître au cours de l'évolution de la maladie*

Tableau 2.2
Critères diagnostiques des formes typiques d'ataxie de Friedreich.

Incidence et taux de porteur

Jusqu'à l'identification de l'anomalie génique, on estimait que l'ataxie de Friedreich touchait une personne sur 50 000 dans la population et qu'une personne sur 110 était porteuse du gène muté. La découverte de l'anomalie génique a permis d'identifier des formes atypiques de la maladie et, dans une récente étude européenne, on a estimé l'incidence de la maladie à une personne atteinte par 29 000 de population, et la fréquence des porteurs à une personne sur 85. Si on applique ces données à la population québécoise, on peut évaluer qu'il y aurait environ 245 personnes atteintes d'ataxie de Friedreich au Québec et qu'environ 80 000 personnes seraient porteuses du gène muté. L'incidence de cette maladie est plus grande chez les individus d'origine caucasienne et moindre chez les personnes d'origine asiatique ou africaine.

Génétique et physiopathologie de l'ataxie de Friedreich

L'ataxie de Friedreich est une maladie transmise selon un mode autosomique récessif, ce qui veut dire que les deux parents de la personne atteinte sont porteurs d'une mutation sur un des deux gènes de la frataxine. La grande majorité (plus de 95 %) des patients atteints de l'ataxie de Friedreich sont homozygotes (c'est-à-dire qu'ils ont la même anomalie génique sur les deux gènes mutés) et présentent une répétition d'une séquence GAA au niveau du premier intron du gène responsable de la maladie. Cette répétition existe chez les personnes normales, mais le nombre de triplets est beaucoup moins élevé que chez les personnes atteintes d'ataxie de Friedreich. En effet, le nombre de répétitions chez les sujets normaux est de 7 à 55 triplets alors qu'il est de plus de 66 chez les patients atteints d'ataxie de Friedreich, allant jusqu'à 1700 triplets (fig. 2.1).

Chez la majorité des patients, le nombre de répétitions de triplets se situe entre 600 et 1000. Un faible pourcentage de patients atteints d'AF sont hétérozygotes pour la répétition de la séquence GAA et présentent donc une répétition de triplets sur un des deux gènes de la frataxine et, sur l'autre, une mutation ponctuelle. De rares patients présentent des mutations ponctuelles des *deux gènes* de la frataxine.

Le gène muté est localisé sur le chromosome 9 et cette anomalie génique a pour conséquence d'inhiber la transcription de la frataxine, protéine normalement produite par ce gène. La

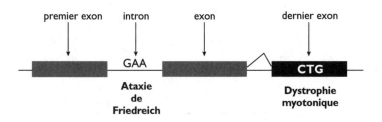

Figure 2.1

L'ataxie de Friedreich est due à une répétition d'un triplet GAA au niveau d'un intron, c'est-à-dire dans la portion non codante du gène alors que la dystrophie myotonique est due à la répétition d'un triplet CTG dans un exon, donc dans la portion codante du gène.

frataxine est une protéine localisée dans les mitochondries,
structures cellulaires nécessaires à la production d'énergie et
que l'on pourrait comparer au carburateur d'un moteur d'automobile. Des études *in vitro* suggèrent qu'une diminution
marquée de la fabrication ou synthèse de la frataxine entraîne
un dérèglement du métabolisme du fer qui résulte en une
accumulation de fer dans les mitochondries. Cette perturbation
du métabolisme du fer donne une augmentation de la production des radicaux libres dans les mitochondries, ce qui a pour
effet de les endommager (fig. 2.2). Les dommages ainsi causés
produisent un déficit énergétique, résultant en une dégénérescence cellulaire. Le cœur et le système nerveux central sont
particulièrement touchés puisque la frataxine y est en quantité
abondante. Cela explique les manifestations cardiaques et neurologiques de la maladie et le fait que l'on a noté d'importants
dépôts de fer dans les cellules cardiaques chez des patients
atteints d'ataxie de Friedreich.

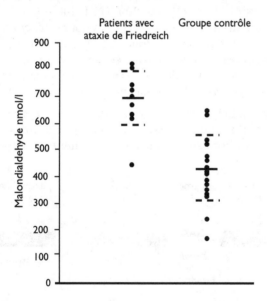

Figure 2.2
Dans l'ataxie de Friedreich, l'absence ou la diminution de frataxine résulte en
des dommages oxydatifs au niveau de la cellule, ce qui se traduit par une augmentation d'un composé sanguin, la malondialdehyde, qui est le reflet de ce
dommage oxydatif chez les personnes atteintes de cette maladie.

Tableau clinique et évolution de l'ataxie de Friedreich

Atteinte neurologique

Le tableau 2.2 résume les critères diagnostiques établis par Geoffroy et ses collaborateurs en 1976 et modifiés par Harding en 1981. Ces critères sont encore utilisés pour définir le tableau typique de l'ataxie de Friedreich. L'identification de l'anomalie génique a permis d'identifier des formes atypiques d'ataxie de Friedreich qui, selon certaines études, pourraient affecter jusqu'à 25 % des individus atteints de cette maladie.

Dans la forme *typique*, les premiers symptômes se manifestent avant l'âge de 25 ans. En clinique, tous les patients que nous avons suivis ont présenté des symptômes avant l'âge de 16 ans, quoiqu'il y ait évidemment un biais de sélection puisque nous ne voyons que des enfants. L'âge moyen d'apparition des symptômes était de 10,6 ans. L'ataxie progresse inexorablement et, selon notre expérience, en l'absence de traitement les patients cessent en général de marcher de 5 à 15 ans après le début des symptômes (il y a bien sûr des exceptions). Cela correspond aussi aux données que l'on retrouve dans les différentes études faites chez des patients atteints d'une forme typique d'ataxie de Friedreich.

Les troubles de coordination au niveau des membres supérieurs sont eux aussi progressifs, tout comme la dysarthrie (difficulté d'articulation). Cependant, l'atteinte de la coordination des membres supérieurs n'est pas aussi sévère que l'atteinte de la marche, et les personnes ataxiques restent fonctionnelles durant plus longtemps au niveau des membres supérieurs, malgré la présence de ces troubles de coordination. La maladie s'accompagne aussi d'une neuropathie sensitive et motrice amenant une diminution de la force musculaire et une perte de la sensibilité des membres, surtout des membres inférieurs. Cela se traduit par une déformation des pieds désignée sous le terme de « pieds creux » et une atrophie ou perte de volume des muscles des pieds, des jambes et des mains.

Avec l'évolution de la maladie, on observe très souvent des signes d'atteinte pyramidale. Cette atteinte pyramidale se manifeste par la présence d'un signe de Babinski et entraîne souvent des spasmes soudains dans les membres inférieurs, spasmes qui, sans être douloureux, sont inconfortables ; cela se manifeste souvent au cours du sommeil. Ces spasmes sont généralement soulagés par l'utilisation d'une médication contre la spasticité. Les patients peuvent aussi présenter des troubles sphinctériens, comme des mictions impérieuses (se dépêcher pour aller uriner) ou fréquentes.

Enfin, les études que nous avons faites ont montré une atteinte progressive de la transmission auditive chez les patients atteints d'ataxie de Friedreich, et de 10 à 20 % des patients ont une diminution clinique de l'audition, le même pourcentage présentant une atrophie optique avec atteinte de la vision.

Atteinte systémique

Cardiomyopathie

La cardiomyopathie est l'atteinte systémique la plus fréquente chez les patients atteints d'ataxie de Friedreich. C'est aussi la plus grave, car elle est responsable de la majorité des décès dans cette maladie, décès qui, en l'absence de traitement, survient en moyenne à l'âge 37 ans, mais avec beaucoup de variabilité puisque l'écart est de 21 ans à 69 ans. Des chercheurs ont observé que l'atteinte cardiaque est plus fréquente dans la forme typique (82 %) que dans les formes atypiques (forme acadienne ou à début tardif), dans lesquelles la fréquence varie de 48 % à 67 %. Les symptômes de l'atteinte cardiaque peuvent être traités et l'utilisation de suppléments antioxydants s'est avérée très efficace pour prévenir, stabiliser et même améliorer la cardiomyopathie chez les individus atteints d'ataxie de Friedreich.

Scoliose

L'apparition d'une scoliose est notée chez 60 % à 79 % des individus atteints d'ataxie de Friedreich. Cependant, dans notre expérience, cette scoliose évolue plutôt comme une scoliose idiopathique que comme une scoliose paralytique ou secondaire à une faiblesse musculaire. En pratique, cela implique que la scoliose ne s'aggravera pas une fois la puberté atteinte. Il n'est pas rare que les patients atteints d'une ataxie de Friedreich aient besoin d'une intervention chirurgicale pour la scoliose.

Diabète

Les études cliniques faites chez les patients atteints d'ataxie de Friedreich démontrent que de 7 % à 32 % d'entre eux seront atteints d'un diabète, généralement de type II ou type adulte. Le diabète est plus fréquent dans les formes plus tardives de la maladie et moins fréquent dans les formes typiques. Dans notre expérience, le diabète est rare chez l'enfant ou l'adolescent, mais il existe et on doit le soupçonner si le patient en présente les symptômes caractéristiques, soit boire beaucoup, uriner souvent, manger beaucoup et quand même perdre du poids.

Relation entre l'anomalie génique et la sévérité de la maladie

Comme nous l'avons mentionné précédemment, on retrouve une répétition ou une expansion de triplets GAA sur le gène de la frataxine, répétition qui peut varier de 66 à 1700 triplets, quoiqu'elle est en moyenne de 600 à 1000 triplets. Cette répétition se retrouve dans les deux gènes de la frataxine chez plus de 95 % des sujets et permet donc de confirmer un diagnostic que l'on avait soupçonné cliniquement par l'examen neurologique et l'étude des vitesses de conduction nerveuse. L'identification de cette anomalie génique a aussi permis d'identifier des formes atypiques de la maladie qui pourraient représenter jusqu'à 25 % des cas d'ataxie de Friedreich.

Grâce à ces tests génétiques, on a pu poser le diagnostic d'ataxie de Friedreich chez des patients qui ne présentaient pas tous les critères de la forme typique de cette maladie, entre autres chez des individus âgés de plus de 25 ans, chez des patients où l'on retrouvait la persistance de réflexes ostéotendineux ou encore chez des patients présentant un tableau de paraparésie spastique (faiblesse et raideur des membres inférieurs).

C'est ainsi que l'on a pu vérifier que l'ataxie de type acadien, que l'on retrouve chez les descendants des Acadiens installés en Louisiane ou qui sont demeurés au Canada, est une variante de l'ataxie de Friedreich et non une maladie distincte, puisqu'il y a une expansion de triplets sur le gène de la frataxine. Cette forme d'ataxie est différente de la forme typique de Friedreich en ce sens que l'on retrouve souvent la persistance de réflexes ostéotendineux chez ces patients, que les manifestations débutent plus tardivement et évoluent plus lentement et que l'atteinte cardiaque est moins fréquente. On a aussi identifié des patients atteints d'ataxie de Friedreich et qui présentaient un tableau clinique tout à fait inhabituel. Ainsi nous avons posé un diagnostic d'ataxie de Friedreich (grâce au test génétique) chez un enfant de quatre ans qui présentait une neuropathie sensitivo-motrice rapidement évolutive avec une faiblesse musculaire marquée et une cardiomyopathie. Il est donc important de demander ces tests génétiques, même chez des patients dont le tableau n'est pas typique mais qui présentent des manifestations généralement associées à l'ataxie de Friedreich ou, même, suggestives de cette maladie.

D'autre part, les études qui ont été faites pour vérifier la relation entre l'anomalie génique et le phénotype de la maladie (c'est-à-dire les manifestations cliniques) ont démontré que le nombre de répétitions joue un certain rôle dans la sévérité de la maladie. Il existe, en effet, une corrélation entre l'âge de début de la maladie et le nombre de triplets, les manifestations de l'ataxie de Friedreich débutant généralement plus tôt chez les individus présentant un nombre élevé de répétitions de triplets, et inversement. Certaines études ont aussi démontré une corrélation entre le nombre de répétitions et l'apparition d'une cardiomyopathie ou d'un diabète. Cela n'a pas été retrouvé dans d'autres études évaluant la relation génotype–phénotype. Il apparaît donc évident que le nombre de répétitions n'est pas le seul facteur important en ce qui concerne la sévérité de la maladie et, lors du diagnostic, l'identification d'un nombre plus ou moins élevé de répétitions ne nous permet pas de prédire la sévérité de la maladie chez un individu donné.

Traitement

Les études faites en laboratoire ou chez des modèles animaux ont permis de démontrer que la frataxine est en cause dans le transport ou le storage du fer dans les mitochondries et joue aussi un grand rôle de protection contre les dommages oxydatifs. La diminution de synthèse de la frataxine diminue donc les défenses de la cellule contre le stress oxydatif et entraîne une perturbation de la fonction des mitochondries, structures intracellulaires qui ont une fonction cruciale dans la production de l'énergie nécessaire au fonctionnement cellulaire.

De plus, la diminution de synthèse de la frataxine entraîne une accumulation de fer libre dans les mitochondries, ce qui a pour conséquence d'augmenter le stress oxydatif et de nuire encore plus à la fonction des mitochondries.

Tout comme d'autres groupes, nous avons envisagé deux stratégies thérapeutiques pour les patients atteints d'ataxie de Friedreich. La première était d'utiliser un agent chélateur et la deuxième d'administrer des suppléments ayant des propriétés antioxydantes.

Les agents chélateurs sont des produits qui lient le fer et en permettent l'excrétion hors de l'organisme. En théorie, chez les patients atteints d'ataxie de Friedreich, une telle approche aurait pu permettre de diminuer l'excès de fer dans les cellules, donc de diminuer le stress oxydatif et par conséquent, d'améliorer la fonction mitochondriale. Le seul agent chélateur qui était disponible au moment où nous avons mis au point notre protocole de traitement expérimental était la desferrioxamine, produit qui ne pénètre pas dans la cellule, de telle sorte que la probabilité qu'il puisse lier l'excès de fer des mitochondries (donc à l'intérieur des cellules) était faible, sinon nulle. Il existe maintenant des agents chélateurs qui pénètrent la membrane cellulaire et cette approche pourrait s'avérer intéressante dans l'avenir pour le traitement de l'ataxie de Friedreich.

Nous avons choisi d'utiliser un antioxydant puisqu'il existe des suppléments pouvant diminuer les dommages oxydatifs produits par l'excès de fer et le malfonctionnement des mitochondries, tels l'idebenone, le coenzyme Q10 ou encore la vitamine E. Cet effet protecteur est surtout évident dans la cardiomyopathie, mais une équipe de chercheurs a aussi observé des effets positifs de l'idebenone sur les symptômes neurologiques.

En administrant une dose d'idebenone de 5 mg/kg/jour, nous avons observé une stabilisation ou une amélioration de la fonction cardiaque chez 12 enfants ou adolescents traités durant une période de deux ans. Malheureusement, nous n'avons pas observé d'amélioration ou même de stabilisation évidente de l'atteinte neurologique; par contre, nous n'avons pas non plus noté d'effets secondaires significatifs. Plusieurs groupes ont aussi observé ces effets bénéfiques de l'idebenone dans la cardiomyopathie chez des patients atteints d'ataxie de Friedreich.

Un groupe de chercheurs a rapporté des résultats similaires avec l'utilisation de coenzyme Q et de hautes doses de vitamine E. Malheureusement, nous ne sommes pas parvenus à reproduire ces bons résultats chez les patients que nous avons traités avec du coenzyme Q et de la vitamine E, et notre impression clinique est que l'idebenone est supérieur au coenzyme Q pour le traitement de la cardiomyopathie dans l'ataxie de Friedreich.

Il est décevant de constater l'absence évidente d'effets bénéfiques au point de vue neurologique. Cependant, il faut réaliser que la stabilisation ou l'amélioration de la cardiomyopathie observée après l'administration de ces antioxydants représente le premier traitement dont l'efficacité est indéniable chez les patients atteints d'ataxie de Friedreich. Il y a lieu d'espérer que l'administration d'autres antioxydants, couplée à l'utilisation de nouveaux chélateurs du fer, nous permettra d'offrir un traitement efficace de toutes les manifestations de l'ataxie de Friedreich.

Autres formes d'ataxie

Comme on peut le voir dans le tableau 2.1, l'ataxie de Friedreich et l'ataxie spastique de Charlevoix-Saguenay sont les ataxies dégénératives les plus fréquentes chez les enfants pris en charge dans les cliniques de maladies neuromusculaires du Québec. Nous aimerions décrire brièvement certaines formes plus rares d'ataxie que l'on trouve également chez l'enfant ou l'adolescent.

Ataxie de type Friedreich liée à un autre gène sur le chromosome 9

On a récemment identifié des patients atteints d'une forme d'ataxie tout à fait identique à l'ataxie de Friedreich et chez lesquels les études génétiques ont montré que la maladie n'était pas due à une mutation du gène de la frataxine, mais était liée à un gène encore non identifié, situé lui aussi sur le chromosome 9.

Ataxie par déficience en vitamine E

Il s'agit d'une ataxie conséquente à une déficience systémique en vitamine E. Cette déficience résulte d'un défaut d'absorption et peut être un effet secondaire à une maladie héréditaire qui diminue spécifiquement l'absorption de vitamine E par le tube digestif. Il s'agit d'une maladie très rare : nous n'en avons eu qu'un seul cas en 25 ans. Il est cependant important de la connaître, car c'est une forme d'ataxie qui s'améliore par l'administration de doses élevées de vitamine E. Le tableau clinique est très semblable à celui de l'ataxie de Friedreich en ce sens qu'on observe une ataxie progressive avec aréflexie et, chez plusieurs patients, un ralentissement des vitesses de conduction. Le diagnostic se fait par la démonstration d'une diminution marquée de la vitamine E dans le sang. Il est donc important de faire ce test chez tous les patients qui présentent une ataxie progressive et chez qui on ne retrouve pas d'anomalie dans le gène de la frataxine.

Théoriquement, une ataxie par déficience en vitamine E peut également se manifester au cours de toute maladie qui entraîne une malabsorption des graisses ou lipides, puisque la vitamine E est une vitamine liposoluble, c'est-à-dire soluble dans les graisses. Cependant, dans notre milieu, nous n'avons jamais observé ce problème, car les enfants qui présentent ce type de malabsorption reçoivent tous un supplément de vitamine E pour prévenir l'apparition de symptômes secondaires à une déficience de cette vitamine.

Ataxie télangiectasie

Il s'agit d'une maladie héréditaire transmise selon un mode autosomique récessif et qui se manifeste par une ataxie d'apparition précoce et, parfois, un retard du développement moteur. L'ataxie télangiectasie est une maladie très rare. Nous n'avons pas de données précises pour le Québec, mais on sait qu'ailleurs dans le monde l'incidence de cette maladie varie entre 1 sur 50 000 et 1 sur 400 000. L'ataxie se manifeste en général entre l'âge de deux et cinq ans. Cette ataxie est progressive et s'accompagne d'une aréflexie liée à une neuropathie axonale (atteinte des fibres des nerfs moteurs) et d'une faiblesse musculaire. Avec le temps, on observe des télangiectasies, c'est-à-dire des dilatations des petits vaisseaux sanguins visibles dans les sclérotiques (blanc des yeux). Ces télangiectasies, très caractéristiques de la maladie et permettant souvent d'en faire le diagnostic, apparaissent plus tard que l'ataxie, en moyenne à l'âge de six ans. Il est donc fréquent que le diagnostic initial chez les enfants atteints soit celui de paralysie cérébrale ou d'ataxie de cause indéterminée. Environ un tiers des patients atteints de ce type d'ataxie présentent aussi une déficience immunitaire sévère qui les rend sujets à développer des infections pulmonaires répétées. Ces patients ont également un risque élevé de développer un cancer, complication que l'on retrouve chez environ 20 % à 38 % d'entre eux.

Le diagnostic de cette maladie peut être confirmé par un dosage sérique des alpha fétoprotéines, protéines dont le niveau sérique est anormalement élevé chez environ 90 % des individus atteints. Le gène muté (gène ATM pour *Ataxia Telangiectasia Mutated*) de cette maladie a été identifié et est situé sur le chromosome 11. Le diagnostic peut donc aussi être confirmé par des études génétiques pour démontrer la présence d'une anomalie de la protéine synthétisée par le gène ATM, ou, une étude directe des mutations du gène, ce qui est plus compliqué étant donné qu'au-delà de 400 mutations différentes ont été décrites dans cette maladie. L'identification du gène muté permet aussi de procéder à un diagnostic prénatal, le cas échéant.

Formes pédiatriques des ataxies spinocérébelleuses

Il existe de nombreuses formes d'ataxies spinocérébelleuses (en anglais *Spinocerebellar Ataxia* ou SCA) qui sont souvent transmises selon un mode autosomique dominant et dont les symptômes débutent dans la très grande majorité des cas à l'âge adulte. De façon exceptionnelle, les symptômes de ces différentes formes d'ataxie peuvent débuter au cours de l'enfance ou de l'adolescence. Il est difficile de procéder à une description de ces maladies, même sommaire, puisqu'au moment où nous écrivons ces lignes, on connaît déjà 17 formes différentes d'ataxies spinocérébelleuses. Il faut envisager ce diagnostic si les tests génétiques et biologiques ont permis d'exclure les formes d'ataxie habituelles de l'enfant ou de l'adolescent.

Ataxie à début précoce avec présence de réflexes tendineux

Comme on peut le voir dans le tableau 2.1, cette forme d'ataxie semble beaucoup plus fréquente en France et en Angleterre qu'au Québec. Les deux seuls cas que nous avons vus étaient d'ailleurs des enfants nés en Europe. Il s'agit d'un groupe inhomogène et des études récentes ont montré que certains enfants étaient atteints d'une forme atypique d'ataxie de Friedreich. Dans d'autres cas, il s'agit probablement d'ataxies spinocérébelleuses à début précoce, tel que mentionné dans le paragraphe précédent ou encore de maladies métaboliques. Il s'agit donc d'un diagnostic d'exclusion qui ne peut être retenu qu'après que toutes les autres causes identifiables d'ataxie aient été éliminées.

Approche de réadaptation

Ataxie de Friedreich

Les enfants et les adolescents atteints d'ataxie de Friedreich présentent des problèmes de motricité globale, qui se manifestent par de l'incoordination progressive dans les membres inférieurs, ce qui nécessite une évaluation régulière de la sécurité dans les déplacements; la marche autonome est maintenue de 5 à 15 ans après le diagnostic.

Les aides techniques à la mobilité sont introduites progressivement afin d'optimiser l'autonomie dans les déplacements. Dans un premier temps, on propose un fauteuil roulant manuel pour les longues distances. La propulsion autonome est possible sur des distances qui varient selon les sujets mais, avec le temps, l'endurance diminue et une aide technique motorisée est nécessaire (quadriporteur, fauteuil roulant électrique) pour conserver une autonomie dans les déplacements. Le fauteuil motorisé est également proposé si une unité de posture est nécessaire au contrôle de la scoliose et que cette dernière limite les mouvements des membres supérieurs et empêche la propulsion efficace du fauteuil manuel. Il faut également une rampe pour assurer les déplacements sécuritaires dans les escaliers; quand les pertes s'accentuent, il devient essentiel d'utiliser l'ascenseur.

Il arrive parfois que l'on propose d'utiliser une marchette à l'intérieur pour prolonger la marche sécuritaire sur de courtes distances, ce qui permet plus de liberté de mouvements. De plus, prolonger la marche ou l'activité physique prévient l'atrophie de non-usage des muscles qui survient rapidement après l'arrêt des activités. Donc, le maintien des activités physiques ou sportives, en respectant bien sûr les limites de chacun, permet de solliciter la musculature pour conserver de la force ainsi qu'une meilleure coordination. Il est essentiel de maintenir la force et la souplesse afin d'optimiser la fonction et le confort des personnes atteintes d'ataxie de Friedreich.

Sur le plan musculosquelettique, une rétraction des tendons d'Achille survient de façon très progressive. La marche est surtout limitée par l'ataxie, qui évolue plus rapidement que les contractures. Un pied creux peut se développer chez certains patients, ce qui contribue partiellement aux troubles de la marche par diminution de la surface d'appui au sol. Des orthèses tibiales articulées sont utiles pour tenter d'améliorer l'équilibre et prolonger parfois la marche. Si nécessaire, on peut modifier l'orthèse tibiale pour compenser le pied creux. Une telle orthèse peut aussi aider à maintenir l'autonomie dans les transferts. Les chevilles sont souvent instables par incoordination ou par inégalité des forces de la musculature qui entourent l'articulation. Cela entraîne un risque d'entorse pour lequel le port de chevillères est proposé, soit pour les activités sportives, soit lors des déplacements à la marche. On doit surveiller l'apparition de contractures aux tendons d'Achille (muscles derrière les mollets) et aux muscles ischiojambiers (muscles derrière la cuisse). L'âge d'apparition de la scoliose et la gravité de son développement varient beaucoup. Selon la sévérité de la déformation, on recommande le port d'un corset, la rééducation posturale globale et, parfois, une chirurgie correctrice.

Les forces respiratoires et la capacité vitale se maintiennent à moins qu'une scoliose sévère ne vienne comprimer une partie du poumon.

Les membres supérieurs sont également atteints et on observe une diminution progressive de la dextérité et de la coordination manuelle, ce qui a un impact sur les activités de la vie quotidienne. Pour améliorer la fonction, la personne doit stabiliser son bras en faisant certaines tâches; cette stratégie de compensation comporte cependant des inconvénients, par exemple une diminution de la qualité et de la vitesse d'écriture. Pour préserver l'autonomie dans les soins personnels, les vêtements doivent être faciles à enfiler et attacher, des mesures doivent être prises pour faciliter l'accès aux toilettes et à la baignoire (tapis antidérapant, barres d'appui, siège de douche). L'aménagement du domicile doit être modifié pour tenir compte des besoins de la personne ataxique. Dans un premier temps, on adopte des stratégies simples et efficaces, comme de disposer des meubles permettant l'appui lors des déplacements, ou de placer une rampe le long du corridor. Par la suite, des modifications plus importantes sont nécessaires pour permettre l'utilisation d'aides techniques. Une évaluation par un ergothérapeute permet de préciser les changements nécessaires pour rendre le logement accessible et favoriser le plus d'autonomie possible.

Les difficultés à l'alimentation sont d'abord reliées à la manipulation des aliments, surtout des liquides. La durée des repas est souvent prolongée et leur préparation nécessite des adaptations. Par la suite, l'augmentation de l'incoordination peut entraîner des problèmes de déglutition et la texture des aliments doit être surveillée pour éviter l'étouffement.

La communication orale est compliquée par la présence d'un trouble d'articulation (dysarthrie) relié à l'incoordination des muscles liés à la parole; une consultation en orthophonie peut être indiquée pour améliorer l'intelligibilité. La communication écrite est également touchée à cause de l'incoordination aux membres supérieurs qui nuit à la calligraphie. On recommande également aux étudiants de s'initier à l'usage de l'ordinateur afin de suivre plus aisément le rythme des études.

Pour favoriser une bonne intégration à l'école, le milieu scolaire doit idéalement être accessible, avec un minimum d'escaliers et, au besoin, un accès à l'ascenseur. Les déplacements sont plus sûrs si le jeune ataxique peut éviter la cohue. Pour l'autonomie lors de l'habillage et du déshabillage, on s'assurera qu'il y a un casier avec, tout près, l'accès à une chaise. Diminuer la longueur des travaux, autoriser les réponses orales et l'utilisation de l'ordinateur, offrir des notes photocopiées, voilà autant de moyens d'optimiser les résultats de l'élève. Le transport et la participation aux cours d'éducation physique doivent également être adaptés à ses capacités. Il est recommandé d'utiliser le transport par autobus aussi longtemps que sa capacité de se déplacer dans les escaliers demeure sécuritaire. Par la suite, on préconise le transport en taxi ou en autobus adapté.

Le processus d'adaptation à la maladie est compliqué du fait que le jeune atteint d'ataxie sait qu'il a une bonne force musculaire malgré le manque de contrôle de ses mouvements. Comme il ne ressent pas de faiblesse, il lui est plus facile de nier ses difficultés. C'est là un mécanisme de protection pour faire face à la détresse provoquée par l'évolution de la maladie. La personne est souvent convaincue que les autres ne perçoivent pas ses limites, surtout si elle n'a pas recours à des mesures spéciales comme de prendre l'ascenseur à l'école ou d'utiliser un fauteuil roulant. L'élève va préférer renoncer à des activités qui lui plaisent plutôt que de les exécuter avec de l'aide. Paradoxalement, son désir d'autonomie l'empêche d'accepter les moyens qui lui permettraient d'être plus indépendant. Les pertes significatives surviennent souvent à l'adolescence et l'absence de contrôle sur sa motricité à cette étape où l'on veut prendre sa vie en main entraîne un intolérable sentiment d'impuissance. Cette situation le révolte et sa colère est souvent dirigée contre ses proches ou contre lui-même. Il n'est pas rare qu'une période dépressive apparaisse, avec un repli sur soi, de la perte d'intérêt et d'estime de soi. Le soutien de l'entourage est alors très important : la personne pourra retrouver le goût de vivre à sa façon, selon ses capacités, si on arrive à maintenir des relations affectives significatives avec les membres de sa famille, avec ses amis ou dans une relation amoureuse.

Autres ataxies

Compte tenu de la variabilité de présentation et d'évolution des diverses formes d'ataxies autres que celle de Friedreich et l'ataxie spastique Charlevoix-Saguenay, il est difficile de dresser un tableau précis des besoins en réadaptation.

Comme les plus grandes limites se situent au plan de l'équilibre et de la coordination, l'impact sur la marche est plus ou moins marqué selon le degré d'atteinte. Des évaluations régulières en physiothérapie et en ergothérapie permettent de suivre l'évolution de la maladie et de proposer des exercices physiques et les adaptations nécessaires pour assurer des déplacements sécuritaires.

Les tâches de motricité fine deviennent difficiles à cause de l'incoordination aux membres supérieurs, qui peut aussi s'accompagner de tremblements. Selon l'importance des limites, le jeune ataxique éprouve des difficultés dans diverses activités nécessitant des manipulations et de la précision. L'impact de ces limites motrices se vit au quotidien : alimentation (préparer et transporter la nourriture), habillage (boutons, attaches), toilette (équilibre dans la douche, entrer et sortir de la baignoire), activités scolaires (écriture, déplacements dans l'école, cours d'éducation physique), activités de loisirs (pratique des sports, jeux de dextérité, d'équilibre, d'expression graphique, vélo, danse, etc.). L'utilisation d'un ordinateur est souvent une solution pour permettre au jeune de réaliser plus facilement ses travaux scolaires et de s'adonner avec ses camarades à des activités où il peut exceller (jeux en réseau, clavardage).

Dans certaines formes d'ataxie, l'atteinte touche également le mouvement des yeux, ce qui entraîne des difficultés de poursuite visuelle et peut avoir un impact sur la lecture.

L'incoordination des muscles liés à la parole peut entraîner des limites dans la communication verbale, rendant le discours moins intelligible (dysarthrie); on recommande alors une consultation en orthophonie. Chez les enfants atteints d'ataxie télangectasie, les difficultés apparaissent très tôt et on observe un retard dans le développement du langage, une faiblesse de la voix et un mauvais contrôle salivaire. Dans cette forme d'ataxie, des problèmes à mastiquer et à avaler des liquides (dysphagie) apparaissent à l'adolescence et il faut prendre des mesures particulières pour assurer aux jeunes une bonne alimentation, d'autant plus que plusieurs d'entre eux présentent un retard de croissance.

L'ataxie s'accompagne souvent de certaines limites au plan cognitif qui nuisent à l'apprentissage scolaire. Il est alors important de procéder à une évaluation neuropsychologique, afin de connaître les forces et les faiblesses de chaque élève et de lui fournir les mesures d'aide spécifique dont il a besoin pour développer des stratégies efficaces de travail et améliorer ses résultats à l'école. Dans les formes d'ataxie spinocérébelleuses, des recherches effectuées auprès de personnes adultes ont mis en évidence des difficultés de mémoire verbale et de fonctions exécutives. Chez les enfants atteints d'ataxie télangectasie, on observe une lenteur de traitement de l'information qu'il est important d'identifier, car ces hésitations peuvent être interprétées comme un manque de connaissances.

La présence de ces limites a également un impact sur les relations personnelles : l'enfant ou l'adolescent ataxique doit

pouvoir socialiser avec ses camarades afin de développer une
bonne image de lui-même. Vivre avec une ataxie exige beaucoup d'adaptations de la part de l'enfant et de sa famille.

L'ataxie spastique de Charlevoix-Saguenay

▼

Définition générale et classification

L'ataxie spastique est une maladie neurologique héréditaire qui provoque trois types de problèmes moteurs. Il y a d'abord une atteinte « pyramidale » (ou atteinte motrice centrale pour les mouvements volontaires) causant surtout de la spasticité, c'est-à-dire une raideur des membres avec augmentation précoce du tonus, dès le début de la marche. Puis l'atteinte cérébelleuse s'installe, ce qui entraîne une incoordination des yeux, de la parole, des membres supérieurs et, surtout, de la marche et ce, de façon plus évidente à l'adolescence. Enfin, au cours de la vingtaine apparaissent les signes d'une neuropathie axonale sensitivomotrice, c'est-à-dire une atteinte des axones, qui sont les prolongements des neurones, des nerfs périphériques sensitifs et moteurs.

L'ataxie spastique de Charlevoix-Saguenay (ASCS) a été décrite il y a 25 ans, et c'est pourquoi nous connaissons bien maintenant son tableau clinique, ce qui nous permet de la distinguer des dizaines d'autres formes d'ataxies héréditaires ou acquises, et surtout des autres ataxies transmises selon un mode autosomique récessif, comme l'ataxie de Friedreich (AF), et des paraplégies spastiques familiales (PSF).

Lorsqu'il n'y a pas de cas connus dans la famille, les symptômes précoces de l'ASCS sont souvent pris chez l'enfant pour la manifestation clinique d'un problème périnatal, comme une dysfonction cérébrale mineure ou une paralysie cérébrale. Bien sûr, le fait que les parents ou leurs ancêtres soient originaires des régions de Charlevoix ou du Saguenay-Lac-Saint-Jean constitue un indice pouvant orienter vers ce diagnostic. Même en l'absence d'histoire familiale, la confirmation du diagnostic est possible à tout âge par l'observation de certains signes cliniques caractéristiques de la maladie et par l'utilisation judicieuse d'examens radiologiques ou de tests de laboratoire (voir sections suivantes).

Épidémiologie de l'ASCS au Québec

On connaît plus de 300 cas d'ASCS au Québec, surtout domiciliés dans la région du Saguenay-Lac-Saint-Jean et dans le comté de Charlevoix. Ils sont tous des descendants d'une douzaine d'ancêtres communs venus de France au XVIIᵉ siècle. Aussi s'agit-il bien d'un « effet fondateur » pour toute cette population du fait que les personnes atteintes ont des ancêtres communs plutôt que, comme on le dit souvent, de « consanguinité » rapprochée à cause par exemple d'unions entre cousins. On a estimé la fréquence des porteurs du gène muté à 1 sur 22 dans la population du Saguenay-Lac-Saint-Jean, qui recèle aussi des taux comparables pour d'autres maladies récessives spécifiques, comme la neuropathie sensitivomotrice héréditaire avec agénésie du corps calleux (NSMH/ACC), l'acidose lactique ou la tyrosinémie. L'ASCS est assez fréquente dans les régions avoisinantes de la Côte-de-Beaupré et de Québec. Cependant, en raison des déplacements de population, on retrouve des cas un peu partout au Québec. Malgré l'information dispensée au public dans les régions à risque, il y a plusieurs nouveaux cas diagnostiqués chaque année.

Présentation clinique

Le début de la maladie est habituellement associé à la période d'initiation de la marche, qui est souvent légèrement retardée (15-18 mois). La démarche est instable, les chutes fréquentes. Dès ce moment, les premiers signes cliniques décelables de la maladie sont une spasticité qui prédomine aux membres inférieurs, une anomalie des mouvements des yeux, avec une poursuite oculaire grossièrement saccadée et l'abondance de fibres myélinisées visibles lors de l'examen approfondi des yeux (avec beaucoup de patience et un peu de pratique!).

Il n'y a pas de déformation des pieds à la naissance, mais un pied creux se développe avant la vingtaine chez la plupart des ataxiques. La parole peut être un peu ralentie dès l'enfance, mais il y a peu d'aggravation des signes cérébelleux avant 15 ou

20 ans. À l'école primaire, l'enseignant sonne souvent l'alerte et suggère une évaluation s'il n'y a pas encore de diagnostic, en raison des problèmes moteurs qui se concrétisent et, parfois, de réels problèmes d'apprentissage.

Avec la croissance et l'adolescence, on voit se concrétiser le syndrome cérébelleux : la dysarthrie (difficultés d'articulation) est manifeste, avec des éléments dysrythmiques dans le langage, et l'ataxie à la marche devient plus évidente. Il n'y a jamais de scoliose. La spasticité excessive provoque parfois une rotation interne de la cuisse, une rétraction du tendon d'Achille (ou raideur) associée à une rotation vers l'intérieur du pied (déformation dite en équinovarus). On observe aussi un clonus de la cheville à la mise en charge et, souvent, une démarche sautillante.

Le tableau clinique atteint son ampleur quand le patient a dans la vingtaine, plus rarement le début de la trentaine. Le tonus est nettement augmenté partout, même au visage et à la langue dont les mouvements de latéralité sont ralentis. La dysarthrie s'amplifie et devient souvent très importante. La dysmétrie (troubles de coordination) s'accentue aux membres supérieurs, mais il n'y a jamais de tremblements des mains ou des bras. Les réflexes cutanés plantaires sont toujours en extension, mais les cutanés abdominaux demeurent souvent présents et symétriques, indiquant probablement l'intégrité des voies de transmission entre la zone motrice du cerveau et la moelle épinière (faisceaux pyramidaux directs) et les masses musculaires axiales. Les réflexes ostéotendineux sont anormalement vifs aux membres inférieurs et polycloniques, c'est-à-dire que l'on observe plusieurs contractions lorsqu'on provoque le réflexe. Les pieds se déforment en équinovarus. C'est à ce moment qu'apparaissent les premiers signes de neuropathie axonale motrice provoquant la fonte musculaire (ou amyotrophie) progressive des mains, mais surtout des pieds et des jambes, ainsi que la disparition du réflexe achiléen. Enfin, l'urgence et l'incontinence mictionnelle (perte involontaire des urines) s'installent et progressent lentement chez la plupart des ataxiques spastiques.

Pour compléter le tableau clinique, il faut souligner que 7 % des cas présentent des crises convulsives généralisées, mais facilement contrôlables avec la médication anti-épileptique. L'âge moyen de la perte de la marche et du recours à l'utilisation

d'un fauteuil roulant est de 41 ans, avec une large distribution
de 17 à 58 ans. L'âge moyen au décès se situe dans la cinquantaine, mais certains patients deviennent grabataires et survivent
plus de 70 ans. Il n'y a pas de maladie systémique associée à
l'ASCS, telle une atteinte cardiaque ou un diabète. La principale
cause de décès concerne les infections répétées chez les patients
alités.

On peut résumer ainsi le tableau clinique de l'ASCS (tableau 2.3) : dès les premières années du développement de
l'enfant, on note un *syndrome pyramidal diffus qui progresse durant
toute la vie*. On peut déceler très tôt quelques indices (poursuite
oculaire saccadée, maladresse) d'un *syndrome cérébelleux global qui
prend toute son ampleur à l'adolescence* et au début de la vingtaine.
Finalement, la *polyneuropathie axonale sensitivomotrice* (dont la
sévérité est extrêmement variable, voire parfois dominante dans
certaines familles) s'installe progressivement à la fin de la vingtaine et contribue à la déficience motrice.

I. Syndrome pyramidal

(progressif dès l'enfance)
• Spasticité surtout aux membres inférieurs
• Paraparésie après l'âge de 40 ans
• Réflexes cutanés plantaires en extension
• Rétractions tendineuses / contractures
• Urgence et incontinence sphinctérienne

2. Atteinte cérébelleuse

• Nystagmus et trouble de la poursuite oculaire
  (dès l'enfance)
• Dysarthrie progressive
• Ataxie progressive des quatre membres

3. Atteinte périphérique

(neuropathie souvent tardive)
• Amyotrophie distale (légère à modérée)
• Absence du réflexe achiléen après l'âge de 25 ans
• Pieds creux et déformation des orteils en marteau

Tableau 2.3
Tableau clinique évolutif de l'ataxie spastique de Charlevoix-Saguenay.

Diagnostic et traitement médical

Le diagnostic d'un nouveau cas d'ASCS, quel que soit l'âge, s'appuie sur l'enquête familiale, l'examen clinique et ophtalmologique, de même que sur l'imagerie cérébrale, l'étude des vitesses de conduction des nerfs sensitifs et moteurs, le test génétique. En pratique, si la famille proche compte déjà des ataxiques dont le diagnostic a été certifié, les parents consultent surtout pour une confirmation ou pour une prise en charge. Dans le cas contraire, et si les signes cliniques sont douteux, il faut d'abord proposer l'imagerie cérébrale par scanner ou tomodensitométrie (TDM) ou par résonance magnétique (IRM), pour éliminer une tumeur ou une autre lésion du cerveau ou du cervelet. Dans l'ASCS, on peut mettre en évidence, dès les premières années de vie, une atrophie de la partie médiane (vermis supérieur) (fig. 2.3) et de la partie antérieure du cervelet à l'IRM, alors que les autres structures sont normales. À l'adolescence, l'atrophie (ou perte de volume) du cervelet est diffuse et facilement démontrée à la tomodensitométrie. Au moment de la perte de la marche, au début de la quarantaine, on note une atrophie des hémisphères cérébraux, mais il n'y a pas d'atrophie significative de la protubérance, ni des olives bulbaires, structures situées dans le tronc cérébral, c'est-à-dire à la base du cerveau. À ce stade, l'IRM montre aussi une atrophie marquée de la moelle épinière.

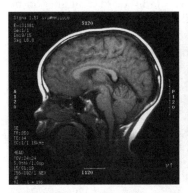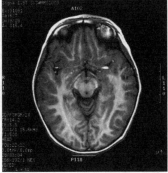

Figure 2.3

Imagerie par résonance magnétique qui montre une atrophie précoce de la partie supérieure du cervelet ou vermis.

L'étude microscopique des biopsies des nerfs confirme le diagnostic établi par l'examen clinique et l'imagerie, sans apporter d'élément diagnostique précis, mais elle est essentielle pour mieux catégoriser la maladie. Elle nous révèle une dégénérescence axonale diffuse, avec une atteinte plus marquée des grosses fibres myélinisées. Les anomalies des nerfs périphériques suggèrent une altération précoce de la myéline (ou gaine des nerfs) et une neuropathie axonale progressive. Pour ce qui est du système nerveux central, on note une perte sévère et précoce d'un type de cellules du cervelet (cellules de Purkinje) et une perte plus progressive et plus variable de cellules ou de neurones dans d'autres régions du cerveau (zone motrice, ou pyramidale, et thalamus), ou de cellules ou voies de transmission de la moelle épinière (corne antérieure, faisceaux spinocérébelleux et corticospinaux).

Les tests électrophysiologiques sont utiles pour comprendre la pathophysiologie de l'ASCS, mais pas assez spécifiques pour établir un nouveau diagnostic. L'étude répétée des vitesses de conduction nerveuse (VCN) montre l'absence de potentiels sensitifs dès le plus jeune âge (comme on le voit pour plusieurs autres ataxies récessives), mais surtout un ralentissement le plus souvent modéré de la conduction motrice qui demeure stable pour un individu donné, ce qui indique une atteinte de la myéline, précoce mais non évolutive. Au nerf médian, on enregistre des vitesses de 29 à 44 m/s, au nerf sciatique poplité externe, 17 à 35 m/s. Le plus souvent, vers la fin de la trentaine, on ne peut plus enregistrer de potentiels d'action des muscles distaux des membres inférieurs en raison de la dénervation chronique sévère associée à la polyneuropathie axonale progressive. Les études de potentiels évoqués aux points de vue auditif ou visuel ou des voies de la sensibilité (somesthésiques) montrent une atteinte axonale diffuse des neurones sensitifs primaires et du système nerveux central. L'électronystagmographie confirme une atteinte cérébelleuse diffuse, surtout du vermis et du vestibulocervelet. Enfin, l'EEG est anormal dans 60 % des cas et montre une activité plus lente que chez les sujets normaux, mais on voit très rarement de l'activité épileptique, même chez ceux qui font des crises convulsives. Celles-ci débutent entre 15 et 25 ans et sont toujours facilement contrôlées par une médication anti-épileptique classique. Les manifestations épileptiques n'augmentent pas avec l'âge et nous n'avons jamais observé de crises convulsives prolongées ou status épileptique.

Le traitement médicamenteux des autres symptômes associés à l'ASCS est loin d'être aussi satisfaisant, qu'il s'agisse de douleur, de spasticité ou d'incontinence urinaire. Plusieurs ataxiques présentent des crampes musculaires, au repos ou à l'effort, qui varient de sites et d'intensité. Elles sont souvent courtes et peu fréquentes, et ne commandent pas de traitement, sinon l'utilisation d'un antiépileptique qui peut aider à les contrôler. Plus rarement, certains patients présentent des douleurs chroniques, surtout au bassin ou aux membres inférieurs. Ces douleurs sont liées, du moins en partie, à l'atteinte des nerfs périphériques et résistent souvent au traitement médicamenteux. La spasticité joue sans doute un rôle puisque des exercices d'étirement sont parfois plus efficaces que les médicaments. D'autres approches en réadaptation peuvent aussi être efficaces, en particulier la stimulation électrique intermittente avec un TENS.

Aspect génétique

La transmission de l'ASCS se fait selon le mode autosomique récessif et atteint autant les hommes que les femmes. Les femmes atteintes ne présentent pas de difficultés particulières lors de la conception, de la grossesse ou de l'accouchement. Mais pour le conseil génétique, il faut se souvenir que leurs enfants sont porteurs d'un gène muté.

L'observation de la première cohorte de patients en 1978 nous a permis de reconnaître la transmission autosomique récessive chez des patients présentant un tableau clinique (phénotype) caractéristique de l'ASCS. Grâce à la collaboration des familles touchées par la maladie, les prélèvements de sang pour les études génétiques ont débuté en 1989 et ont été réalisés au laboratoire de recherche en génétique de l'Hôpital Sainte-Justine. Dans un premier temps, on a exclu le gène de l'ataxie de Friedreich et d'autres gènes connus. Puis, en collaboration avec d'autres chercheurs, le gène a été localisé en 1996 sur le chromosome 13 puis identifié en 1999. On l'a appelé SASC par analogie avec le nom anglais de la maladie et son produit, la SACSIN, est une protéine probablement concernée par le pliage des autres protéines présentes dans les neurones. En accord avec l'histoire de Charlevoix où se retrouvent un petit nombre de familles ancestrales, la même mutation (ou anomalie de gène) a été décelée dans les deux copies du gène chez la plupart des individus affectés par l'ASCS dans Charlevoix et au Saguenay-Lac-St-Jean. À noter qu'il existe dans cette même population une autre mutation plus rare.

D'autres mutations ont été rapportées en Europe et en Tunisie (et à venir pour la Turquie) pour des syndromes cliniques qui ressemblent beaucoup à l'ASCS, sauf pour l'absence des fibres myélinisées à l'examen des yeux dans plusieurs cas. On a aussi noté une plus grande variation dans l'âge du début des symptômes. À vrai dire, on ne connaît pas encore la totalité du spectre des manifestations cliniques ou phénotypes causés par les mutations du gène SACS. On doit maintenant y penser partout dans le monde dans l'investigation des cas d'ataxie et de paraplégie spastiques à début précoce et transmis selon le mode autosomique récessif. Un test de détection rapide des mutations responsables de l'ASCS dans notre population est maintenant disponible et le dépistage est peu coûteux. Mais il reste à définir et à appliquer des mesures efficaces et appropriées de dépistage et de conseils génétiques.

Approche de réadaptation

Bien que n'entraînant aucun retard moteur durant les premières années de vie, l'ASCS se manifeste très tôt, dès que l'enfant commence à marcher, par une instabilité posturale et un manque d'équilibre qui occasionnent des chutes fréquentes. Par conséquent, le diagnostic est habituellement posé au cours de la période préscolaire.

Cette maladie est principalement caractérisée par une spasticité qui prédomine aux membres inférieurs, compromettant ainsi la souplesse, particulièrement des chevilles, des ischiojambiers, des adducteurs et des fléchisseurs des hanches. Cette spasticité peut être diminuée par la prise d'un médicament ou par un bloc au Botox®. La rétraction des tendons d'Achille survient fréquemment, probablement secondaire à la spasticité et au déconditionnement lié à l'ataxie. Des étirements passifs sont recommandés tôt dans l'évolution de la maladie. On peut aussi ajouter des orthèses tibiales de nuit et avoir recours à l'allongement chirurgical des tendons d'Achille, de même qu'à des corrections du varus, qui est fréquemment associé à l'équin dans cette condition et ce, afin de prolonger la marche.

Outre cette spasticité présente aux membres inférieurs, on retrouve aussi une faiblesse distale progressive aux membres inférieurs et aux membres supérieurs, ce qui entraîne, vers la fin de la vingtaine, une atrophie musculaire aux pieds et aux mains. Cette faiblesse entraîne une instabilité des chevilles et augmente les risques d'entorses. Afin de stabiliser les chevilles, on propose parfois des chevillères pour les sports ou pour la marche. On peut également envisager l'arthrodèse de la cheville. On retrouve une autre déformation dans cette maladie : le pied creux avec orteils en marteau.

Contrairement à l'ataxie de Friedreich, les personnes atteintes d'ASCS risquent peu de développer une scoliose. Sur le plan respiratoire, les capacités vitales et les forces respiratoires sont préservées.

À cause de la spasticité qui compromet grandement la souplesse et la fonction, un programme quotidien d'assouplissement est fortement recommandé et ce, à long terme. Idéalement, celui-ci sera rapidement enseigné et intégré à la routine de la famille.

À cause de la maladresse qu'entraîne sa maladie, le jeune enfant atteint d'ASCS doit apprendre à être prudent dans ses déplacements. À l'occasion, on optera pour l'utilisation de genouillères sous les pantalons, afin d'éviter des blessures aux genoux. La maladresse forcera aussi l'enfant à user de prudence en hiver, lorsqu'il devra s'aventurer sur des surfaces glacées et enneigées qui pourraient occasionner des chutes. Une supervision peut être requise. Dans l'autobus scolaire, le chauffeur doit être avisé de la condition de l'enfant qu'il transporte quotidiennement afin de lui donner le temps de s'asseoir avant de redémarrer vers le prochain arrêt. Cette précaution, aussi simple soit-elle, permet d'éviter bien des chutes. À cause de la diminution de l'équilibre, l'enfant doit utiliser une rampe pour monter ou descendre les escaliers. Il est important de considérer cet élément lors du choix de l'école de l'enfant.

Avec l'évolution de la maladie, on introduit progressivement des aides techniques aux déplacements. Au cours de la vingtaine, la personne atteinte commence à utiliser une canne pour se déplacer, quoique l'atteinte des membres supérieurs peut en limiter l'utilisation. Vers 30 ou 40 ans, elle commence à utiliser un fauteuil roulant pour les longues distances.

L'expérience clinique développée au Centre de réadaptation Marie Enfant révèle que la majorité des enfants atteints d'ASCS et évalués en audiologie présentent des difficultés auditives très spécifiques. Bien que l'acuité auditive soit en général normale, ces enfants présentent des atteintes perceptuelles auditives qui se manifestent par des difficultés à fonctionner dans les environnements bruyants, réverbérants ou lorsque plusieurs personnes parlent, des difficultés à décoder et à analyser les séquences de sons formant les mots et des difficultés à discriminer des mots qui se ressemblent, plus particulièrement en présence de bruits.

Quelques recommandations peuvent être utiles afin d'améliorer l'environnement auditif de l'enfant. Pour aider, on tentera de réduire le bruit ambiant en classe, de placer l'enfant de préférence près de l'enseignant et d'éviter les classes à aires ouvertes. L'enseignant, les parents et les autres intervenants peuvent faciliter la communication en ralentissant le débit, en s'assurant du contact visuel, en reformulant au lieu de répéter quand l'enfant n'a pas compris, en avertissant lorsqu'on change de sujet de conversation et en vérifiant la compréhension en posant de temps en temps des questions ouvertes. L'enfant a également intérêt à développer des stratégies compensatoires, comme l'utilisation d'indices visuels, la suppléance mentale, les demandes de clarification ou les stratégies de résolution de problèmes. Un suivi en orthophonie ou en orthopédagogie permet à l'enfant de développer ses habiletés sur le plan du langage et de l'écriture.

Sur le plan intellectuel, une étude réalisée à la clinique des maladies neuromusculaires de Chicoutimi démontre la présence de difficultés attentionnelles significatives. On note également une lenteur à la réalisation de certaines tâches permettant d'envisager la possibilité d'un déficit du temps de réaction et de la vitesse de traitement de l'information. Il n'est pas possible d'établir un profil neuropsychologique homogène mais certaines fonctions sont souvent atteintes : mémoire visuelle séquentielle, apprentissage auditif-verbal et résistance à l'interférence.

Si un élève atteint d'ataxie spastique présente des problèmes d'apprentissage scolaire, il est important de procéder à une évaluation psychométrique afin de bien cerner ses difficultés spécifiques et de lui apporter le soutien pédagogique approprié. La plupart des jeunes complètent le cours secondaire et plusieurs accèdent à des programmes d'études collégiales ou universitaires.

La dextérité et la coordination diminuent, tant dans les membres supérieurs que dans les membres inférieurs, ce qui occasionne de la difficulté à exécuter des mouvements précis comme ceux requis pour l'écriture ou pour participer à certaines activités de la vie quotidienne. Pour écrire, le jeune compensera en recherchant la stabilité (coudes appuyés) et en diminuant sa vitesse d'écriture ou la qualité de sa calligraphie. Le manque de coordination affecte également les muscles du visage, ce qui entraîne une dysarthrie ainsi qu'un langage plus lent et pâteux.

L'enfant atteint d'ASCS est habituellement autonome dans la plupart des activités de la vie quotidienne. Par contre, certains gestes de l'habillage deviennent difficiles à cause de la faiblesse des mains et du manque de coordination. Il lui faut parfois de l'aide ou des adaptations pour enfiler ses chaussettes et lacer ses chaussures ou ses chevillères. Il peut également avoir de la difficulté à attacher ses boutons. À cause du manque d'équilibre, il lui faut s'asseoir pour enfiler les pantalons, les bottes et les habits de neige.

La diminution de l'équilibre fait en sorte que la personne a de la difficulté à prendre une douche sans adaptation. On recommande fortement l'utilisation d'un tapis antidérapant et d'une barre d'appui pour entrer et sortir plus facilement. Un siège de bain peut aussi être installé, ce qui permet de s'asseoir pendant la douche.

La préparation des repas peut représenter une difficulté pour le jeune atteint d'ASCS. Il peut lui être difficile d'ouvrir la porte du réfrigérateur, de saisir ce qu'il désire, de se redresser et de refermer la porte tout en tenant fermement sa nourriture. Des actions aussi simples que de verser du lait ou de transporter une assiette ou un plateau peuvent devenir problématiques. Par exemple, on recommande d'éviter les restaurants de genre cafétéria et d'opter plutôt pour ceux qui offrent le service aux tables. Ce problème se vit souvent à l'école puisque la plupart des institutions offrent un service de cafétéria et que le jeune doit transporter son plateau jusqu'à sa table. L'aide d'un copain ou d'un membre du personnel de l'école peut devenir indispensable. À la maison, on peut faire l'essai d'une desserte qui permet au jeune de conserver son autonomie sans faire de dégâts.

Habituellement, il n'est pas nécessaire d'adapter le domicile, du moins pas avant plusieurs années, quand la personne atteinte commence à utiliser une canne et un fauteuil roulant pour ses déplacements.

Quelques facteurs risquent d'affecter l'image qu'a de lui-même le jeune ASCS, à commencer par sa démarche ataxique qui peut laisser croire qu'il est en état d'ébriété. La perception des autres enfants ainsi que certaines réactions fréquentes (moqueries, impatiences, curiosité ou surprotection) peuvent diminuer son estime et sa confiance en lui.

Par ailleurs, le fait que le jeune ne ressente pas vraiment de perte de force l'encourage à croire qu'il est physiquement peu atteint par la maladie et une réaction de négation peut s'installer, ce qui entraîne parfois des attitudes peu prudentes dans ses déplacements et dans le choix de ses loisirs.

Il est certain que la plupart des sports d'équipe, qui requièrent beaucoup de coordination, seront difficiles à pratiquer pour le jeune ataxique. Par contre, on peut lui proposer certaines activités sportives qu'il sera en mesure de pratiquer en toute sécurité. Il pourra par exemple faire adapter un vélo à ses besoins spécifiques : roues stabilisatrices, freins à rétropropulsion ou support pelvien. Ces besoins seront clairement établis grâce à une évaluation par un physiothérapeute et par l'essai de différents vélos. La natation est une autre option intéressante. La personne atteinte doit toutefois être avisée que l'eau froide risque d'augmenter la spasticité. Il lui est donc plus agréable de nager en eau tempérée. Par ailleurs, de plus en plus de centres offrent des activités pour des jeunes qui présentent des difficultés motrices. Ces activités leur permettent de se regrouper et améliorent leur estime d'eux-mêmes ainsi que leur intérêt pour la pratique d'activités sportives.

À l'école, on peut prendre certaines mesures pour favoriser l'intégration du jeune en milieu régulier. On utilisera, par exemple, un pupitre englobant pour le stabiliser et faciliter l'écriture et les autres activités de motricité fine.

Il faut également s'assurer que le milieu est physiquement accessible, ce qui signifie entre autres une rampe dans les escaliers ou un ascenseur. En ce qui concerne les cours d'éducation physique, le jeune peut y participer dans la mesure de ses capacités, mais il est important que l'enseignant soit avisé de sa condition afin de pouvoir l'évaluer, au moment du bulletin, sur sa participation et non sur ses performances.

Lors d'activités d'écriture, les exigences en classe doivent être diminuées et le jeune doit bénéficier de plus de temps pour les examens écrits. On commence dès le primaire l'initiation à l'ordinateur et au clavier.

Selon ses besoins, l'enfant pourra être dirigé vers les classes régulières ou dans des classes adaptées aux enfants qui présentent des troubles d'apprentissage, là où des ressources appropriées seront disponibles pour lui.

TROISIÈME PARTIE

L'AMYOTROPHIE SPINALE

L'AMYOTROPHIE SPINALE

▼

Introduction

Le terme d'amyotrophie spinale (AS) désigne l'atrophie des muscles résultant d'une atteinte dégénérative des cellules motrices (ou neurones moteurs) de la moelle épinière. Ces neurones sont situés dans la portion antérieure de la moelle épinière (ou corne), d'où l'appellation fréquente de « maladie de la corne antérieure » pour désigner les amyotrophies spinales.

Comme nous l'avons expliqué dans une section précédente, ces cellules sont activées par un influx électrochimique généré par les neurones de la zone motrice du cerveau. À leur tour, les neurones moteurs de la moelle épinière génèrent une activité

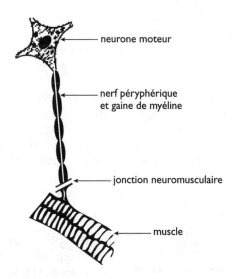

neurone moteur

nerf péryphérique et gaine de myéline

jonction neuromusculaire

muscle

Figure 3.1
Ce schéma illustre les structures anatomiques qui peuvent être atteintes par une maladie neuromusculaire.

électrique qui est transmise par le nerf périphérique et qui produit une contraction musculaire. Le fonctionnement adéquat de ces neurones est nécessaire non seulement pour produire une contraction du muscle, mais aussi pour permettre aux cellules musculaires de survivre. La dégénérescence des neurones moteurs de la moelle épinière entraîne donc une dégénérescence secondaire des cellules musculaires résultant en une atrophie (ou fonte) et une faiblesse musculaires. Cette atrophie et cette faiblesse musculaires sont proportionnelles à la sévérité et à la rapidité de la dégénérescence des neurones moteurs de la corne antérieure.

L'amyotrophie spinale est une maladie qui se rencontre surtout chez l'enfant. Dans la majorité des formes d'amyotrophie spinale infantile, l'atteinte musculaire se manifeste de façon symétrique et prédomine au niveau proximal, c'est-à-dire à la racine des membres. Au début de la maladie, la faiblesse est plus marquée au niveau des membres inférieurs. Dans les formes adultes, la faiblesse peut parfois prédominer au niveau distal.

Incidence et prévalence

Comme pour beaucoup d'autres formes de maladies neuromusculaires, nous n'avons pas de données précises au Québec concernant l'incidence et la prévalence de l'amyotrophie spinale. Des études faites dans d'autres pays ont montré que l'incidence des différentes formes d'amyotrophie spinale infantile, aiguës et chroniques, varie de 1 sur 6 000 à 1 sur 10 000 naissances vivantes. Pour les formes chroniques (types II et III), l'incidence serait de 1 sur 24 000 naissances. La prévalence a été évaluée à 1,5 cas par 100 000 habitants. Selon ce taux de prévalence, on peut estimer qu'il y aurait environ 105 individus atteints d'amyotrophie spinale au Québec, chiffre qui semble un peu faible cependant.

Classification

Les premiers cas d'amyotrophie spinale ont été rapportés à la fin du XIXe siècle par des neurologues allemands, les docteurs Werdnig (en 1891) et Hoffmann (en 1893). Malgré les progrès récents sur le plan génétique, la classification des diverses formes d'amyotrophie spinale est encore basée sur des critères cliniques, soit le niveau maximum de développement moteur et l'âge d'apparition des symptômes. On distingue ainsi trois types d'amyotrophie spinale : le type I ou maladie de Werdnig-Hoffmann, le type II ou forme intermédiaire, et le type III ou maladie de Kugelberg-Welander.

Type I : maladie de Werdnig-Hoffmann

C'est la forme d'amyotrophie spinale la plus grave et la plus rapidement évolutive. Les symptômes se manifestent avant l'âge de six mois, souvent au cours des trois premiers mois de vie. La mère de l'enfant peut même rapporter un arrêt des mouvements fœtaux en fin de grossesse. Le bébé peut être normal au cours des premières semaines ou premiers mois de vie, mais les enfants atteints de cette forme d'amyotrophie spinale ne réussissent jamais à se tenir assis sans appui.

D'emblée, l'examen de l'enfant révèle un bébé très hypotonique (mou) avec absence de réflexes ostéotendineux. On observe aussi une grande faiblesse qui touche de façon diffuse le tronc et les membres. Le bébé ne peut soutenir sa tête et bouge à peine les bras et les jambes. Les enfants ont de la difficulté à tousser et à avaler, ce qui cause des problèmes d'alimentation. Par contre, les muscles de la face et ceux qui contrôlent les mouvements des yeux sont épargnés de sorte que l'expression du visage est normale. La faiblesse musculaire touche les muscles respiratoires ce qui, chez l'enfant atteint, entraîne une respiration de type abdominale. Cette atteinte respiratoire progresse et fait en sorte que le patient est sujet à des infections respiratoires répétées. Le pronostic de cette maladie est sans appel. Les enfants atteints décèdent d'insuffisance respiratoire. Le décès se produit dans la première année de vie dans 70 % des cas et avant l'âge de deux ans dans 90 % des cas.

Type II : forme intermédiaire

Dans cette forme, les symptômes apparaissent vers l'âge de 6 à 12 mois, et le diagnostic est posé en général vers l'âge de 10 à 15 mois. Dans une étude rétrospective que nous avons publiée en 1996, chez 63 patients atteints d'amyotrophie spinale chronique dont 39 de type II, l'âge moyen des enfants lors de l'apparition des symptômes était 9,5 mois. Les enfants atteints de ce type d'amyotrophie spinale ont un développement initial normal et peuvent s'asseoir avec ou sans appui. Par la suite, leur développement moteur tend à plafonner et même à régresser et les patients ne réussissent pas à marcher sans aide.

Tout comme dans la maladie de Werdnig-Hoffmann, la faiblesse musculaire prédomine aux racines des membres, elle est symétrique et plus marquée dans les membres inférieurs. La force est mieux préservée dans les mains et les coudes, ce qui permet une utilisation plus fonctionnelle des membres supérieurs quoique l'amplitude des mouvements des épaules est limitée. L'enfant contrôle bien sa tête en position assise, mais souvent, en position couchée, ne peut la relever sans aide.

Les enfants atteints ne réussiront jamais à marcher seuls. Ils ont tendance à développer des contractures des articulations et une scoliose (déformation de la colonne vertébrale) qui peut s'aggraver progressivement, amenant de l'inconfort et parfois même des douleurs.

L'atteinte de la musculature respiratoire est moins marquée que dans le type I, de sorte que les patients sont moins sujets aux infections respiratoires ; cela explique que la grande majorité des enfants atteints de ce type d'amyotrophie spinale survivent jusqu'à l'âge adulte. Dans une étude rétrospective faite chez 240 sujets atteints d'amyotrophie spinale de type II, Zerres et ses collaborateurs ont observé que l'âge médian de décès était de 35 ans et que plus de 20 % des sujets avaient une survie de plus de 50 ans. Par contre, chez certains enfants, l'évolution est plus défavorable et une minorité de patients (2,2 % dans l'étude de Zerres) décéderont avant l'âge de dix ans du fait de l'atteinte respiratoire.

Type III : maladie de Kugelberg-Welander

Il s'agit de la forme la plus bénigne des amyotrophies spinales. Elle a été décrite en 1954 par deux neurologues suédois, les docteurs Kugelberg et Welander. Les enfants atteints de ce type d'amyotrophie spinale sont normaux à la naissance et ont un développement moteur initial normal. Ils sont tous capables d'apprendre à marcher, quoique la marche soit parfois précaire d'emblée chez les enfants les plus atteints. Dans notre étude de 1996, l'âge moyen d'apparition des symptômes chez 24 patients atteints d'amyotrophie spinale de type III était de 1 an 9 mois, avec un intervalle variant de 11 mois à 6 ans et demi.

Tout comme dans les autres types d'amyotrophie spinale, les enfants atteints présentent une faiblesse qui prédomine à la ceinture des membres inférieurs. Les parents consultent initialement pour des troubles de la marche. Dans la majorité des cas, l'examen met en évidence une démarche dandinante associée à la présence d'une manœuvre de Gowers, manœuvre caractérisée par le fait que l'enfant a de la difficulté à se relever de la position assise ou couchée au sol, et doit s'aider de ses bras en les plaçant sur ses cuisses pour y parvenir (fig. 3.2).

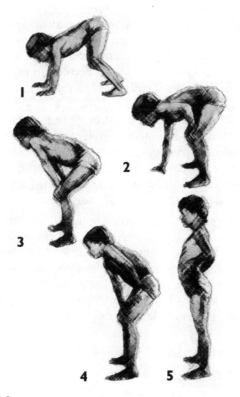

Figure 3.2
La manœuvre de Gowers. Elle résulte d'une faiblesse proximale des membres inférieurs qui oblige l'enfant à s'aider de ses bras pour se relever, compensant ainsi pour la faiblesse.

Chez la majorité des enfants, les réflexes ostéotendineux sont absents, surtout aux membres inférieurs. Ce tableau clinique est très semblable à celui que l'on observe chez les enfants atteints de dystrophie musculaire ou de myopathies, et ce sont les tests complémentaires (dosage des CK, EMG et surtout les tests génétiques) qui permettent de confirmer le diagnostic d'amyotrophie spinale.

Bien qu'ils soient atteints de ce que l'on qualifie de forme bénigne d'amyotrophie spinale, la majorité des patients verront leur faiblesse s'aggraver graduellement avec les années. La marche devient de plus en plus difficile et les chutes de plus en plus fréquentes. Dans notre étude rétrospective, 17 des 24 patients que nous avons suivis ne marchaient plus à l'âge de 17 ans, avec un âge moyen de 8,5 ans à la perte de la marche. Il existe une relation très nette entre l'âge d'apparition des symptômes et la probabilité de perdre la marche. Zerres et ses collaborateurs ont publié en 1997 une étude portant sur l'évolution naturelle des formes chroniques (types II et III) d'amyotrophie spinale, étude qui incluait 329 patients atteints d'une amyotrophie spinale de type III. Quinze ans après le début de la maladie, 72,4 % des patients dont les symptômes étaient apparus entre 3 et 4 ans marchaient encore, mais seulement 37,9 % des patients étaient encore ambulants si les premiers symptômes étaient apparus avant l'âge de 18 mois et 48,9 % lorsque les symptômes étaient apparus entre 18 et 35 mois.

En plus de cette détérioration de la fonction motrice, nous avons aussi observé lors de notre étude rétrospective une détérioration de la fonction pulmonaire chez les 24 patients dont nous avons étudié l'évolution durant une période moyenne de six ans. Cette détérioration est lente et, selon les études faites chez des patients adultes, les sujets atteints d'amyotrophie spinale de type III ont une espérance de vie comparable à l'ensemble de la population.

Aspect génétique

Les études de *linkage* ou de liaison génétique faites chez les familles de patients atteints d'amyotrophie spinale ont permis dans un premier temps de localiser le gène responsable de cette maladie sur le bras long du chromosome 5; puis, en 1995,

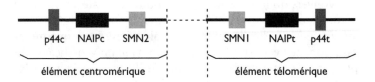

Figure 3.3

Dans l'amyotrophie spinale, il existe deux gènes quasi identiques sur le chromosome 5. Le gène SMN1 est le gène le plus important sur le plan fonctionnel alors que le gène SMN2 ne peut synthétiser qu'une quantité limitée de la protéine SMN. L'amyotrophie spinale est toujours due à une mutation du gène SMN1 mais sa sévérité est conditionnée par le nombre de copies du gène SMN2 que possède le sujet atteint.

d'identifier ce gène que l'on a appelé *Survival of Motor Neurons* (SMN) ou gène de survie des neurones moteurs. Il existe chez l'humain deux copies quasi identiques de ce gène sur le plan structural, qui diffèrent cependant sur le plan fonctionnel. Le gène SMN1 contient tous les exons ou composantes fonctionnelles permettant de synthétiser la protéine SMN nécessaire au bon fonctionnement ou à la survie des motoneurones. Le gène SMN2 est légèrement différent en ce sens qu'il ne contient pas l'un des éléments importants du gène SMN1 (l'exon 7) et ne peut donc synthétiser qu'une protéine SMN incomplète, et dont la fonction pour la survie du neurone moteur n'est que partiellement efficace. On sait qu'il peut exister plusieurs copies du gène SMN2 chez un même individu.

Comme l'amyotrophie spinale est une maladie transmise selon un mode autosomique récessif, les patients ont hérité d'une copie anormale du gène SMN1 de chacun de leur parent. La très grande majorité des mutations (ou anomalies du gène) responsables de l'amyotrophie spinale sont soit des délétions, soit des conversions de gène. Une délétion est l'absence avec perte de fonction d'une partie du gène. Dans l'AS, cette délétion touche une partie ou la totalité du gène SMN1, mais inclut toujours une délétion de l'exon 7. Une conversion génique est une mutation qui empêche l'exon 7 du gène SMN1 de fonctionner normalement, de telle sorte que le gène SMN1 est alors « converti » en gène SMN2 (puisqu'il lui manque l'exon 7) et n'a plus la capacité de synthétiser ou de fabriquer une protéine SMN complètement fonctionnelle. On retrouve une délétion ou une conversion homozygote (c'est-à-dire présente sur les deux chromosomes 5) du gène SMN1 chez environ 94 % des patients atteints de AS. Chez les autres, la maladie est liée à une mutation ponctuelle, c'est-à-dire à une anomalie du gène beaucoup plus limitée et donc beaucoup plus difficile à détecter par les tests génétiques. Cette anomalie, qui peut se retrouver sur un ou les deux chromosomes 5, a cependant les mêmes conséquences fonctionnelles qu'une délétion ou une conversion génique, en ce sens qu'elle empêche tout autant le gène SMN1 de fabriquer la protéine SMN.

Ces variations génétiques permettent d'expliquer les différents tableaux cliniques observés dans l'AS. La maladie est due à une perte de fonction du gène SMN1, mais sa sévérité est déterminée par le nombre de copies du gène SMN2 que possède le patient. En effet, on sait que ce gène peut exister en plusieurs copies chez un individu et qu'il est capable de fabriquer une protéine SMN incomplète, mais tout de même partiellement fonctionnelle. Plus un patient a un nombre élevé de copies du gène SMN2, plus il fabriquera de protéine SMN et moins sa maladie sera sévère. Ainsi, les patients atteints de la maladie de Wernig-Hoffmann (ou type1) n'ont qu'une seule copie du gène SMN2 et ne peuvent donc synthétiser qu'une quantité minime de protéine. À l'inverse, les patients atteints de la maladie de Kugelberg-Welander possèdent trois ou quatre copies du gène SMN2 et sont donc capables de synthétiser une plus grande quantité de protéine SMN, d'où une forme moins sévère d'AS.

L'identification du gène anormal de l'AS a permis de mettre au point un test diagnostic relativement facile à administrer, puisqu'il consiste à détecter la présence ou l'absence de l'exon 7 du gène SMN1, composante essentielle au bon fonctionnement du gène et qui est absente (par délétion ou conversion génique) chez environ 94 % des patients. Ce test se fait par une analyse génique directe et il est extrêmement fiable. Il est possible aussi de dépister les porteurs d'AS ayant un gène normal et un gène anormal, c'est-à-dire un gène dans lequel il manque l'exon 7. Ce test génétique est plus complexe et prend plus de temps à réaliser que le test diagnostique, du fait qu'il faut quantifier la présence de l'exon 7. Il est cependant très sensible et très fiable. Ces tests génétiques permettent aussi de procéder à un diagnostic anténatal de la maladie.

On estime qu'environ 5 % des cas d'amyotrophie spinale ne sont pas liées à une anomalie de fonction du gène SMN, bien que le tableau clinique soit tout à fait caractéristique de l'AS. Chez ces patients, il n'est donc pas possible, à l'heure actuelle, de confirmer le diagnostic d'AS par des tests génétiques et ou de procéder à un dépistage des porteurs ou encore à un diagnostic prénatal.

Commentaires sur la classification des amyotrophies spinales

Les tests génétiques de routine nous permettent de prouver le diagnostic d'AS, mais non d'en connaître le type. La classification des amyotrophies spinales demeure donc d'abord et avant tout une classification clinique. De ce fait, elle comporte certaines limites dont il faut tenir compte, particulièrement au moment de l'établissement du diagnostic. Par exemple, il est difficile d'établir avec certitude un pronostic de survie chez les patients atteints d'une amyotrophie de type I ou un pronostic fonctionnel dans l'amyotrophie de type III. Même si malheureusement la grande majorité des enfants présentant une amyotrophie spinale de type I décéderont avant l'âge de deux ans, environ 10 % d'entre eux auront une survie plus longue et une faible minorité des patients survivront jusqu'à l'âge adulte. Dans l'amyotrophie spinale de type III, la grande majorité des enfants dont les symptômes sont apparus avant l'âge de 36 mois perdront éventuellement la marche, mais environ 25 % d'entre eux seront encore ambulants 30 ans après l'apparition de la maladie.

Une autre particularité de cette maladie est le fait que l'on peut rencontrer dans une même famille des enfants atteints de types différents ou de sévérités différentes du même type. Dans l'étude de 1996 faite au Centre de réadaptation Marie Enfant sur les formes chroniques d'amyotrophie spinale, six familles comptaient deux enfants atteints. Dans deux de ces six familles, un enfant présentait une amyotrophie spinale de type II et l'autre de type III. Dans une autre famille, où deux frères présentaient une amyotrophie spinale de type III, l'un a perdu la marche à l'âge de huit ans tandis que l'autre marchait encore à l'âge de 40 ans. Cette variabilité intra-familiale peut ajouter aux difficultés d'établir un pronostic fonctionnel précis chez un patient dont l'histoire familiale révèle un ou plusieurs cas d'amyotrophie spinale.

Il est fort probable que l'avancement des connaissances sur le plan génétique permettra d'établir un pronostic plus précis et ce, dès le moment du diagnostic.

Diagnostic et atteinte systémique

Le diagnostic d'amyotrophie spinale progressive s'établit assez facilement par une évaluation clinique qui révèle une faiblesse proximale associée le plus souvent à une perte des réflexes ostéotendineux. Ce diagnostic pourra être confirmé par la suite par des études génétiques mettant en évidence une délétion de l'exon 7 du gène SMN. Ce test est tout à fait propre au diagnostic d'amyotrophie spinale, de sorte qu'il n'est plus nécessaire de procéder chez ces patients à une biopsie musculaire ou à un électromyogramme.

D'autre part, bien que la protéine SMN soit normalement présente dans tous les tissus et organes du corps humain, seules les cellules motrices de la moelle épinière sont atteintes dans l'amyotrophie spinale. Cela explique que les patients atteints d'amyotrophie spinale ne présentent pas d'atteinte systémique (foie, cœur, rein, sang, etc.) ou d'atteinte mentale. Par contre, on observe des complications secondaires à la faiblesse musculaire chez bon nombre de ces enfants ou adolescents. Les plus fréquentes sont les atteintes respiratoires qui entraînent parfois des pneumonies ou même une insuffisance respiratoire dans les formes les plus graves d'amyotrophie spinale, les contractures des articulations et la scoliose ou déformation de la colonne vertébrale (qui nécessite parfois une correction chirurgicale). En raison de l'hypotonie associée à la faiblesse musculaire, on voit souvent une subluxation de hanche. Toutefois, celle-ci n'est généralement pas douloureuse et chez certains patients ayant été opérés, le risque de récidive est élevé. Il n'y a donc pas lieu d'opérer une subluxation de hanche dans l'espoir d'éviter la scoliose. La scoliose évolue indépendamment de la subluxation de hanche. Néanmoins, le dépistage d'une subluxation demeure indiqué puisque des mesures reliées au positionnement pourraient en limiter la progression.

Traitement

Les différentes approches de réadaptation sont à l'heure actuelle les seuls traitements efficaces pour les patients atteints d'amyotrophie spinale. Au cours des dernières années, plusieurs équipes de recherche ont réussi à créer des modèles animaux d'amyotrophie spinale, surtout chez des souris, ce qui, bien évidemment, permet de procéder à différentes expériences visant à mieux comprendre les causes de cette maladie, mais aussi à tenter différentes approches de traitement expérimental. Entre autres, les essais de traitement expérimental chez la souris amyotrophique portent sur des médicaments ou suppléments visant soit à empêcher la dégénérescence des neurones moteurs de la moelle épinière, soit à faire augmenter la synthèse de la protéine SMN par le ou les gènes SMN2 que possède l'individu atteint d'AS.

Approche de réadaptation

Les enfants atteints d'amyotrophie spinale présentent une large variabilité dans leur développement physique. Généralement, ce sont des enfants qui présentent une grande faiblesse musculaire et ils sont très fatigables.

Type I : maladie de Werdnig-Hoffmann

Les enfants ayant ce diagnostic présentent une hypotonie généralisée sévère et une grande faiblesse musculaire diffuse. Cette faiblesse est également présente dans les muscles de la respiration et de la déglutition. On observe souvent des petites fasciculations à la langue et aux mains, c'est-à-dire de petites contractions involontaires visibles sous la peau. Au repos, on observe des tremblements aux mains qui, en action, sont souvent amplifiés. Ce sont des enfants qui présentent un grand retard de la motricité globale. Ils ont beaucoup de difficulté à lutter contre la gravité aux niveaux du tronc et de la tête. La faiblesse aux épaules et aux bras rend impossibles les mouvements de grande amplitude. Les enfants ne développent pas le maintien de la position assise et ne peuvent pas non plus se tenir debout ou marcher. Ainsi, ils ont très peu de mobilité et sont complètement dépendants pour leurs soins personnels, leurs transferts et les changements de position.

Ce manque de mobilité ne permet pas aux enfants d'explorer leur environnement sur le plan sensoriel (proprioceptif, vestibulaire, tactile) ni de développer une conscience corporelle. Il est important de maintenir une bonne souplesse musculaire et une bonne amplitude articulaire afin de garder l'enfant confortable et de lui éviter des douleurs. Il faut porter une attention particulière aux positions adoptées le jour et la nuit, et faire des exercices en douceur. Des stimulations tactiles et proprioceptives sous forme de doux massages contribuent à une conscience corporelle accrue et à plus de confort.

Les parents utilisent habituellement des poussettes, des porte-bébés, des chaises hautes et des sièges d'automobile disponibles dans le commerce et auxquels ils ajoutent au besoin des éléments de posture. Lorsque l'enfant grandit, il peut bénéficier d'appareils spécialisés (poussette adaptée, siège de posture ou siège d'automobile adapté, lit d'auto, chaise de bain) pour assurer sa sécurité et son confort. Si l'enfant ne tolère pas la position semi-assise ou assise, il existe des solutions en position couchée. L'espérance de vie de l'enfant étant réduite, peu de modifications ou d'adaptations sont requises au domicile.

Au plan respiratoire, on observe une respiration diaphragmatique liée à une faiblesse des muscles intercostaux. Il s'ensuit une grande fragilité aux infections respiratoires. On suggère donc de surveiller attentivement l'hygiène bronchique et d'adopter des techniques de désencombrement des voies respiratoires. On préconise la position latérale durant le sommeil afin d'éviter le risque d'étouffement par compression diaphragmatique.

L'atteinte des muscles servant à avaler entraîne certaines difficultés, comme une faible succion, que ce soit au sein ou au biberon, des fausses routes et des étouffements avec les liquides ou les purées. Les efforts demandés pour se nourrir sont très fatigants pour les enfants. Mieux vaut plusieurs repas en moins grande quantité. Une variété d'accessoires est disponible pour aider l'enfant à se nourrir (ex : tétines, biberons et aides à l'allaitement) pour éviter le plus possible les grandes dépenses énergétiques. Une position adéquate du tronc et de la tête de l'enfant permet d'éviter les aspirations. Une attention particulière doit être apportée à la texture des aliments liquides ou solides.

La faiblesse aux épaules et aux bras rend impossibles les mouvements de grande amplitude. La faiblesse aux mains et aux doigts empêche l'enfant d'atteindre, de prendre et de relâcher les objets, aussi légers soient-ils. Les enfants ont peu de positions de jeux et sont dépendants pour manipuler les jouets de façon fonctionnelle. L'enfant est toutefois curieux et intéressé. Le plus souvent, pour permettre un soutien du tronc pendant les jeux, on adoptera les positions couchée ou assise dans un siège. On suggère de guider les mains de l'enfant sur les jouets, d'adapter ceux-ci ou tout simplement d'en obtenir le prêt par une ludothèque spécialisée. Par exemple, un portique auquel on suspend des jouets au-dessus de l'enfant lui permet d'être davantage en contrôle de son environnement et de s'amuser plus facilement.

Cette maladie grave de l'enfant a de sérieuses répercussions psychologiques sur la famille. Les parents ont besoin d'aide pour comprendre et assimiler les conséquences d'une condition physique dont, la plupart du temps, ils ne soupçonnaient même pas l'existence avant son irruption dans leur famille. Les besoins de l'enfant sont nombreux et, malgré les efforts constants, la maladie progresse. L'enfant a besoin de plus en plus de soins, et les parents doivent organiser leur vie en fonction de cette réalité imprévue.

L'annonce d'un tel diagnostic en jeune âge compromet parfois l'attachement à l'enfant ; il est difficile de s'attacher tout en sachant que le deuil de cet enfant surviendra très tôt. Comment aimer et répondre aux besoins de cet enfant qui se développe tout en sachant que sa vie se terminera prématurément ? Les parents peuvent avoir besoin d'aide psychologique pour parvenir à s'adapter à cette situation paradoxale. Les parents doivent aussi maintenir une vie personnelle afin de se ressourcer et de préserver l'énergie nécessaire pour prendre soin de leur enfant, tout en renonçant à leur rêve d'une famille en santé avec cet enfant. Les frères et sœurs de l'enfant peuvent aussi avoir besoin d'aide pour faire face aux sentiments qui les habitent devant cette réalité qui bouleverse leur vie et celle de leurs parents. Ils ont besoin de comprendre la maladie, de s'y adapter et de vivre des moments paisibles et heureux avec leur frère ou sœur malade et leurs parents.

Type II : forme intermédiaire

Dans la forme intermédiaire, l'atteinte motrice est moins marquée que dans le type I. Ainsi, certaines articulations ont des mouvements contre gravité (complets ou incomplets), tandis que d'autres articulations n'en ont aucun. On observe parfois de légers tremblements et fasciculations. Les enfants ont un peu de contrôle de leur tête et de leur tronc contre gravité, mais sont tous capables de maintenir la position assise seul au cours de leur développement. Par contre, plusieurs enfants ne réussiront jamais à prendre seuls la position assise. Certains peuvent faire des retournements seuls, tandis que d'autres sont complètement dépendants pour se retourner sur le dos ou sur le ventre. Ils ne peuvent pas marcher seuls, mais certains enfants parviennent à propulser une orthomobile ou un fauteuil roulant manuel s'il est léger.

L'atteinte respiratoire est consécutive à la grande faiblesse des muscles inspiratoires, à la déformation thoracique et à la scoliose. On observe une respiration paradoxale, c'est-à-dire un affaissement du thorax et un gonflement du ventre lors de l'inspiration. Le thorax est rigide, la toux est faible et inefficace, ce qui augmente la fragilité aux infections respiratoires. On enseigne aux parents à surveiller l'hygiène bronchique et le désencombrement des voies respiratoires. Dès l'âge de cinq ans, la mesure de la capacité respiratoire (CV) et des forces musculaires (Pmax) indique l'évolution de la maladie. Il n'y a pas de relation directe entre le pourcentage de la capacité respiratoire (% CV) et le bilan musculaire. Quand l'enfant porte un corset pour corriger la scoliose, la faiblesse des muscles intercostaux augmente, mais cela permet tout de même d'améliorer la fonction respiratoire. Des exercices appropriés peuvent diminuer l'impact du corset. L'atteinte est sévère lorsque surgissent des signes d'hypoventilation alvéolaire (voir la section sur l'aspect respiratoire : signes et symptômes de l'hypoventilation alvéolaire nocturne). L'hypoventilation est détectée par des examens d'oxymétrie nocturne et par un polysomnogramme réalisé durant une nuit passée à l'hôpital. L'assistance ventilatoire mécanique peut suppléer à l'apnée centrale ou obstructive secondaire à l'hypoventilation et ainsi améliorer la respiration en favorisant l'amplitude thoracique plutôt que la respiration diaphragmatique.

Plusieurs enfants utilisent judicieusement des modèles de mouvements compensatoires pour contourner leur faiblesse. Il faut faire des compromis entre la fonction et les risques de déformations souvent amenés par ces modèles. Avec la croissance et l'immobilité, la faiblesse musculaire progresse et plusieurs contractures, puis déformations s'installent peu à peu, surtout aux membres inférieurs, aux épaules et au dos, ce qui provoque la scoliose. Afin de prévenir ou de retarder le plus possible les contractures et les déformations qui limitent la fonction et occasionnent des douleurs, on suggère des exercices d'assouplissement, le port d'orthèses aux membres supérieurs et aux membres inférieurs ou au tronc, au besoin, ainsi qu'un bon positionnement.

Le positionnement est principalement utilisé pour l'alimentation, les activités quotidiennes, le sommeil, le jeu et les transports. Il faut porter une attention particulière aux position adoptées le jour et la nuit. Le jour, il est essentiel d'avoir un bon positionnement dans le fauteuil roulant. La nuit, les positions de sommeil doivent être confortables pour permettre un sommeil de qualité, mais elles doivent aussi assurer une respiration adéquate ainsi qu'une posture symétrique afin de prévenir les contractures et les déformations. Dans les premières années de vie, quand la souplesse musculaire et la mobilité articulaire le permettent encore, on suggère fortement les verticalisateurs (planches à station debout). Si les déformations progressent et deviennent la cause d'inconfort et de grandes douleurs, certaines chirurgies peuvent être envisagées.

Certains acquis au niveau moteur peuvent être perdus à cause de la faiblesse et des contractures. Les enfants finissent tous par avoir besoin d'aide pour les changements de position et par être dépendants pour les transferts (c'est-à-dire pour passer d'une surface à une autre) et pour les déplacements. Des surfaces thérapeutiques sont souvent appréciées en ajout sur le matelas. Un lit d'hôpital motorisé peut faciliter la mobilité de l'enfant au lit. Les jeunes sont souvent dépendants pour la majorité de leurs activités. Généralement, ils sont capables seuls de se laver le visage et de se brosser les dents. Par contre, ils ont besoin d'aide pour prendre un bain ou une douche, pour accéder au siège de toilette et s'y tenir, pour s'habiller et se déshabiller, ainsi que pour mettre leurs orthèses ou leur corset.

Pour éviter des transferts dans la salle de bains, il existe certains appareils comme un siège de bain, un banc de douche, une chaise d'aisance.

L'atteinte des muscles impliqués lors de la déglutition peut entraîner de la dysphagie : lenteur et difficulté à la mastication, fausses routes, étouffements avec liquides ou solides. L'enfant peut éprouver de la fatigue en prenant ses repas. Certaines aides techniques sont disponibles pour aider l'enfant à se nourrir de façon autonome. On suggère des ustensiles plus légers et adaptés pour faciliter la préhension. Il est parfois bon de diminuer la distance à parcourir entre la main et la bouche par l'ajout d'une surface surélevée. Au moment des repas, on prendra en considération la texture des aliments, l'apport calorique et la déglutition sécuritaire.

Habituellement, dans les premiers mois de vie, les parents utilisent les équipements disponibles commercialement pour les déplacements et les activités quotidiennes. Lorsque l'enfant grandit, on recommande des équipements spécialisés, comme une poussette adaptée à l'âge préscolaire, un fauteuil roulant manuel ou motorisé, un siège de posture, un siège d'automobile, un siège de bain ou un lève-personne. En fauteuil roulant manuel, l'autonomie est partielle et la fatigue est grande. C'est pourquoi on recommande le fauteuil roulant motorisé pour permettre à l'enfant d'être autonome dans ses déplacements.

Avec la famille, la question de l'adaptation du domicile doit être abordée rapidement. Que ce soit le réaménagement d'une maison ou d'un logement existant, ou la prévision de l'achat d'une nouvelle maison, les parents sont référés aux ergothérapeutes qui peuvent les conseiller sur les aménagements utiles. Les parents sont aussi informés des subventions disponibles pour les aider à réaliser ces travaux. L'adaptation du véhicule familial peut également faire l'objet de subventions afin de permettre le transport de l'enfant et de son fauteuil roulant, que l'enfant y soit assis ou non durant le transport. Certains déplacements sont rendus possibles grâce au transport public ou scolaire adapté.

La faiblesse aux doigts et aux mains entraîne de la fatigabilité lors d'activités soutenues et répétitives, comme d'écrire ou de découper avec des ciseaux. La manipulation d'objets offrant de la résistance peut être très ardue, parfois même impossible. Chez certains enfants, les tremblements aux doigts peuvent entraîner une diminution de la vitesse d'exécution à l'écriture ou à l'alimentation. Par contre, les mouvements fins des doigts sont bien préservés. La dextérité et la précision sont adéquates lors de la manipulation de petits objets. L'utilisation du téléphone peut entraîner des difficultés. Il faut envisager des alternatives au récepteur traditionnel, par exemple un casque d'écoute ou un téléphone mains libres. En général, on réfère les parents aux consultants spécialistes de ce domaine.

Les capacités intellectuelles des enfants atteints d'AS demeurent intactes et ce, malgré la progression de la maladie sur le plan moteur. La plupart des gens côtoyant ces enfants leur attribuent un éveil, une vivacité d'esprit et des capacités d'adaptation remarquables. Leur langage bien développé les aide à contrôler un environnement qu'ils n'ont jamais la sensation de pouvoir maîtriser sur le plan moteur. Ainsi, il leur arrive d'interagir avec un ton impérieux, ce qui témoigne de leur besoin de retrouver un sentiment de contrôle, malgré ce corps dont la maîtrise leur échappe. Il importe donc de favoriser leur intégration dans un milieu stimulant intellectuellement et susceptible de les encourager à vivre des bonnes expériences de socialisation.

Le milieu de garde et de scolarisation recherché doit aussi être en mesure de répondre aux besoins de l'enfant en ce qui concerne la prévention des infections. Le choix d'un service de garde en milieu familial constitue souvent un compromis acceptable pour permettre la socialisation tout en minimisant les risques de contagion, à moins d'un avis médical nécessitant une garde à domicile. Les enfants atteints d'AS ont les mêmes besoins d'appartenance, d'estime de soi et d'accomplissement que leurs camarades. Le jeu et les amitiés ont un effet profond sur l'ensemble de leur développement. Il faut donc veiller à ce qu'ils puissent explorer leur environnement dès le plus jeune âge et créer des liens avec les autres aussi naturellement que possible, malgré leur dépendance physique. Les parents ont besoin de soutien et de conseils précis pour encourager leur enfant à développer une forme d'autonomie affective, tout en sachant l'encadrer. Malgré de grandes limites motrices, l'enfant a besoin d'une discipline parentale cohérente. En effet, la relation parent-enfant se complique, car le processus d'individuation est ralenti par la grande dépendance physique des enfants. Les moments passés ensemble se centrent parfois entièrement sur les soins corporels et l'aide lors de leurs activités. Il devient essentiel pour les parents et les enfants de prévoir des moments destinés aux jeux, au plaisir, afin de préserver une relation saine, au-delà des soins quotidiens. Le réseau social de la famille s'avère très précieux pour que soit assuré le soutien nécessaire à l'équilibre psychologique de tous. Les proches peuvent notamment encourager l'enfant à faire des activités sécuritaires à l'extérieur de la famille, ce qui facilite l'autonomie du jeune et le repos essentiel des parents.

Les enfants d'âge préscolaire ont besoin d'assistance sur le plan physique, mais si leur état de santé le permet, ils peuvent tout de même bénéficier des milieux de garde (CPE ou garderie en milieu familial) qui possèdent une structure d'accueil, c'est-à-dire dont les locaux sont accessibles, qui reçoivent les subventions appropriées, qui ont les équipements nécessaires et le personnel suffisant pour les recevoir. À l'âge scolaire, les enfants sont généralement admis dans la classe régulière d'une école accessible ou dans une école spécialisée permettant les déplacements en fauteuil roulant. Il est généralement nécessaire de s'assurer la présence d'un accompagnateur pour les transferts, l'usage de la cafétéria, l'alimentation, l'habillage et le déshabillage. Une personne ressource stable pour les soins corporels constitue une marque de respect pour l'intimité de l'enfant. Le fait d'accepter à la maison l'aide de personnes extérieures à la famille donne à l'enfant la chance de s'habituer ensuite à recevoir des soins par des étrangers en milieu scolaire.

Des informations claires et précises sur les besoins de l'enfant selon sa condition médicale doivent être communiquées aux intervenants du milieu scolaire pour optimiser l'intégration sociale. La position assise au pupitre influencera la qualité et l'aisance des manipulations fines. Une surface avec découpe pourrait permettre de soutenir les coudes et les avant-bras, et aider à assurer la stabilité de la main. On recommande à cet effet une évaluation dans le milieu scolaire. Pour éviter la fatigue, l'ordinateur peut suppléer à l'écriture manuelle. À cet effet, les spécialistes proposent différents modes d'accès et de programmation.

Il importe d'encourager les enfants et les parents à établir une distance saine entre eux, malgré les besoins d'assistance constants de l'enfant. Avec une telle condition physique, les amitiés sont parfois difficiles à développer et à maintenir, mais les bons contacts sont favorisés par une attitude d'ouverture et des réponses franches aux questions des camarades. Un esprit indépendant et audacieux aide les enfants atteints d'AS à tisser des liens significatifs avec les autres. Il faut les encourager à courir de tels risques.

Ce sont des enfants qui, à cause de leur grande faiblesse, sont peu actifs physiquement. Ils participent davantage aux activités ludiques. Ils aiment généralement jouer à l'ordinateur, dessiner ou lire. Ils peuvent pratiquer plusieurs activités sportives ou récréatives, artistiques, culturelles ou artisanales dans le milieu « régulier » ou auprès de certaines ressources spécialisées. L'accès à des jouets adaptés à ces enfants encourage chez eux le développement d'une bonne estime d'eux-mêmes. Le prêt par une ludothèque spécialisée peut aider les parents à varier ces jeux et à faire les bons choix. Il demeure important de favoriser des activités physiques en fonction des capacités résiduelles de chacun des enfants. Certaines associations organisent des activités pour personnes à mobilité réduite ainsi que des sports en fauteuil roulant.

Type III : maladie de Kugelberg-Welander

Dans cette forme d'amyotrophie spinale appelée maladie de Kugelberg-Welander, les atteintes motrices au développement de l'enfant sont moins marquées, bien que dérangeantes. Au repos, on remarque des tremblements aux mains, qui sont exacerbés par l'effort ou par certains facteurs comme l'anxiété. De légères raideurs musculaires peuvent se développer, surtout aux tendons d'Achille. C'est pourquoi des exercices d'assouplissement sont enseignés aux enfants et à leurs parents. Il est recommandé de faire ces exercices régulièrement.

Tous ces enfants, au cours de leur développement, ont été capables de marcher. La marche est habituellement dandinante avec une base de soutien élargie. Le modèle de marche est plus caractéristique lorsque l'atteinte est sévère. Selon la distribution de la faiblesse et selon sa gravité, l'équilibre est plus ou moins précaire, les chutes plus ou moins fréquentes et l'endurance à la marche limitée. Monter et descendre les escaliers et la levée du sol ou de la toilette peuvent être difficiles et même devenir impossibles pour certains enfants, selon l'évolution de la maladie. Les changements de position sont habituellement effectués seul, mais peuvent nécessiter de l'aide si l'atteinte est plus marquée. L'enfant peut utiliser des barres d'appui pour entrer et sortir de la baignoire. Un siège de bain hydraulique ou un banc de douche, des barres d'appui pour se relever du siège de toilette ou des barres de soutien pour l'équilibre assis sont également des équipements pouvant lui être utiles.

Pour s'alimenter, les enfants ont habituellement peu de difficultés, sinon une faiblesse aux mains qui leur nuit pour couper les aliments. Il peut être ardu pour eux de couper de la viande ou d'ouvrir des pots. Ils ont peu de problèmes de déglutition mais le temps de mastication est souvent plus long.

Chez certains, les tremblements aux doigts peuvent entraîner une diminution de la vitesse d'exécution. La dextérité et la précision sont généralement intactes. L'habillage peut être laborieux à cause de leur faiblesse ; ils ont besoin de plus de temps que la normale. Pour leur hygiène personnelle, les enfants sont habituellement autonomes.

La progression de l'atteinte respiratoire est lente.

L'enfant pouvant être qualifié de marcheur faible nécessite régulièrement une aide technique à la mobilité pour compenser sa fatigabilité, pour le maintien de certaines capacités motrices ou pour faciliter les déplacements. Des orthèses, un fauteuil roulant manuel, une marchette, un chien d'assistance ou une poussette pour l'enfant plus jeune assurera l'autonomie et la sécurité. Il est important de préserver au maximum la force et la souplesse musculaire afin de conserver la marche le plus longtemps possible. On conseille à cet effet des exercices et la poursuite d'activités physiques quotidiennes. Lorsque l'enfant est plus âgé, l'utilisation d'un triporteur ou d'un quadriporteur peut permettre son autonomie. Des vélos adaptés peuvent également combler un certain besoin d'indépendance.

Il est nécessaire d'adapter le domicile pour éviter de monter et de descendre les escaliers ou pour permettre les déplacements en fauteuil roulant manuel, en triporteur ou en quadriporteur, si tel est le besoin. Pour son transport, l'enfant peut utiliser le transport adapté ou encore la famille peut faire adapter un véhicule à l'aide de subventions. Pour l'enfant ambulant, il est plus facile d'avoir accès à une voiture qu'à une minifourgonnette.

Les enfants sont intégrés dans une classe régulière d'une école accessible. On suggère qu'ils participent à l'éducation physique selon leurs capacités tout en évitant la fatigue excessive. Le transport en taxi à l'école est recommandé dès le jeune âge à cause des problèmes d'équilibre, de fatigue et des risques de chutes dans les autobus scolaires. Lors de la marche, il est important de bien surveiller les surfaces accidentées, enneigées ou glacées, car le risque de chute y est grandement augmenté. L'utilisation des escaliers est à restreindre et même à éviter dans certains cas. Selon le degré d'atteinte, une aide peut être indiquée.

Certains enfants ont besoin d'un petit banc près de leur casier. Il peut être nécessaire d'avoir les livres en double afin de ne pas avoir à les transporter. En classe, l'enfant peut s'organiser seul. On s'assurera de son bon maintien au pupitre : pieds soutenus, assise et dossier confortables et avant-bras en appui. Avec des efforts supplémentaires, les enfants parviennent à réaliser la plupart des manipulations exigées en classe, bien que l'on observe parfois une fatigabilité à l'écriture.

La plupart des enfants ne peuvent pas suivre leurs camarades dans les activités physiques. Ils doivent apprendre à bien utiliser leur énergie. Toutefois, on recommande l'activité physique en évitant la fatigue extrême et la surutilisation de certains muscles et articulations qui pourraient causer des douleurs.

Il est important de s'attarder au choix d'un environnement et d'un milieu susceptible d'accompagner le jeune adolescent dans son développement. En effet, son choix de carrière nécessite une réflexion approfondie afin de réaliser ses aspirations professionnelles tout en tenant compte de ses limites motrices. Les questions relatives à la vie amoureuse et sexuelle sont importantes. Le jeune a besoin de définir ses priorités et de trouver des moyens pour atteindre ses buts selon ses capacités. L'espoir joue un rôle capital et essentiel dans l'adaptation à la maladie.

La marche chez une personne faible

La personne faible qui marche traverse un processus. Elle doit composer avec la progression de la maladie et son désir de marcher. Ce processus exige des efforts physiques et psychologiques.

Sur le plan des efforts physiques, il s'agit de :
- composer avec le manque d'endurance et la fatigue ;
- maintenir sa condition ;
- maintenir force, souplesse et endurance.

Les efforts psychologiques consistent à :
- planifier ses déplacements ;
- doser sa fatigue et son énergie ;
- gérer les risques ;
- faire des choix.

Les enjeux de la poursuite ou de l'arrêt de la marche

Marcher :
- satisfaction de garder le contrôle de son corps ;
- fournir des efforts soutenus ;
- affronter le risque de tomber, la peur des blessures.

Arrêter de marcher :
- faire le deuil d'une fonction, de l'espoir de guérir ;
- devenir handicapé aux yeux des autres ;
- soulagement.

L'adaptation :
- bien vivre avec les conséquences de ses choix.

Les activités reliées à la marche à maintenir ou à compenser
- Se lever d'une chaise.
- Se relever d'une chute au sol.
- Se déplacer dans la cohue.

- Se déplacer sur des surfaces inégales, glacées et enneigées et monter un plan incliné.
- Négocier la chaîne de trottoir, les escaliers et la marche d'autobus.
- Ramasser un objet échappé au sol.
- Ouvrir une porte lourde.

Qu'est-ce qui fait qu'on arrête de marcher ?

- L'effort, la fatigue.
- Une chute, la peur de chuter à nouveau.
- Les fractures, les blessures.
- L'immobilisation, l'atrophie, les contractures.
- L'isolement.

Les conditions gagnantes pour marcher

- Rester actif.
- Savoir doser les efforts et éviter une fatigue excessive.
- Éviter une surcharge articulaire.
- Éviter une immobilisation prolongée.
- S'étirer et rester souple.
- Avoir un plan B quand le plan A (la marche) est impossible pour quelques jours.
- Composer avec les aides techniques sans les surutiliser.

Les aides techniques aux déplacements

Certaines aides sont disponibles commercialement tandis que d'autres nécessitent une évaluation professionnelle :

- aides disponibles commercialement (poussette, vélo, jeep électrique, chariot ou traîneau, sac à dos à roulettes) ;
- aides de l'environnement (passage souterrain, équipement disponible dans les grandes surfaces, taxi, transport adapté, service de livraison) ;

- aides moins conventionnelles (chien accompagnateur, téléphone cellulaire, réseau social et savoir trouver de l'aide);
- aides nécessitant une évaluation professionnelle (fauteuil roulant, triporteur, marchette, vignette de stationnement pour personne à mobilité réduite).

Quatrième partie

LES NEUROPATHIES

LA MALADIE DE CHARCOT-MARIE-TOOTH

▼

Introduction

Décrite simultanément en 1886 par les docteurs Jean Martin Charcot et Pierre Marie en France et par le docteur Howard Henry Tooth en Angleterre, la maladie de Charcot-Marie-Tooth est une maladie héréditaire qui touche les nerfs périphériques (neuropathie) et qui est causée par des anomalies géniques. La maladie de Charcot-Marie-Tooth peut être subdivisée en deux sous-groupes principaux sur la base des études des vitesses de conduction et de l'analyse des biopsies de nerfs. Le premier groupe (CMT1) est caractérisé par l'existence d'une démyélinisation des nerfs, c'est-à-dire une atteinte de la gaine de myéline des nerfs, et le second (CMT2) par une atteinte de l'axone, c'est-à-dire une atteinte du câble des nerfs. Chez les patients atteints d'un CMT de type 1, les vitesses de conduction motrices sont ralenties et la biopsie montre une atteinte de la myéline. Il existe aussi une forme démyélinisante à début précoce, la maladie de Dejerine-Sottas ou CMT3, que l'on considère souvent comme une variante du CMT1. Cependant, dans la maladie de Dejerine-Sottas, les vitesses de conduction sont plus ralenties et les manifestations cliniques, plus sévères que dans le CMT1.

Chez les patients qui présentent un CMT de type 2, les vitesses de conduction motrices sont normales ou presque, et la biopsie montre une atteinte des axones, c'est-à-dire des filaments qui constituent le nerf comme tel. Dans les deux formes de CMT, il y a quasi invariablement une abolition des potentiels d'action sensitifs. Les cas de CMT sont aussi classés selon leur mode de transmission : autosomique dominant, autosomique récessif ou lié à l'X. On distingue parfois une forme dite intermédiaire dans laquelle les vitesses de conduction sont ralenties, mais de façon moins marquée que dans le CMT1 et qui se rencontre plus souvent dans les formes liées à l'X.

Au cours des dernières années, le développement de la génétique a été d'un apport considérable pour ces maladies. Il a permis de montrer que la maladie de Charcot-Marie-Tooth n'était pas une seule maladie mais plusieurs, toutes très semblables pour ce qui est des signes cliniques, mais chacune étant causée par des mutations dans des gènes différents. C'est la raison pour laquelle plusieurs auteurs préfèrent l'appellation de neuropathies sensitivomotrices héréditaires (NSMH) plutôt que celle de maladie de Charcot-Marie-Tooth.

Épidémiologie générale au Québec

La maladie de Charcot-Marie-Tooth (CMT) est loin d'être une maladie rare. Bien que l'estimation de sa prévalence (rapport entre le nombre d'individus atteints et celui de la population moyenne) varie considérablement en fonction des études, on peut estimer la prévalence de cette maladie entre 20 à 40 pour 100 000 habitants. Il n'existe aucune étude qui nous permette de connaître précisément la prévalence de cette maladie au Québec; cependant, selon les travaux que nous avons réalisés (Dupré et coll., 1999), elle ne serait pas plus fréquente que dans les autres pays et, contrairement à d'autres maladies neuromusculaires, elle ne serait pas propre aux Canadiens français. Enfin, la fréquence de la maladie n'est pas plus élevée dans les régions de Charlevoix et du Saguenay que dans les autres régions du Québec.

Présentation clinique et évolution

Les signes de la maladie varient considérablement d'une personne à l'autre, non seulement quand celles-ci appartiennent à des familles différentes, mais aussi quand elles appartiennent à une même famille. De plus, il existe des variations dans les signes selon les formes de la maladie. Dans la forme la plus fréquente, le CMT de type 1, le début de la maladie est insidieux, les premières manifestations apparaissant le plus fréquemment entre l'âge de 10 et 20 ans. Le premier signe est souvent une déformation des pieds chez l'enfant.

Dans d'autres cas, il s'agit d'un enfant qui a de la difficulté à courir ou qui marche sur la pointe des pieds. Nous avons revu les dossiers des 50 cas de CMT actuellement suivis au

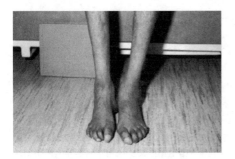

Figure 4.1
Atrophie des muscles des jambes et déformation des pieds dans la maladie de Charcot-Marie-Tooth.

Programme des maladies neuromusculaires (MNM) du Centre de réadaptation Marie Enfant (CRME). Dans le tableau 4.1, on voit la fréquence de chaque type de CMT parmi notre clientèle. On peut constater que 78 % des enfants présentaient des symptômes de CMT avant l'âge de cinq ans et 54 % avant l'âge de deux ans. Ce début précoce est noté dans tous les types de CMT, à l'exception du CMT2, à transmission dominante. Dans

TYPE	Nombre de cas	Âge d'apparition des symptômes (mois)			Âge au diagnostic (mois)	
		0-24	25-60	>60	Moyenne	Écart
Démyélinisant (CMT1)						
Dominant	15	10	4	1	56	17 - 133
Récessif ou sporadique	15	8	4	3	65	15 - 168
Axonal (CMT2)						
Dominant	4	0	2	2	108	54 - 163
Récessif ou sporadique	13	8	2	3	56	18 - 186
Intermédiaire						
Récessif ou sporadique	3	1	0	2	51	20 - 71
Total	**50**	**27**	**12**	**11**		

Tableau 4.1
Âge d'apparition des symptômes et âge au diagnostic des différentes formes de la maladie de Charcot-Marie-Tooth.

le tableau 4.2, on note que 44 % des enfants ont présenté soit un retard de l'acquisition de la marche, soit une marche anormale, instable ou avec présence de pieds tombants. Ce type de démarche est d'ailleurs très caractéristique des neuropathies, héréditaires ou acquises.

Quel que soit le type de CMT, la faiblesse et la fonte musculaire débutent toujours à l'extrémité des membres inférieurs, touchant les muscles des pieds puis des jambes, et par la suite, ceux des cuisses (fig. 4.1). L'atteinte des membres supérieurs est presque toujours plus tardive que celle des jambes et elle débute en moyenne de deux à cinq ans après cette dernière. Les premiers touchés sont les petits muscles des mains, d'où la difficulté à se boutonner, à manipuler de petits objets, à écrire. La maladie ne touche pas les muscles des épaules, du cou, de la face et du tronc.

	Nombre de cas	Retard moteur	Troubles d'apprentissage	Évolution			Suivi	
				Stable	Détérioration légère	Détérioration sévère	Durée (mois)	Écart (mois)
TYPE								
Démyélinisant (CMT1)								
Dominant	15	9	3	12	3	0	66	12 - 131
Récessif ou sporadique	15	7	1	12	1	2	77	24 - 192
Axonal (CMT2)								
Dominant	4	0	0	3	1	0	60	24 - 84
Récessif ou sporadique	13	4	3	7	2	4	89	12 - 120
Intermédiaire								
Récessif ou sporadique	3	2	1	2	1	0	120	48 - 156
Total	**50**	**22**	**8**	**37**	**8**	**5**		

Tableau 4.2
Caractéristiques cliniques de la maladie de Charcot-Marie-Tooth chez l'enfant.

La faiblesse musculaire est parfois associée à des crampes dans les jambes et parfois dans les mains. Les sujets se plaignent rarement de troubles de la sensibilité, même si on observe fréquemment une diminution des perceptions sensitives dans les pieds et parfois dans les mains, par rapport au toucher ou à la piqûre par exemple. Enfin, la sensibilité qui permet de sentir les vibrations ou de déterminer la position des segments de nos membres dans l'espace est fréquemment affectée. Ces dernières manifestations sont souvent reliées à des troubles de l'équilibre, plus ou moins sévères, que l'on rencontre chez environ 25 % des patients atteints de CMT.

Au cours de l'évolution de la maladie, les réflexes dans les membres inférieurs sont abolis précocement, puis ceux des membres supérieurs. Les déformations des pieds sont fréquentes et variables. Dans certains cas, il s'agit de simples pieds creux. Dans d'autres cas, les pieds creux sont associés à une inversion des pieds et parfois à une déformation des orteils en flexion, ce qui donne un aspect de pied en marteau. Lorsque la maladie touche les membres supérieurs, les mains se déforment et ressemblent à des griffes. Les troubles de la circulation sanguine, sans être dangereux, sont fréquents et prédominent dans les pieds. Il peut s'agir de refroidissement dans les extrémités, d'érythrocyanose (extrémités bleutées) ou d'œdème. En règle générale, les patients ont peu de tolérance au froid. Une scoliose est fréquemment observée, mais habituellement elle reste modérée. On observe un tremblement des mains chez environ 5 % des patients. On observe un élargissement des nerfs chez 20 à 35 % des sujets. Les fonctions intellectuelles, cardiaques et pulmonaires ne sont généralement pas altérées par la maladie. Comme on peut le voir dans le tableau 4.2, certains enfants (16 % au total) présentent des troubles d'apprentissage, mais il est difficile d'affirmer avec certitude que ces problèmes sont une conséquence directe du CMT.

Généralement, la maladie de CMT progresse lentement et se stabilise autour de la quarantaine. La majorité des personnes atteintes font un choix de carrière qui tient compte de leurs difficultés particulières et elles réussissent leur vie professionnelle. Le recours au fauteuil roulant est rarement nécessaire, on le réserve pour les longs déplacements. La maladie ne raccourcit pas l'espérance de vie.

Cependant, les manifestations et la sévérité de la maladie varient en fonction des formes. Ainsi, dans la forme liée au chromosome X, la maladie est transmise par la mère et il y a 50 % de risque qu'un garçon soit atteint ou qu'une fille soit porteuse. Les garçons sont plus atteints que les filles, lesquelles ne présentent pas de symptômes de la maladie ou présentent des symptômes plus légers, si elles en sont des porteuses symp-tomatiques. Les manifestations associées aux formes CMT2 diffèrent, sur plusieurs plans, de celles observées dans les formes CMT1. Dans les formes de CMT2 à transmission dominante, le début de la maladie peut survenir dans l'enfance (tableau 4.1), mais il est généralement plus tardif, survenant entre 20 et 30 ans, et même plus. La faiblesse et l'atrophie musculaires sont plus sévères dans les jambes et moins dans les mains que celles observées dans les formes CMT1. Les troubles de la sensibilité et les déformations des pieds sont moins fréquents et il n'y a pas de gros nerfs. Dans les formes de CMT2 à transmission récessive, les manifestations de la maladie apparaissent plus fréquemment à la naissance ou dans les trois premières années de vie et peuvent être responsables d'un retard à la marche (tableaux 4.1 et 4.2).

Il est cependant souvent difficile d'établir un pronostic, étant donné la variabilité des manifestations cliniques dans un même type de CMT ou même chez différents membres d'une même famille. On voit dans le tableau 4.2 que la fonction motrice de la majorité des enfants atteints de CMT est stable ou montre une légère détérioration. Seul six des 50 enfants suivis, en moyenne depuis 6,5 ans, avaient une atteinte d'emblée sévère ou présentaient une détérioration grave, avec perte de la marche ou atteinte respiratoire. On notera que quatre de ces six patients, qui ont eu une mauvaise évolution et dont les symptômes ont débuté précocement, sont atteints de CMT2 à transmission récessive. Cette mauvaise évolution a été décrite par quelques auteurs, mais ne touche pas tous les enfants ayant un CMT2 à transmission autosomique récessive. En effet, sur les neuf autres enfants dans ce groupe, sept sont stables et deux ont une détérioration légère. On évalue que cette forme de neuropathie sévère représente environ 5 % des cas de neu-ropathies chez l'enfant. Autre fait intéressant, les deux patients atteints de CMT1 à transmission récessive qui ont une atteinte fonctionnelle sévère ont chacun un frère ou une sœur atteints d'un CMT1 tout à fait bénin. Cela illustre la difficulté d'établir un pronostic chez un patient donné. Il est fort probable que les progrès de la génétique nous aideront à mieux prévoir l'évolution des enfants atteints de CMT.

La maladie de Dejerine-Sottas ou CMT3 est associée à de gros nerfs et se transmet sur un mode autosomique récessif ou dominant. Les premières manifestations surviennent au cours de l'enfance et entraînent un retard de développement moteur et une démarche anormale. Il existe également une irrégularité des pupilles, qui sont plus petites que normalement. L'évolution de cette forme est lente, conduisant au fauteuil roulant entre 20 et 30 ans. Les vitesses de conduction des nerfs sont très ralenties.

Diagnostic et traitement médical

Diagnostic

Le diagnostic de la maladie de Charcot-Marie-Tooth est établi par la présence d'une faiblesse musculaire qui touche les quatre membres, surtout les jambes et les pieds, d'une atteinte de la sensibilité, d'une abolition des réflexes ostéotendineux et par l'existence de pieds creux. La maladie est d'origine héréditaire et d'autres membres dans la famille peuvent en être atteints. L'étude des vitesses de conduction sensitive et motrice des nerfs périphériques est essentielle pour le diagnostic. Elle permet de confirmer que la faiblesse musculaire est bien la conséquence d'une atteinte des nerfs périphériques et aussi de déterminer s'il s'agit d'une forme 1 ou 2 de la maladie de Charcot-Marie-Tooth (fig. 4.2).

Quant à la biopsie des nerfs, elle permet d'examiner le nerf et, dans certains cas, d'identifier des signes caractéristiques de la maladie. La biopsie est encore très utile dans certains cas complexes, mais aujourd'hui on l'utilise beaucoup moins, étant donné l'existence des tests génétiques. En effet, grâce à ces tests, une simple prise de sang permet souvent d'identifier l'anomalie génique (mutation) qui provoque la maladie de Charcot-Marie-Tooth. Cependant, il reste des formes de la maladie dont l'anomalie génique n'a pas encore été identifiée ; de plus, les tests génétiques ne sont pas disponibles pour toutes les formes de la maladie.

Selon la législation en vigueur au Québec, les tests génétiques peuvent être effectués à la demande de toute personne
âgée de plus de 14 ans. Les tests génétiques ne peuvent être
effectués sur des enfants de moins de 14 ans, sauf en cas de
justification médicale. Ainsi, il est impossible pour un couple
dont un des deux parents est atteint de la maladie de Charcot-
Marie-Tooth de demander un test génétique pour son enfant
de moins de 14 ans si celui-ci ne présente aucun signe de la
maladie. Des tests génétiques prénataux sont disponibles dans
plusieurs pays pour le diagnostic de certaines formes de la maladie de CMT. Étant donné la variabilité des signes cliniques

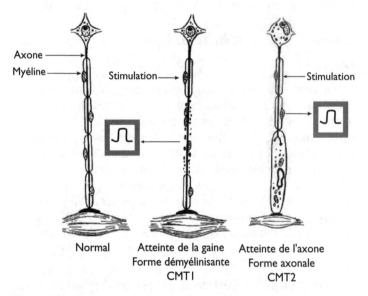

Figure 4.2
Schéma des lésions responsables des deux formes de la maladie de Charcot-
Marie-Tooth. Dans certains cas, le défaut génétique est responsable d'une
altération de la gaine (CMT1) et, dans d'autres cas, d'une atteinte de l'axone
(CMT2). Le principe des études électrophysiologiques consiste à donner un
petit choc électrique sur un nerf et à enregistrer le temps mis par l'influx
nerveux créé pour parcourir une distance connue. Connaissant la distance et
le temps mis pour la parcourir, on peut calculer la vitesse de conduction des
nerfs. Dans les formes CMT1, la gaine des nerfs (myéline) est malade, si bien
que les vitesses de conduction de l'influx nerveux sont très ralenties. Dans
les formes CMT2, la gaine est intacte et l'influx nerveux se propage à une
vitesse normale. Les vitesses de conduction sont donc normales.

entre différents individus, étant donné aussi la rareté des formes sévères de la maladie et le fait que les tests génétiques ne permettent pas de prédire la gravité de la maladie, la majorité des couples renoncent à utiliser des tests prénataux pour diagnostiquer la maladie de CMT chez le fœtus.

Traitement

Il n'existe, à ce jour, aucun traitement curatif pour la maladie de Charcot-Marie-Tooth. Cependant, de nombreux traitements visent à améliorer les conditions de vie des personnes atteintes.

Dans les cas de pieds creux simples, on propose le port de semelles orthopédiques dans les chaussures afin d'assurer une meilleure stabilité et de prévenir les douleurs. Dans les cas de pieds creux associés à une inversion des pieds, on suggère des orthèses tibiales courtes qui permettent de fixer les chevilles pour éviter aux pieds de tourner et pour prévenir les entorses. Comme ce type d'orthèses peut nuire à l'activité des enfants, on propose le port de chaussures hautes qui maintiennent la cheville, quand les troubles ne sont pas trop sévères. Lorsque les déformations sont très prononcées, on peut avoir recours à la chirurgie.

Des douleurs peuvent résulter de cals se formant sous les pieds et reliés à un mauvais positionnement à cause de la déformation des pieds. Des soins podiatriques peuvent soulager ces douleurs, qui ressemblent à des brûlures quand les nerfs sensitifs sont atteints. Plusieurs médicaments soulagent également ce type de douleurs, comme la carbamazépine ou la gabapentine. Chez les sujets ayant de gros nerfs, il peut y avoir des douleurs conséquentes à une compression des nerfs. Ces douleurs siègent le plus souvent dans les coudes et les poignets. Un examen électrophysiologique permet de mettre en évidence cette compression. Le traitement dépend du nerf comprimé et de l'endroit où se fait la compression, et repose sur l'infiltration de stéroïdes au site de compression et, dans certains cas, par décompression chirurgicale.

L'œdème représente un phénomène chronique en rapport avec l'incapacité de la musculature de participer au maintien hémodynamique. Dans ce cas, le port de bas de soutien représente le traitement le plus efficace.

Les effets de l'exercice sur la faiblesse musculaire restent à ce jour l'objet de débats. Certaines études suggèrent qu'un excès d'exercice pourrait aggraver la faiblesse musculaire. Cependant, il n'existe pas d'étude scientifique ayant répondu de manière catégorique à cette question. Le degré d'activité physique est fonction de la gravité de la faiblesse musculaire. Ainsi, il faut éviter les efforts violents lorsque la faiblesse musculaire est grave. Par contre, lorsque la faiblesse musculaire est modérée, l'activité physique peut être utile afin de maintenir les muscles moins touchés par la maladie. Enfin, il faut savoir que certains médicaments ont une toxicité pour les nerfs et peuvent être dangereux pour les sujets atteints de CMT.

Aspect génétique

La maladie de Charcot-Marie-Tooth est un exemple d'hétérogénéité génétique. L'hétérogénéité génétique signifie que différentes mutations localisées dans des gènes différents (habituellement sur des chromosomes différents) produisent les mêmes manifestations cliniques. Le tableau 4.3 résume les différentes anomalies génétiques identifiées et responsables des principales formes de la maladie. Dans certains cas, les analyses génétiques mettent en évidence une mutation chez un enfant atteint de la maladie de Charcot-Marie-Tooth, alors que les analyses effectuées chez les parents ne décèlent aucune anomalie. Cela signifie que les parents ne sont pas porteurs de la mutation et que celle-ci s'est produite chez le fœtus pour une raison inconnue. On parle alors de formes sporadiques.

Approche de réadaptation

La maladie de Charcot-Marie-Tooth est donc une maladie dont les signes et les symptômes cliniques varient beaucoup, non seulement selon le type d'atteinte, mais également selon chaque individu.

Dans la plupart des cas, la maladie évolue lentement au plan de la motricité globale et, le plus souvent, la marche est préservée. Lorsque l'atteinte est sévère, l'évolution de la maladie oblige les gens à utiliser des aides à la mobilité pour se déplacer, comme le triporteur ou le fauteuil roulant manuel, surtout sur de longues distances. Quand la faiblesse musculaire et la

Type	Transmission	Chromosome	Nom du gène défectueux	Tests génétiques disponibles
CMT1				
CMT1A	Dominante	17	PMP22	Oui
CMT1B	Dominante	1	P0	Oui
CMT1C	Dominante	?	?	Non
CMT1D	Dominante	10	EGR2	Oui
CMT1E	Dominante		?	Non
CMT2				
CMT2A	Dominante	1	Kif-1B	Non
CMT2B	Dominante	3	RAB-7	Non
CMT2C	Dominante	12	?	Non
CMT2D	Dominante	7	GARS	Non
CMT2E	Dominante	8	NF-L	Oui
CMT2F	Dominante	7	?	Non
CMT3	Dominante	17	PMP22	Oui
	Dominante	10	EGR2	Oui
	Récessive	19	Periaxine	Oui
CMT4				
CMT4A	Récessive	8	GADP1	Non
CMT4B1	Récessive	11	Myotubularine	Non
CMT4B2	Récessive	11	SBF2	Non
CMT4C	Récessive	5	?	Non
CMT4D	Récessive	8	NDRG1	Non
CMT4E	Récessive	10	EGR-2	Oui
CMT4F	Récessive	19	PRX	Oui
CMTX	Liée au sexe	X	Connexine 32	Oui

Tableau 4.3

Classification génétique des principales formes de la maladie de Charcot-Marie-Tooth. Dans les formes dominantes, le gène défectueux domine le gène normal et il suffit d'avoir un gène malade pour développer la maladie. Donc la maladie ne saute pas de génération. Dans les maladies à transmission récessive, le gène normal domine le gène défectueux et, pour développer la maladie, le sujet doit avoir deux gènes défectueux, hérités l'un de son père et l'autre de sa mère. Dans ce cas, les parents sont porteurs mais n'ont pas les signes de la maladie. C'est dans ces cas que l'on observe un saut de génération. Dans un certain nombre de cas, le chromosome sur lequel se trouve le gène défectueux a été identifié mais pas le gène défectueux. Dans d'autres cas, le chromosome n'est pas encore identifié. Dans ces deux conditions, il n'existe pas de test génétique.

diminution de la sensibilité sont peu marquées, les autres activités motrices sont moins affectées. Par contre, quand ces manifestations sont plus prononcées, la personne atteinte présente souvent des problèmes d'équilibre qui l'empêchent d'être à l'aise dans certaines activités. Plusieurs personnes compensent l'insensibilité de leurs pieds en attaquant fortement le sol avec la plante du pied, ce qui modifie leur démarche.

Sur le plan musculosquelettique, on note une faiblesse musculaire plus prononcée aux membres inférieurs qu'aux membres supérieurs, et l'atrophie des muscles provoque la déformation des pieds et des mains. Cette manifestation varie selon le degré de faiblesse musculaire et selon le type d'atteinte. Parfois une déformation en « pieds creux » nécessite le port de semelles plantaires afin de favoriser un meilleur appui et d'optimiser le confort. L'instabilité des chevilles, liée à la faiblesse des muscles qui entourent l'articulation, peut nécessiter le port de chevillères ou encore d'orthèses tibiales afin de contrer le risque élevé d'entorse chez les sujets atteints. Ces orthèses aident à retenir le pied tombant. Parfois, les déformations des pieds nécessitent également un recours à la chirurgie. Une scoliose peut se développer, mais le plus souvent elle est peu prononcée. On rapporte fréquemment des maux de dos qui peuvent être traités de façon classique en physiothérapie ou avec des anti-inflammatoires.

On observe souvent une diminution de la force musculaire et de la sensibilité en distal au niveau des membres supérieurs. Il y a également plusieurs personnes atteintes qui mentionnent des épisodes de crampes dans les mains. Cela oblige la personne atteinte de la maladie de CMT à se stabiliser ou à compenser lorsqu'elle effectue certaines tâches. Par exemple, l'enfant atteint est obligé, à cause du manque de sensibilité, d'appliquer une forte pression sur son crayon quand il écrit.

Même lorsque l'atteinte est bénigne, il ne faut pas sous-estimer les efforts que la personne doit fournir. Souvent, ses difficultés ne sont pas assez apparentes pour être associées automatiquement à une maladie, et elles sont plutôt perçues comme une maladresse ou de la nonchalance. L'enfant ou l'adolescent atteint veut lui-même prouver qu'il est comme les autres, même s'il se sent différent. Le développement d'une bonne image de soi est parfois affectée par son incapacité à réaliser certaines activités aussi bien que ses camarades (des sports chez le jeune garçon) et l'impact de la maladie sur l'apparence physique (malformations des pieds, tremblements), qui compte tellement à l'adolescence, entraîne souvent un repli sur soi nuisant à la socialisation.

Lorsque l'atteinte est sévère, le processus d'adaptation psychologique se rapproche de celui des jeunes présentant des maladies neuromusculaires rapidement évolutives. Les pertes sont nombreuses, ce qui entraîne des situations de handicap et provoque des réactions de colère et de tristesse. Le fait de songer qu'on va utiliser un jour un fauteuil roulant suscite beaucoup d'anxiété et s'accompagne généralement de déni.

Compte tenu de l'hétérogénéité des manifestations de la maladie, deux enfants de la même famille peuvent présenter des atteintes très variables, ce qui risque d'alimenter l'inquiétude et d'accroître l'ambivalence dans les relations fraternelles.

Dans les formes à transmission dominante, la présence de la maladie chez le parent est parfois une source de préoccupation pour l'enfant qui voit l'impact des limites à l'âge adulte.

L'expérience de la douleur s'accompagne d'une souffrance psychologique qui, si elle n'est pas soulagée, provoque souvent de l'irritabilité et un sentiment de détresse.

Environnement

En ce qui a trait au domicile, si l'atteinte est sévère, il faut modifier progressivement l'environnement afin de le rendre accessible et adapté aux besoins du jeune, et cela dans le but de favoriser l'autonomie et la fonction dans son milieu de vie. Bien souvent, le jeune ne rencontre pas de grandes difficultés, mais on lui facilite les choses quand il y a le moins d'escaliers possible. On recommande fréquemment des barres d'appui pour accéder à la baignoire.

Pour se rendre à l'école, on fera appel au transport régulier en autobus scolaire, à l'autobus adapté ou au transport en taxi selon l'importance de l'atteinte.

Dans le milieu scolaire, il est recommandé que le jeune atteint de CMT participe aux cours d'éducation physique et aux activités de loisirs en fonction de ses capacités. Pour développer un sentiment de compétence, il doit trouver des activités dans lesquelles il peut réussir aussi bien que ses camarades. Pour faciliter l'adaptation du jeune atteint de CMT, il est important de demander aux intervenants de l'école de tenir compte de sa condition physique. Ses limitations peuvent nécessiter des aménagements dans les déplacements et, bien entendu, dans les cours d'éducation physique. Pour éviter au jeune d'avoir à transporter ses livres de l'école à la maison, on suggère de les lui procurer en double.

L'atteinte au niveau des mains oblige parfois à utiliser des stratégies et des outils particuliers pour effectuer certaines tâches, comme ouvrir des pots ou attacher ses boutons. Ces atteintes ont aussi un effet sur l'écriture : prise inhabituelle du crayon, lenteur et fatigabilité pouvant nécessiter du temps supplémentaire aux examens, des mesures de soutien quand il ou elle prend des notes (on photocopiera les notes du professeur ou d'un autre élève). Il faut être souple dans l'évaluation de la calligraphie et même de la propreté des cahiers, car il peut y avoir hypersudation des mains. Il est également souhaitable d'initier l'enfant à l'ordinateur dès le jeune âge afin de lui permettre d'utiliser ultérieurement cet outil et de suivre le rythme de plus en plus rapide des études.

À l'adolescence, il faut tenir compte de l'impact de la maladie dans l'orientation professionnelle.

Au plan des relations interpersonnelles, la maladie n'entraîne pas directement de limitations dans les habiletés à établir des relations avec les autres. Toutefois, celles-ci peuvent être compliquées du fait que l'enfant ou l'adolescent ne peut faire certaines activités aussi aisément que ses camarades. Il faut donc être vigilant afin de lui éviter de se retrouver isolé socialement.

Même quand la maladie n'est pas très invalidante, il ne faut pas hésiter à demander un soutien psychothérapeutique au besoin, car le jeune est confronté tous les jours à ses limitations.

La neuropathie sensitivomotrice héréditaire avec ou sans agénésie du corps calleux

▼

Introduction

La neuropathie sensitivomotrice héréditaire avec agénésie du corps calleux (NSMH/ACC), également connue sous le nom d'agénésie du corps calleux avec polyneuropathie (ACCPN) ou de syndrome de Andermann, est une maladie à transmission autosomique récessive à début précoce. Elle est caractérisée par un retard de développement moteur, une atteinte cognitive, un dysmorphisme (palais ogival, syndactylie), une hypotonie, une atrophie des muscles qui prédomine dans la partie distale des membres, une aréflexie, une polyneuropathie sensitivomotrice et un degré variable d'agénésie du corps calleux. La NSMH/ACC se distingue des autres neuropathies héréditaires par le degré généralement plus sévère de la polyneuropathie et l'association avec une anomalie du système nerveux central. Le gène responsable de cette maladie a été récemment identifié.

Épidémiologie générale et au Québec

La NSMH/ACC se retrouve principalement dans deux régions du nord-est du Québec, soit le Saguenay-Lac-Saint-Jean (SLSJ) et le comté de Charlevoix. Dans ces régions du Québec, on observe une incidence de la maladie de 1/2 117 naissances et un taux de porteur de 1/23 habitants. Un effet fondateur explique cette prédominance régionale. En reconstruisant la généalogie des familles atteintes, on arrive à la conclusion que l'origine de cet effet fondateur découle probablement de colons venus de France au XVIIe siècle (régions du Poitou et de Perche) qui se sont installés initialement dans la région de Charlevoix et qui ont migré au début du XIXe siècle au Saguenay-Lac-Saint-Jean. Récemment, des études génétiques ont apporté les preuves définitives de cet effet fondateur. Curieusement, à ce jour, aucun patient atteint de cette maladie n'a été identifié en France. Cependant, l'analyse génétique a permis d'identifier et de confirmer deux cas en dehors du Québec, l'un d'origine italienne et l'autre d'origine turque.

Présentation clinique et évolution

C'est le docteur Gérald Leblanc qui a décrit pour la première fois cette maladie en 1966, en identifiant un syndrome héréditaire caractérisé par l'agénésie du corps calleux et présent surtout dans la région du Saguenay-Lac-Saint-Jean. Par la suite, les caractéristiques cliniques de la NSMH/ACC ont été plus amplement décrites par Anderman et ses collaborateurs ainsi que par Larbrisseau et son équipe. Nous avons résumé au tableau 4.4 les caractéristiques cliniques décrites par Mathieu et collaborateurs chez 64 patients atteints âgés de 2 à 34 ans: ptose palpébrale ou chute des paupières (59 %), paralysie du regard vertical (30 %), asymétrie faciale (34 %), aréflexie tendineuse (100 %), hypotonie (36 %), amyotrophie (86 %), tremblement des membres supérieurs (25 %), convulsions (17 %), scoliose (86 %), brachycéphalie (16 %), palais ogival (39 %), syndactylie partielle du deuxième et troisième orteil (8 %).

Au point de vue de l'évolution clinique, la maladie se caractérise par un âge moyen de début de la marche à 3,8 ans, une perte de l'autonomie ambulatoire en moyenne à 13,8 ans, et un âge moyen de début de scoliose à 10,4 ans. L'âge moyen de décès se situe vers 33 ans. À noter que l'évolution clinique des cas identifiés à ce jour en dehors du Québec ne semble pas différente de ceux identifiés au Québec.

Chez les patients atteints de la NSMH/ACC, les fonctions cérébrales sont souvent atteintes: 49 % des cas présentent un léger retard mental, 40 % un retard moyen et 4 % un retard sévère. On observe aussi que 39 % des patients développent des épisodes psychotiques vers l'âge de 15 ans. Ces épisodes sont souvent difficiles à contrôler et sont caractérisés par des délires paranoïdes, des états dépressifs et des hallucinations visuelles ou auditives.

CARACTÉRISTIQUES DE LA NSMH/ACC CHEZ LES PATIENTS QUÉBÉCOIS

A) Caractéristiques cliniques

Traits dysmorphiques
- Hypertélorisme (léger)
- Syndactylie des 2e et 3e orteils
- Brachycéphalie
- Palais ogival
- Superposition du 1er orteil

Fonctions cognitives
- Retard intellectuel léger à modéré
- Début des « épisodes psychotiques » habituellement à l'adolescence

Nerfs crâniens
- Ptose palpébrale (symétrique ou asymétrique)
- Parésie/plégie faciale (symétrique ou asymétrique, parfois associée à une hémiatrophie faciale)
- Ésotropie ou exotropie (causés par une combinaison variable de paralysies occulomotrices)
- Paralysie du regard vertical
- Nystagmus horizontal

Fonctions motrices
- Faiblesse musculaire progressive des membres, tant distale que proximale
- Hypotonie qui apparaît invariablement en jeune âge
- Début de la marche avec une marchette entre 2 et 5 ans
- Utilisation d'un fauteuil roulant entre 12 et 16 ans
- Tremblements diffus des membres
- Absence de réflexes ostéotendineux depuis la naissance

Fonctions sensitives
- Atteinte modérée de toutes les modalités depuis l'enfance

Autres manifestations
- Scoliose
- Atteinte pulmonaire restrictive
- Convulsions (peu fréquentes)

B) Investigation

Ponction lombaire
- Élévation fréquente mais légère des protéines

Conductions nerveuses et électromyogramme
- Potentiels sensitifs invariablement absents dès la petite enfance (sural, médian, cubital)
- Variabilité importante dans les vitesses de conduction motrices (médian, cubital, tibial)
- Fibrillations

EEG
- Normal ou ralentissement focal ou diffus non spécifique

Imagerie
- Agénésie complète ou partielle du corps calleux ou imagerie entièrement normale
- Chez les sujets âgés, parfois présence d'atrophie corticale ou cérébelleuse

Biopsie surale ou biopsie musculaire
- Diminution du nombre de fibres myélinisées
- Signes de perte axonale
- Axones gonflés avec une densité réduite de neurofilaments à la microscopie électronique
- Atteinte secondaire à la dénervation à la biopsie musculaire

Autopsie
- Présence d'axones gonflés en abondance dans les nerf crâniens (3e et 7e plus particulièrement), ainsi que dans les racines dorsales et ventrales de la moelle
- Atteinte du corps calleux
- Gonflements axonaux sporadiques dans la substance blanche sous-corticale

Tableau 4.4

Diagnostic et traitement médical

Le diagnostic est basé sur la présentation clinique, en combinaison avec les études des vitesses de conduction des nerfs sensitifs et moteurs, l'imagerie médicale et un test génétique confirmant la mutation du gène de la NSMH/ACC. Dans les régions à forte incidence, comme le nord-est du Québec (SLSJ et Charlevoix), le diagnostic doit être envisagé de façon prioritaire pour tout enfant qui présente, dans ses premières années de vie, un retard du développement moteur avec une hypotonie et une aréflexie. Dans les régions à faible incidence, une attention particulière doit être portée à la constellation des symptômes ainsi qu'à l'origine géographique des parents (SLSJ et région de Charlevoix) ou encore à une histoire familiale de la maladie.

Les études électrophysiologiques montrent une certaine variabilité quant aux vitesses de conduction motrices (16-57 m/s), mais les potentiels sensitifs sont toujours absents, même en bas âge. L'électromyographie montre souvent des fibrillations et des potentiels moteurs anormaux dans certains muscles distaux, anomalies qui caractérisent les polyneuropathies.

Pour documenter l'atteinte au système nerveux central, on peut effectuer soit une imagerie par résonance magnétique (IRM), soit une tomodensitométrie (TDM). L'IRM montre de façon beaucoup plus précise les structures touchées, mais requiert plus de coopération de la part du patient. L'atteinte au système nerveux central est variable puisqu'on retrouve une imagerie normale chez environ le tiers des patients, alors que les deux tiers présentent une agénésie partielle ou complète du corps calleux. Mathieu et collaborateurs ont effectué des TDM sur 64 patients atteints de la NSMH/ACC, observant une agénésie du corps calleux complète dans 58 % des cas, partielle dans 9 % des cas et ne notant aucune agénésie dans 33 % des cas. Malheureusement, nous n'avons pas de données équivalentes pour l'IRM.

La pathologie a été revue par Carpenter dans un rapport publié de deux autopsies. On y décrit, en plus de l'agénésie du corps calleux, une petite quantité de gonflements axonaux dans la substance blanche cérébrale. Toutefois, il ne semble y avoir aucun signe d'atrophie corticale ou d'atteinte de la corne antérieure de la moelle épinière. Dans les 3e et 7e nerfs crâniens ainsi que dans les racines ventrales et postérieures de la moelle épinière, on retrouve une grande quantité d'axones gonflés. Par ailleurs, la biopsie du nerf sural montre à l'occasion quelques axones gonflés. La NSMH/ACC présente des caractéristiques pathologiques semblables à celles des dystrophies neuroaxonales et des neuropathies à axones géants, sans cependant montrer, en microscopie électronique, d'accumulation d'organelles atypiques ou de neurofilaments. En général, la biopsie nerveuse n'est pas très utile au diagnostic de la NSMH/ACC, car elle est souvent négative et relativement peu spécifique.

Il n'y a aucun traitement curatif, à l'heure actuelle, qui puisse ralentir l'évolution de la maladie. Par contre, plusieurs mesures peuvent améliorer la qualité de vie de l'enfant et sa famille. Le suivi des patients requiert une approche multidisciplinaire impliquant le neurologue, le psychiatre, l'orthopédiste, le généticien, et les professionnels de réadaptation (physiothérapie, ergothérapie, orthophonie et service psychosocial).

Aspect génétique et pathophysiologique

Le gène responsable de la NSMH/ACC a été identifié récemment. Howard et ses collaborateurs ont démontré que 64 % des patients québécois atteints partageaient le même haplotype sur le chromosome 15 (l'haplotype est un segment de chromosome délimité par des marqueurs génétiques et qui peut être partagé par un groupe d'individus possédant des souches ancestrales communes). Une étude des gènes candidats présents dans ce segment du chromosome 15 a démontré que tous les patients atteints présentaient une mutation ponctuelle de l'exon 18 du gène SLC12A5 codant pour le canal potassique KCC3. De plus, deux cas ne venant pas du Québec, mais présentant des caractéristiques cliniques très semblables à celles des patients québécois, ont aussi montré une mutation ponctuelle du gène SLC12A5, quoique sur des exons différents.

La recherche de mutations dans le gène SLC12A5 codant pour le canal potassique KCC3 est relativement simple. Elle nécessite l'amplification d'un seul exon, étant donné qu'une seule mutation est présente dans la population canadienne-française. Ainsi, on peut facilement établir le diagnostic d'un patient atteint ou confirmer le statut de porteur du gène muté d'un parent dans un cadre de conseil génétique. Puisque la NSMH/ACC est une maladie à transmission autosomique récessive, le risque d'avoir un enfant atteint est de 25 % à chaque grossesse lorsque chaque parent est porteur d'une copie du gène muté. Les patients atteints, eux, possèdent deux copies du gène muté.

À l'heure actuelle, le rôle du KCC3 dans la pathophysiologie de la NSMH/ACC n'est pas bien défini. De façon générale, le KCC3 est un canal ionique qui agit comme cotransporteur K+-Cl-. La fonction cellulaire du KCC3 est controversée, certaines données suggérant un rôle dans la prolifération et la mort cellulaires, d'autres suggérant un rôle dans la régulation des concentrations ioniques. Afin de mieux comprendre la pathophysiologie de la maladie, on a créé un modèle animal à l'aide de souris transgéniques. Dès l'âge de deux semaines, les souris avaient une dysfonction locomotrice marquée avec incoordination et faiblesse des membres, et l'analyse des fonctions cognitives supérieures montrait une diminution des fonctions exploratrices. Par ailleurs, des études anatomiques du cerveau et de la moelle épinière n'ont montré aucune anomalie chez les souris atteintes. L'étude des nerfs périphériques a révélé la présence d'un grand nombre d'axones gonflés recouverts d'une fine couche de myéline, anomalies qui sont semblables à celles ayant été identifiées chez l'humain.

Approche de réadaptation

La faiblesse musculaire généralisée, associée à l'hypotonie, est présente dès la première année de vie. La faiblesse musculaire n'est pas homogène, ce qui entraîne des asymétries dans les articulations, qui se manifestent par de nombreuses rétractions musculaires.

Aux membres supérieurs, on note un flexum des coudes (perte d'extension) et une perte de mobilité dans les poignets. Avec l'évolution de la maladie, on note une perte de mobilité aux épaules.

Pour ce qui est des membres inférieurs, la première déformation ou contracture observée se produit aux chevilles. La faiblesse des releveurs des pieds se manifeste par un pied tombant et entraîne une rétraction sévère des tendons d'Achille.

On observe souvent une déformation des membres inférieurs en coup de vent. Les limites articulaires aux genoux et aux hanches sont plus évidentes lorsque le jeune arrête de marcher.

L'aggravation de la faiblesse musculaire, en plus de provoquer des contractures, entraîne progressivement des pertes fonctionnelles prononcées. L'utilisation d'orthèses pour les pieds s'avère rapidement nécessaire afin de prolonger la marche et d'éviter des déformations douloureuses. Aux membres supérieurs, on a souvent recours à des orthèses de repos qui, en ralentissant l'évolution des contractures, permettent une fonction optimale des membres supérieurs.

Afin de maximiser la fonction musculaire, il faut le plus possible diminuer les contractures. Un programme régulier d'assouplissement, parfois complété par un suivi en physiothérapie ou en ergothérapie, permet de diminuer l'impact fonctionnel de ces raideurs.

La condition respiratoire est également altérée. On favorisera donc toute forme d'exercice respiratoire.

Avec l'évolution de la maladie, la marche autonome devient de plus en plus difficile. Pour tous les déplacements debout, la personne atteinte de NSMH/ACC doit faire de grands efforts associés à une dépense d'énergie accrue.

Pendant les premières années, l'utilisation d'une marchette ou de cannes permet une autonomie de la marche sur de courtes distances, qu'il faut maintenir le plus longtemps possible. Cependant, sur les longues distances, le jeune a besoin d'une aide supplémentaire. Le choix optimal peut se faire avec l'aide de l'équipe multidiciplinaire. En effet, plusieurs facteurs sont à considérer. Le plus souvent on utilise le triporteur et le fauteuil roulant manuel. Dans les premiers stades de la maladie, une bicyclette adaptée peut s'avérer une option intéressante. L'utilisation d'un fauteuil roulant motorisé, qui devient souvent incontournable avec l'évolution de la maladie, rend nécessaire l'acquisition d'une camionnette adaptée ou le recours au transport adapté.

Pour ce qui est du rachis, la scoliose est la déformation la plus fréquente chez les enfants atteints de cette maladie et l'utilisation d'un corset est souvent nécessaire.

L'alimentation ne pose pas de problème en bas âge. Cependant, l'aggravation de la faiblesse musculaire finit par rendre nécessaire l'utilisation d'aides techniques pour favoriser l'autonomie. Pour manger, on favorise des ustensiles plus légers ou une surélévation de la surface utilisée. À long terme, la personne atteinte de cette maladie pourra avoir besoin d'une autre personne. Les ergothérapeutes sont les professionnels les mieux habilités à évaluer cette fonction et à guider les parents dans le choix d'aides techniques appropriées.

La qualité de sommeil peut être perturbée chez les toutpetits et parfois les enfants plus âgés présentent des peurs et de l'anxiété qui entraînent des troubles du sommeil. Des perturbations peuvent également être causées par les difficultés de retournement ou par l'inconfort relié aux contractures. L'utilisation d'un surmatelas ou d'un lit électrique contribue à l'autonomie et au confort. À l'occasion, les parents doivent aider leur enfant à se retourner la nuit, ce qui a certainement des conséquences sur la qualité de leur propre sommeil. Cette dépendance est souvent un obstacle majeur à l'intégration d'un jeune adulte en appartement. C'est pourquoi il faut, le plus possible et dès le jeune âge, favoriser l'autonomie sur ce plan.

Avec l'évolution de la maladie, l'autonomie dans les soins personnels nécessite l'utilisation d'un équipement adapté à la condition de chacun. Des aides techniques, comme un lève-personne, sont disponibles pour faciliter l'accès au bain et à la toilette, pour l'habillage et le déshabillage. Cependant, plus la condition se détériore, plus une aide « humaine » est nécessaire.

L'accès au domicile est d'une importance capitale. En effet, comme la marche est difficile, il faut éviter le plus possible les niveaux multiples. Les escaliers sont toujours un obstacle. Jeune, l'enfant peut parvenir à monter à quatre pattes, ce qu'il ne parvient plus à faire en vieillissant. Un domicile adapté à la condition du jeune lui permet de développer son autonomie et de participer pleinement à la vie familiale. Des subventions peuvent être obtenues afin de rendre l'habitation la plus accessible possible. On peut également utiliser de l'équipement spécialisé.

Pour la communication orale, on voit souvent des difficultés dans l'acquisition du langage et dans l'expression verbale, souvent associées aux limites cognitives ; on recommande alors une consultation en orthophonie. La communication écrite peut être compliquée par une lenteur d'exécution reliée à une faiblesse aux mains; l'ordinateur devient alors un outil intéressant.

La plupart des enfants atteints de cette maladie présentent des limites cognitives plus ou moins prononcées. Dès la petite enfance, on observe un retard global des acquisitions qui ne s'explique pas uniquement par les limites motrices. Le développement du langage, entre autres, se fait à un rythme ralenti. Avec le temps, l'écart dans les acquis s'accentue par rapport aux enfants du même âge, ce qui a des conséquences sur les résultats à l'école.

Une évaluation à l'aide de tests psychométriques permet d'identifier la nature des limites, des forces et des faiblesses au plan cognitif. En général, on note une capacité d'attention et de concentration moindre, ainsi que des difficultés à synthétiser, à généraliser et à manipuler des concepts abstraits. Pour plusieurs, les activités scolaires consistent simplement à apprendre à lire et à faire les opérations de base en mathématiques. Pour bien répondre aux besoins du jeune, en classe comme ailleurs, il ne faut pas seulement prendre en considération ses résultats, mais surtout être attentifs à ses facultés d'adaptation, c'est-à-dire voir comment il se comporte avec son environnement dans le quotidien et quel est son niveau d'indépendance personnelle, ce qui ne correspond pas nécessairement au niveau académique.

L'école doit offrir des services adaptés aux limites physiques et cognitives de chaque élève. Pour l'enfant atteint de NSMH/ ACC, cela signifie principalement de s'assurer de la sécurité dans les déplacements, de tenir compte des difficultés à l'écriture, d'apporter l'aide nécessaire pour l'habillage, la toilette et les repas, et d'adopter des mesures pédagogiques adaptées aux différents niveaux de fonctionnement intellectuel.

Un plan d'intervention personnalisé, réalisé par les intervenants du milieu scolaire en collaboration avec les parents et tenant compte des recommandations du centre de réadaptation, devrait définir les modalités de soutien (par exemple, de l'accompagnement, de l'orthopédagogie, des classes ou des écoles spécialisées) pour assurer une bonne adaptation scolaire.

Les enfants qui présentent une déficience intellectuelle ont besoin de beaucoup de stimulations pour apprendre. C'est

pourquoi les éducateurs spécialisés s'avèrent des ressources intéressantes, que ce soit comme soutiens dans le milieu familial
ou encore pour aider l'intégration à la garderie, à l'école ou
dans des activités de loisir. Cela permet de favoriser les relations
personnelles, car le jeune apprécie les activités de groupe. La
référence à un centre de réadaptation en déficience intellectuelle
est donc un complément aux services offerts en réadaptation
physique.

L'enfant atteint de NSMH/ACC manifeste généralement de
bonnes habiletés d'attachement : il exprime beaucoup d'affection pour ses proches et a le goût d'établir des liens avec les
autres. Cependant, plusieurs jeunes présentent un niveau élevé
d'anxiété qui se manifeste par des peurs ou par une intolérance
aux changements. Des altérations du comportement peuvent
également survenir à l'adolescence, résultant de troubles psychotiques qui apparaissent chez un tiers des patients et qui
nécessitent une référence en pédopsychiatrie.

Le fait d'organiser la vie familiale en tenant compte des
nombreux besoins est un défi de taille et demande beaucoup
d'adaptation de la part des parents et des autres membres de la
famille. Il ne faut donc pas hésiter à recourir aux ressources
psychosociales et aux services de la collectivité pour permettre
à chacun, compte tenu de sa situation particulière, de trouver
une façon de vivre qui soit satisfaisante et originale.

SYNDROME DE GUILLAIN-BARRÉ ET NEUROPATHIES INFLAMMATOIRES CHRONIQUES

▼

Définition et incidence

Les neuropathies inflammatoires sont des neuropathies acquises (et non héréditaires) qui affectent la myéline par un processus auto-immun, c'est-à-dire par une réaction de défense ou immunologique anormale, qui se traduit par la production d'anticorps dirigés contre ses propres tissus ou organes. La myéline est la couche d'isolant qui recouvre les nerfs périphériques. Elle améliore la vitesse de transmission de l'influx électrique du nerf jusqu'au muscle, afin de permettre une contraction musculaire efficace. Dans la forme aiguë ou syndrome de Guillain-Barré, il y a souvent, au préalable, une histoire d'infection virale récente (rhume, gastroentérite), alors que dans la forme chronique, le processus immunologique anormal forme des anticorps contre la myéline, sans raison connue. Le syndrome de Guillain-Barré affecte plus particulièrement le nerf à son origine, qui est située près de la moelle épinière (racines nerveuses), alors que l'atteinte chronique se manifeste par une neuropathie inflammatoire démyélinisante plus diffuse (par perte de la myéline), qui touche soit tout le nerf, soit des segments du nerf. Ce phénomène de démyélinisation segmentaire peut aussi être observé dans le syndrome de Guillain-Barré.

Les neuropathies inflammatoires chez l'enfant sont relativement rares. Des études récentes permettent d'évaluer que l'incidence du syndrome de Guillain-Barré chez les individus de moins de 15 ans se situe entre 0,38 et 1,5 cas sur 100 000 de population. Cette maladie est nettement plus fréquente chez les adultes et son incidence augmente avec l'âge : selon une étude américaine, l'incidence du syndrome de Guillain-Barré serait de 3 cas sur 100 000 de population, enfants et adultes confondus, alors que cette incidence est de 8,6 sur 100 000 de population chez les personnes âgées de 70 à 79 ans. Les neuropathies inflammatoires chroniques sont plus rares et leur incidence chez l'enfant est estimée à 0,4 cas sur 100 000 de population.

Le syndrome de Guillain-Barré

La forme la plus commune de Guillain-Barré est la forme démyélinisante. Il existe aussi une forme axonale, c'est-à-dire une forme qui touche les axones ou filaments du nerf lui-même, sans affecter la myéline. Cette dernière a été rapportée surtout en Chine et semble survenir après le contact avec des poulets infectés par un virus. Les symptômes de la forme axonale sont similaires mais souvent plus sévères que ceux de la forme démyélinisante.

Présentation clinique

Le patient atteint d'un syndrome de Guillain-Barré se présente avec une faiblesse ascendante qui commence dans les pieds, progresse rapidement vers le haut et peut même atteindre les muscles respiratoires et faciaux. Cette atteinte a d'ailleurs été décrite, initialement, sous le terme de paralysie ascendante de Guillain-Barré. Cette faiblesse musculaire s'installe rapidement : elle devient maximale en moins de deux semaines chez les trois quarts des enfants et en moins d'un mois chez tous les patients atteints. Outre la faiblesse musculaire, l'un des signes très caractéristiques de cette maladie est l'absence de réflexes ostéotendineux, phénomène que l'on observe quasi invariablement dans les maladies des nerfs. Par ailleurs, la sévérité de la faiblesse et de ses conséquences fonctionnelles est variable. Deux études récentes rapportent respectivement que 22,5 % et 26 % des patients avaient un atteinte légère et demeuraient capables de marcher sans aide. Par contre, dans chacune de ces deux études, 16 % des enfants avaient une faiblesse musculaire sévère qui touchait tous les muscles, incluant les muscles nécessaires à la respiration. Ces enfants ont donc dû être intubés et ventilés artificiellement par une machine.

Chez le jeune enfant, on observe fréquemment de grandes douleurs musculaires. Dans une étude faite à l'Hôpital Sainte-Justine, on a observé des phénomènes douloureux associés à la faiblesse musculaire chez 23 des 29 enfants âgés de moins de six ans, admis pour un syndrome de Guillain-Barré. Dans bon nombre de cas, le tableau douloureux a confondu les médecins, et chez 11 de ces 29 enfants, le diagnostic de syndrome de Guillain-Barré n'a été fait qu'après une semaine d'évolution ou plus. Le patient peut aussi rapporter des paresthésies, c'est-à-dire se plaindre d'engourdissements ou de fourmillements dans les extrémités, quoiqu'un déficit de la sensibilité soit rare.

Diagnostic

L'évolution rapide des symptômes est une des caractéristiques de cette maladie. Le diagnostic se fait généralement à partir de l'histoire d'une infection virale récente (une à deux semaines), de la présence d'une faiblesse musculaire associée à l'absence de réflexes et, fréquemment, à des douleurs des membres.

Les études électrophysiologiques permettent habituellement de confirmer ce diagnostic en démontrant un ralentissement des conductions nerveuses, c'est-à-dire de la vitesse à laquelle le nerf répond à un stimulus électrique. Ces études démontrent aussi, très souvent, une anomalie dans les réflexes de la moelle épinière, qui sont évalués par l'étude de l'onde F ou du réflexe H. Au cours des premiers jours ou des premières semaines suivant l'apparition de la maladie, les études de vitesse de conduction sont souvent normales, et c'est parfois uniquement des anomalies de l'onde F ou du réflexe H qui permettent de soutenir le diagnostic clinique de syndrome de Guillain-Barré.

Une ponction lombaire peut aussi être utile pour le diagnostic et elle montre une augmentation de la concentration des protéines, parfois prononcée, dans le liquide céphalorachidien.

Traitement et évolution

Le syndrome de Guillain-Barré est une pathologie qui s'améliore d'elle-même et on s'entend pour considérer qu'il n'est pas nécessaire de donner de traitement médical lorsque l'atteinte fonctionnelle est légère, c'est-à-dire dans 20 à 25 % des cas. Chez la majorité des patients, il est donc nécessaire de procéder à un traitement médical, ce qui permet de hâter la récupération. Chez l'adulte, il existe deux formes de traitement qui donnent des résultats assez similaires : la plasmaphérèse et l'injection de gammaglobulines. La plasmaphérèse est une approche qui consiste à filtrer le sang du patient pour en retirer les anticorps qui circulent et qui sont dirigés contre la myéline. Cette approche constituait jusqu'à récemment le traitement de choix dans cette pathologie. Des études ont cependant démontré que l'utilisation de gammaglobulines est tout aussi efficace. De plus, la plasmaphérèse est plus difficile à réaliser chez l'enfant et surtout chez le jeune enfant, car elle nécessite plus de manipulations invasives, comme la pose d'un cathéter central. Finalement, la plasmaphérèse n'est pas disponible dans tous les établissements de santé.

Cela explique pourquoi l'injection de gammaglobulines est le traitement le plus approprié chez les enfants qui présentent un syndrome de Guillain-Barré. Il s'agit d'un traitement intraveineux qui, en principe, permet d'enlever ou de freiner la production d'anticorps circulants. Les gammaglobulines sont données sur une période qui varie de deux à cinq jours. Elles ralentissent la symptomatologie et la durée des symptômes, et permettent donc une récupération plus rapide. Il y a cependant des cas qui progressent malgré le traitement aux gammaglobulines, et celui-ci doit alors être répété.

Le pronostic de récupération est nettement meilleur chez l'enfant que chez l'adulte. Dans les deux études que nous mentionnions précédemment et qui portaient respectivement sur 175 et 31 patients, aucun des enfants atteints n'a présenté de perte permanente ou prolongée de la marche. Dans la première étude, les auteurs rapportent une récupération complète chez 98 (ou 92,5 %) des 106 patients qui ont été suivis à long terme et, chez les huit autres enfants, des séquelles de légères à modérées. Dans l'autre étude, réalisée à Toronto, tous les enfants qui ont été suivis après leur épisode de Guillain-Barré, en moyenne durant 5,3 ans, ont eu une évolution favorable et aucun n'a présenté de déficit permanent sur le plan fonctionnel. Cependant, 27 % d'entre eux rapportaient des symptômes subjectifs sous forme de fatigabilité (12 %), de douleurs musculaires à l'effort (7,5 %) ou d'incoordination motrice légère (7,5 %). De plus, on a observé une certaine faiblesse, touchant au moins un groupe musculaire, chez 23 % de ces enfants. Il est intéressant de noter que même plusieurs années après l'épisode aigu, les réflexes ostéotendineux demeuraient absents ou diminués chez 27 % des patients, même si cette anomalie notée à l'examen neurologique n'a aucune signification clinique défavorable. Aucun enfant n'est décédé. La récupération a généralement été assez rapide, avec en moyenne un retour au fonctionnement normal en deux mois. Bien sûr il s'agit d'une moyenne, et chez certains enfants la période de récupération est plus longue.

Un traitement de soutien est parfois nécessaire. Tel que mentionné précédemment, certains patients ont besoin d'être ventilés mécaniquement, compte tenu d'une forme sévère de la maladie s'accompagnant d'une détresse respiratoire. Certains patients ne peuvent s'alimenter et s'étouffent. Ils doivent être hydratés par voie intraveineuse. On observe parfois une atteinte du système nerveux autonome qui se manifeste par une rétention urinaire, des variations de la tension artérielle, de la tachycardie, etc.

À titre de comparaison, on peut dire que l'évolution chez l'adulte est beaucoup moins favorable. Des études récentes font état de séquelles significatives, deux ans après l'épisode de Guillain-Barré, chez 18 % des patients. Une étude épidémiologique américaine rapporte qu'aux États-Unis, entre 1985 et 1990, il y a eu en moyenne 628 décès par année chez des adultes atteints d'un syndrome de Guillain-Barré.

La neuropathie démyélinisante chronique

Cette forme de neuropathie inflammatoire est beaucoup plus commune chez l'adulte, mais elle se retrouve aussi chez l'enfant. Cette atteinte des nerfs périphériques est liée, elle aussi, à un processus démyélinisant auto-immun. Toutefois, contrairement au syndrome de Guillain-Barré, la production d'anticorps contre la myéline ne cesse pas spontanément et résulte donc en une maladie chronique.

Présentation clinique

Il existe deux modes de présentation clinique des neuropathies inflammatoires chroniques : une forme progressive et une forme récidivante, laquelle est plus fréquente chez l'enfant. Dans la forme progressive, on observe une faiblesse musculaire et un déficit fonctionnel subséquent qui se manifeste de façon subaiguë et qui s'aggrave avec le temps. Le tableau clinique est semblable à celui du syndrome de Guillain-Barré, mais avec une installation plus lente des manifestations cliniques. Par définition, on pose le diagnostic de neuropathie inflammatoire chronique quand la faiblesse progresse depuis plus de deux mois. Dans la forme récidivante, on observe des manifestations cliniques qui récidivent après une période d'amélioration spontanée ou obtenue par l'utilisation d'un traitement médical.

Tout comme dans le syndrome de Guillain-Barré, le tableau clinique est dominé par la faiblesse musculaire et l'enfant se plaint rarement de perte de sensibilité. Cependant, cela peut se produire et on observe à l'occasion un déficit sensitif touchant la sensibilité profonde et se manifestant par des troubles de l'équilibre, en plus de la faiblesse musculaire.

Diagnostic

Le diagnostic est assez facile à poser puisque, cliniquement, le patient présente une faiblesse progressive diffuse qui touche tant les muscles proximaux (bras, cuisses), que les muscles distaux (mains, pieds). Tout comme dans le syndrome de Guillain-Barré, il y a une absence de réflexes ostéotendineux. L'étude des vitesses de conduction nerveuse révèle un ralentissement marqué de la vitesse à laquelle les nerfs répondent à un stimulus électrique, ce qui prouve que la myéline est atteinte.

Il y a aussi une augmentation légère de la concentration de protéines dans le liquide céphalorachidien lors de la ponction lombaire.

La biopsie d'un nerf démontre de la démyélinisation (perte de myéline) et de la remyélinisation, ainsi que des changements inflammatoires, mais il n'est pas nécessaire d'y faire appel quand le diagnostic est clair au point de vue clinique.

Traitement et évolution

Comme le dit bien son nom, cette pathologie est chronique et nécessite presque toujours un traitement à long terme, bien qu'il n'existe pas de protocole défini pour la traiter.

Le traitement médical de cette pathologie repose sur deux catégories de médicaments qui donnent des résultats similaires : les immunosuppresseurs et les gammaglobulines. Ces deux approches thérapeutiques visent à freiner la production d'anticorps dirigés contre la myéline. Chez l'adulte, on utilise aussi la plasmaphérèse, approche rarement utilisée chez l'enfant pour les raisons mentionnées précédemment.

Médicaments immunosuppresseurs

Les médicaments immunosuppresseurs les plus fréquemment utilisés sont les corticostéroïdes (souvent désignés sous le terme général de cortisone). Ceux-ci sont généralement utilisés soit par voie orale, soit en bolus intraveineux (injections). Les corticostéroïdes, comme la prednisone, sont souvent les médicaments de premier choix dans cette maladie puisqu'ils ont à la fois un effet anti-inflammatoire et une action immunosuppressive. Ils doivent cependant être prescrits avec précaution, compte tenu des effets secondaires à moyen et à long terme (retard staturopondéral, ostéoporose, etc.) qu'ils produisent quasi invariablement. Parfois la sévérité de la symptomatologie oblige à donner une grande quantité de corticostéroïdes par voie intraveineuse, à intervalles réguliers, parfois à chaque semaine ou aux deux semaines.

D'autres médicaments ayant un effet immunosuppressseur plus spécifique peuvent aussi être prescrits, comme l'azathioprine, la cyclosporine et la cyclophosphamide. Ils ne sont cependant utilisés chez les enfants qu'en cas d'échec de la corticothérapie et des gammaglobulines, car ils comportent aussi des effets secondaires significatifs.

Gammaglobulines

Ce traitement contribue à enlever les anticorps circulants. Dans ce type de pathologie, lorsque l'injection de gammaglobulines est jugée nécessaire, on la fait à intervalles réguliers. Certains auteurs recommandent d'en donner d'abord à chaque deux semaines, mais — comme nous le mentionnions précédemment — il n'y a pas de « recette » thérapeutique dont l'efficacité soit prouvée. La fréquence des traitements est donc souvent déterminée selon l'évolution du patient et la sévérité de la symptomatologie.

Tout comme pour le syndrome de Guillain-Barré, l'évolution des neuropathies inflammatoires chroniques est nettement plus favorable chez l'enfant que chez l'adulte. Dans une étude récente faite chez 16 enfants traités pour cette maladie, tous avaient eu une bonne évolution à long terme à la suite des traitements médicaux : 14 étaient complètement asymptomatiques et deux ne présentaient que de légères séquelles. D'autres études ont toutefois rapporté la persistance de séquelles modérées chez certains enfants, parfois jusqu'à 20 % des cas. Il faut aussi mentionner que le traitement des neuropathies inflammatoires chroniques doit parfois se poursuivre sur plusieurs années et peut nécessiter plusieurs approches thérapeutiques successives ou combinées, selon l'évolution de chaque patient. Ainsi, dans une étude hollandaise, on rapporte que certains enfants ont dû recevoir des traitements durant quatre ans avant qu'on ne réussisse à enrayer le processus auto-immun. Il faut donc souvent faire preuve de patience dans le traitement de cette maladie, mais en gardant toujours à l'esprit que, dans la très grande majorité des cas, on réussira à trouver un traitement ou une combinaison de traitements efficace.

Approche de réadaptation

La gravité des symptômes varie beaucoup d'un enfant à l'autre. La majorité d'entre eux voient leur condition se détériorer, allant jusqu'à cesser de marcher, alors que d'autres présentent des symptômes si bénins qu'ils ne recherchent même pas l'avis d'un médecin.

La douleur est très souvent la première manifestation du syndrome de Guillain-Barré. On observe généralement une douleur bilatérale des membres inférieurs, souvent dans les hanches ou une douleur dorsale exacerbée par la mobilisation des membres, qui fait parfois évoquer un diagnostic de méningite. Les enfants peuvent aussi présenter des douleurs ou des crampes musculaires, une sensibilité musculaire au toucher et des douleurs associées à l'immobilisation. Des symptômes sensitifs peuvent se manifester, surtout en distal, par des sensations anormales dans les membres inférieurs sous forme d'engourdissements ou de fourmillements appelés paresthésies. L'enfant peut se montrer hypersensible au toucher. Par exemple, il ne tolère pas de porter des souliers ou encore il est incapable de marcher pieds nus, il déteste se faire peigner ou laver les cheveux, etc.

S'il y a une faiblesse prononcée, le risque d'étouffement est plus élevé et il peut être nécessaire de l'alimenter en purée ou même par gavage. Quand il y a une faiblesse des muscles de la déglutition, la personne ne peut pas manger suffisamment pour combler la demande métabolique et calorique. Des suppléments doivent alors être ajoutés à la diète. Par contre, si l'enfant est traité aux corticostéroïdes, on doit surveiller sa diète car un des effets secondaires de ces médicaments est l'augmentation de l'appétit et une prise de poids excessive.

Si les nerfs crâniens sont atteints, les muscles du visage et les muscles oropharyngés (muscles de la bouche et de la gorge) seront faibles. L'enfant peut être presque incapable de parler ou encore il présentera une dysarthrie ou une voix très faible. De plus, on peut observer une faiblesse ou même une paralysie des muscles faciaux amenant un visage moins expressif. Les muscles oculomoteurs (muscles nécessaires pour les mouvements des yeux) peuvent aussi être atteints et causer une diminution de la motilité des yeux.

La souplesse des chevilles et des ischiojambiers est à surveiller, tout comme la mobilité de toutes les articulations, particulièrement si la personne est alitée. Une déformation des orteils en marteau est assez fréquente dans la NIC et doit être surveillée.

L'enfant peut devenir complètement dépendant pour l'habillage et l'hygiène durant la phase aiguë et retrouver son autonomie graduellement pendant la phase de récupération. Les personnes atteintes de NIC demeurent plus longtemps dépendantes, étant donné qu'elles récupèrent plus lentement. Pour faciliter l'habillage et le déshabillage, on suggère d'utiliser des vêtements plus faciles à enfiler, avec des attaches faciles (velcro), et de s'habiller en position assise. Autant que possible, on encouragera l'enfant à participer à ses soins personnels.

L'enfant est très fatigable et il est facilement essoufflé. On observe souvent des tremblements dans les membres supérieurs ainsi qu'aux membres inférieurs. Il est important de tenir compte en tout temps de la fatigue de l'enfant afin de ne pas augmenter sa faiblesse. Des siestes durant la journée, surtout au début de la maladie, aident à refaire le plein d'énergie.

La physiothérapie n'est pas nécessaire pour récupérer, mais elle a toutefois un grand rôle à jouer dans la prévention des contractures musculaires, dans l'évaluation et le suivi de l'évolution de la maladie. On suggère des activités motrices pour guider et favoriser le plus possible la récupération. On peut contrôler la fatigue et la douleur par une activité bien dosée et des mobilisations. Au besoin, le médecin prescrira un médicament antidouleur. Le retour à l'autonomie est facilité si on encourage l'enfant à bouger et à solliciter ses muscles les plus forts, pour compenser la faiblesse. La natation est bénéfique pour soulager la douleur et l'eau chaude favorise la détente des muscles et facilite le mouvement, ce qui permet d'utiliser les muscles les plus faibles. Pour renforcer les jambes, on encourage l'utilisation du vélo ou du tricycle.

Si les déplacements sont difficiles, on aura recours à des aides techniques. Pour les petits, les déplacements seront facilités par l'usage d'une poussette, d'une voiturette ou d'un tricycle. Pour éviter la fatigue extrême, on suggère de faire des pauses au besoin. S'il y a la perte de la marche ou une grande fatigabilité, le jeune utilisera un fauteuil roulant lors des longs déplacements. Il pourra aussi avoir besoin d'aide pour se propulser. La sécurité dans les déplacements est à réévaluer à chacune des phases de la maladie. Comme l'équilibre est parfois précaire, on s'assurera que les escaliers ont des rampes.

Étant donné que les jeunes récupèrent leurs capacités physiques, il n'est pas nécessaire de procéder à des adaptations permanentes pour assurer l'accessibilité des lieux. Par contre, quelques modifications temporaires peuvent favoriser l'auto-nomie et les déplacements : une rampe dans les escaliers, une chaise sur le palier pour faire une pause, la chambre à coucher placée temporairement au rez-de-chaussée pour faciliter l'accès aux pièces principales de la maison, etc.

Une faiblesse des mains et des doigts peut diminuer la dex-térité manuelle et amener une incoordination. Les arches de la main peuvent s'affaisser. La fatigabilité et la faiblesse limitent souvent l'endurance dans les tâches qui nécessitent l'utilisation des membres supérieurs. On note souvent des tremblements des mains, plus souvent dans les NIC que dans le SGB.

Durant les phases aiguës de la maladie, les enfants ne sont pas en mesure de fréquenter l'école ou la garderie. La réintégra-tion se fait de façon graduelle, en tenant compte de la fatigue, lors de la phase de récupération, si l'enfant est médicalement stable, moins fatigable et capable de marcher. Si l'enfant a une atteinte physique prononcée et s'il a besoin tous les jours de réadaptation, il sera hospitalisé et suivra alors son programme scolaire au centre de réadaptation.

Par la suite, l'enfant fera un retour progressif à la garderie ou à l'école. Il participera aux récréations selon ses capacités, en tenant compte de son niveau de fatigue. On lui évitera la cohue. Pour faciliter l'habillage et le déshabillage au vestiaire, on choisira un casier au bout d'une rangée, pour que l'enfant ait suffisamment de place, et on installera une chaise à côté de ce casier.

Lorsqu'il écrit, le jeune compense sa faiblesse en pesant plus fort sur son crayon ou en appuyant les coudes pour se stabiliser. Ses lettres sont souvent plus larges, il écrit plus lentement et la qualité de sa calligraphie est amoindrie. On abaissera donc les exigences concernant les travaux écrits : diminution de la longueur des travaux, réponses orales, notes de cours photocopiées. La réintégration au cours d'éducation physique et aux sports récréatifs se fait selon les capacités de l'enfant. Régulièrement, pendant les différentes phases de la maladie et à la fin si des séquelles persistent, on évaluera si l'enfant a besoin d'une école adaptée et de transport spécialisé. Dans le cas de la NIC, si plusieurs rechutes surviennent ou s'il est plus long que prévu de récupérer la marche fonctionnelle, on envisagera une école ou une garderie adaptée aux besoins du jeune.

La maladie ne comporte pas d'atteinte intellectuelle. L'apparition soudaine des symptômes, l'importance de l'invalidité et la perte d'autonomie qui peut accompagner cette maladie provoquent souvent des réactions émotives marquées. Le jeune et ses parents ont besoin d'explications précises et honnêtes sur la maladie et ses conséquences. Il est essentiel pour eux de bénéficier d'un soutien de la part des proches et des intervenants principaux. On rapporte souvent des affects dépressifs. L'aspect chronique de la NIC amène de l'anxiété. Le jeune et sa famille peuvent éprouver une peur constante que la maladie récidive, particulièrement si l'enfant a connu plusieurs crises sur une courte période. L'enfant et ses parents traversent plus aisément ces périodes difficiles avec de l'aide psychologique.

Autres neurophaties

▼

Dytrophie neuroaxonale

La dystrophie neuroaxonale est une maladie dégénérative où l'on retrouve à la fois une atteinte du système nerveux central (encéphalopathie) et du système nerveux périphérique (neuropathie).

La forme infantile est la plus fréquente. On l'appelle aussi la maladie de Seitelberger puisque qu'elle a été décrite par ce dernier en 1954. Elle est transmise selon un mode autosomique récessif, ce qui signifie que les deux parents sont porteurs du gène muté (non encore identifié) de cette maladie et qu'ils auront, à chacune des grossesses, un risque de 25 % d'avoir un enfant atteint. Le début des symptômes survient habituellement entre l'âge de 6 mois et de 2 ans. Les enfants des deux sexes en sont atteints également. Initialement, l'enfant présente un certain retard dans son développement moteur, suivi d'une hypotonie (diminution du tonus musculaire) qui mènera à une stagnation et éventuellement à une régression des acquis neurologiques.

Avec l'évolution de la maladie, on observe une aggravation de l'hypotonie associée à des signes d'atteinte du neurone moteur supérieur, c'est-à-dire des réflexes vifs, un clonus, de la spasticité et un signe de Babinski. En résumé, c'est comme si après un développement neurologique normal durant les premiers mois de vie, l'enfant devenait mou puis développait de façon progressive des signes de paralysie cérébrale. Cette maladie est également associée à une atteinte intellectuelle, à une atteinte visuelle, souvent à une atteinte auditive et plus rarement à une épilepsie.

Le diagnostic est basé sur le tableau clinique caractéristique et sur les anomalies notées à l'électromyogramme qui démontrent une neuropathie axonale motrice et sensitive. C'est l'analyse en pathologie, du cerveau, du nerf, du muscle et de la peau qui confirme le diagnostic. Sur le plan clinique, on suggère de faire une biopsie du muscle et du nerf dès que le diagnostic est suspecté. On observe des renflements appelés « sphéroïdes axonaux » sur les sections du nerf. Ces changements dystrophiques de l'axone sont constitués d'un matériel tubulogranulaire dû à une accumulation de glycogène et également à des éléments cellulaires dégénérés. Ces changements, combinés au tableau clinique, sont suffisants pour conclure à un diagnostic de dystrophie neuro-axonale. Il faut cependant être prudent puisque les changements en pathologie ne sont pas spécifiques à la maladie de Seitelberger et peuvent aussi être observés dans certaines autres maladies neurodégénératives infantiles.

En ce qui concerne les autres examens, on peut dire que la ponction lombaire n'aide pas au diagnostic puisque le liquide céphalorachidien est normal. On peut retrouver à l'électro-encéphalogramme des anomalies épileptiformes. Finalement, l'imagerie par résonance magnétique peut démontrer une atrophie cérébelleuse avec des signaux anormaux au niveau du cortex cérébelleux, impliquant parfois la région la plus interne des noyaux gris centraux, c'est-à-dire les globus pallidus.

Malgré l'explosion, ces dernières années, des découvertes sur le plan génétique dans les maladies neurologiques, aucune anomalie biochimique ni aucun gène n'ont été identifiés pour expliquer la dystrophie neuroaxonale.

Cette maladie a cependant été comparée au fil des ans à deux autres entités neurodégénératives, soit la maladie de Schindler et la maladie d'Hallervorden-Spatz, maintenant appelée PKAN (*Pentothenate-Kinase Associated Neurodegeneration*). La maladie de Schindler est une condition où la présentation clinique et les changements radiologiques au niveau cérébral sont assez similaires à ceux de la dystrophie neuroaxonale. Cette entité transmise selon un mode autosomique récessif est le résultat d'un déficit en alpha N-acétyl galactosaminidase, une enzyme lysosomiale. Cependant, contrairement à la dystrophie neuro-axonale, il n'y a pas d'atteinte du système nerveux périphérique dans la maladie de Schindler.

La PKAN a souvent été associée à la dystrophie neuroaxonale et considérée comme une forme juvénile ou plus tardive de cette maladie. On sait maintenant qu'il s'agit d'une entité tout à fait différente avec une absence d'atteinte du système nerveux périphérique. Le tableau clinique est caractérisé par une atteinte du système nerveux central se manifestant par une détérioration motrice progressive avec une atteinte cognitive importante. Les changements radiologiques et pathologiques sont assez similaires à ceux observés dans la dystrophie neuroaxonale. La découverte d'une anomalie au niveau d'un gène situé sur le chromosome 20 qui code pour la protéine pantothenate kinase permet maintenant de mieux distinguer les deux entités.

Malgré le fait qu'aucune anomalie biochimique ni aucun gène n'aient été identifiés, la physiopathologie de la dystrophie neuroaxonale semble impliquer une anomalie au niveau du transport axonal avec une perte de microtubules et la présence des neurofilaments anormaux.

Le pronostic de la forme infantile de la dystrophie neuroaxonale est sombre. L'enfant présente une détérioration progressive de sa condition neurologique et le décès survient autour de l'âge de 10 ans. La forme juvénile est plus lentement évolutive. Il n'y a aucun traitement curatif. On ne peut offrir qu'un traitement de support en fonction des principales complications rencontrées.

Neuropathies métaboliques

Les différentes sections de ce livre traitent de maladies neuromusculaires impliquant soit les muscles (myopathies), soit les nerfs (neuropathies) ou la jonction neuromusculaire (par exemple la myasthénie). Il existe cependant un groupe de maladies fort complexes où il y a association d'une atteinte du système nerveux central et du système nerveux périphérique. La dystrophie musculaire congénitale en est un exemple. En ce qui concerne les neuropathies, il y a une cinquantaine de conditions où l'on retrouve un atteinte simultanée du cerveau et des nerfs périphériques. Les symptômes initiaux sont souvent en relation avec l'atteinte centrale (ataxie, spasticité, atteinte visuelle, retard intellectuel et épilepsie) et peuvent masquer l'atteinte du système nerveux périphérique. Il est important de reconnaître les symptômes dus à la neuropathie car cela nous oriente vers une piste diagnostique beaucoup plus restreinte. Cela dit, ces conditions sont habituellement dégénératives, d'origine génétique et impliquent pour la plupart une dysfonction métabolique.

Le terme métabolique fait référence aux anomalies touchant une ou l'autre des réactions chimiques se produisant constamment au sein de l'organisme. Ces réactions permettent le maintien des structures corporelles, la création de nouvelles cellules ou tissus et la production d'énergie. Ainsi, dans la mesure où ces réactions métaboliques sont très diversifiées, les maladies pouvant impliquer une atteinte des nerfs périphériques représentent un ensemble très vaste. De plus, puisque ces réactions chimiques sont à la base du fonctionnement de notre organisme, ces maladies peuvent atteindre plusieurs autres organes, incluant le cerveau. Les manifestations reliées aux neuropathies (perte de force et atrophie, perte de sensibilité, difficulté à la marche, diminution des réflexes) seront aussi donc parfois au premier plan, mais seront parfois plutôt secondaires et auront tendance à passer plus ou moins inaperçues.

Il n'y a pas lieu ici de détailler ces maladies plutôt rares. Nous voulons toutefois sensibiliser à leur existence et à la nécessité de rechercher une atteinte périphérique lorsqu'un patient présente une maladie dégénérative du système nerveux central. La majorité de ces maladies se retrouvent dans les quatre groupes décrits ci-dessous.

Les leucodystrophies

Ce groupe de maladies rassemble des pathologies qui affectent la gaine de myéline (substance blanche) du système nerveux central. À l'occasion cependant, la myéline du système nerveux périphérique est aussi atteinte. Quoique l'atteinte du système nerveux central prédomine au niveau de la symptomatologie du patient, il peut arriver que l'atteinte périphérique soit la première manifestation de cette maladie. Ceci est le cas, en particulier, dans la forme infantile de la leucodystrophie métachromatique. La majorité des enfants présente un tableau clinique d'atteinte centrale caractérisée par une faiblesse avec spasticité, une atteinte visuelle, une atteinte auditive et éventuellement un retard intellectuel. Le diagnostic est suspecté cliniquement et corroboré par l'imagerie en résonance magnétique qui démontre des changements caractéristiques au niveau de la matière blanche. Pour la plupart de ces maladies, on dispose maintenant de tests métaboliques et génétiques permettant de confirmer le diagnostic. Les trois maladies les plus souvent rencontrées dans cette catégorie sont l'adrénoleucodystrophie, la maladie de Krabbe et la leucodystrophie métachromatique.

Ceux qui sont intéressés à connaître les détails sur la présentation clinique et l'évolution de ces maladies pourront consulter la bibliographies en fin d'ouvrage.

Les maladies liées à l'accumulation des lipides (sphingolipidoses)

Il s'agit d'un groupe de maladies qui sont secondaires à des anomalies du métabolisme lysosomial. Les lysosomes sont des organelles situées à l'intérieur de chacune de nos cellules et qui produisent un certain nombre d'enzymes nécessaires à la dégradation de plusieurs molécules. Certaines des leucodystrophies (maladie de Krabbe, leucodystrophie métachromatique) entrent dans la catégorie des sphingolipidoses. D'autres maladies lysosomiales comme la maladie de Fabry, la maladie de Niemann-Pick et la maladie de Gaucher peuvent elles aussi se manifester par des neuropathies.

La maladie de Fabry peut parfois provoquer des neuropathies qui ont un caractère douloureux et intermittent. Une autre grande caractéristique de cette maladie est l'atteinte de la peau se manifestant par la présence de lésions rougeâtres surélevées au niveau des hanches et des fesses, appelées angiokératomes. À long terme, cette maladie peut se compliquer d'accidents vasculaires cérébraux et d'insuffisance rénale. Le gène responsable est situé sur le chromosome X et une mutation de ce gène entraîne un déficit de l'enzyme alpha galactosidase.

Les maladies peroxysomiales

Ces maladies sont dues à l'atteinte de structures intracellulaires appelées peroxysomes qui contiennent des enzymes nécessaires aux réactions d'oxydation. Dans chacune de ces maladies, on retrouve de nombreuses manifestations communes, soit un dysmorphisme au niveau du visage (le front haut, la base du nez large, la crête des orbites mince, la présence d'un épicanthus), une atteinte de la rétine, une augmentation de volume du foie, la présence de kystes au niveau des reins et une diminution de l'audition.

La maladie de Zellweger est l'entité clé de ce groupe et est caractérisée par une absence totale de péroxysomes dans tout le corps. En plus des signes ci-haut mentionnés, on retrouve une détérioration progressive sur le plan neurologique avec des signes d'atteinte centrale ainsi qu'une neuropathie qui y est fréquemment associée. Il s'agit d'une neuropathie axonale.

Ces patients développent éventuellement une déficience intellectuelle. De plus, il y a une forte incidence d'épilepsie chez ces enfants, étant donné la présence associée d'anomalies de la migration neuronale au niveau du cortex cérébral. Le gène de cette maladie a été identifié et on peut en faire le diagnostic par le dosage sanguin des acides gras à très longue chaîne, qui sont très élevés chez les enfants atteints.

On classe aussi dans les maladies peroxysomiales l'adréno-leucodystrophie et la maladie de Refsum. Cette maladie est aussi transmise selon un mode autosomique récessif et se manifeste par une atteinte motrice et cognitive, une rétinite pigmentaire, une dysfonction auditive ainsi qu'une neuropathie axonale. Il y a accumulation d'acide phytanique dans le sang de ces patients.

Les maladies mitochondriales

Nos connaissances concernant ce groupe de maladies ont pris une expansion remarquable depuis une dizaine d'années. Au point de vue génétique, ce sont des entités particulières en ce sens qu'elles résultent souvent d'une mutation de brins d'ADN retrouvés uniquement au niveau des mitochondries. Les mitochondries sont ces petites usines de fabrication de l'énergie au sein de la cellule. Les cellules les plus dépendantes d'une forte dépense d'énergie sont donc les plus souvent atteintes dans ces maladies. Les mitochondries sont retrouvées dans presque tous les tissus sauf dans les spermatozoïdes, d'où une hérédité souvent reliée à la mère. Comme on peut le voir dans la section sur les myopathies métaboliques, les manifestations cliniques des maladies mitochondriales peuvent être très variables et souvent d'intensité différente d'un patient à l'autre. On peut retrouver une ophtalmoparésie, une ptose, une rétinite pigmentaire, une surdité, une atteinte cardiaque, un diabète, une acidose tubulaire, des accidents vasculaires cérébraux, une faiblesse musculaire, une encéphalopathie, des troubles du mouvement, une atteinte cognitive importante, de l'épilepsie, etc. Plusieurs des patients atteints d'une maladie mitochondriale présentent aussi une neuropathie axonale. C'est pourquoi l'investigation doit inclure une biopsie du nerf ainsi qu'une biopsie du muscle et souvent de la peau pour mettre en évidence des anomalies mitochondriales caractéristiques. Pour la plupart de ces maladies, des tests génétiques sont maintenant disponibles.

En résumé, il faut retenir qu'on peut parfois retrouver une association entre une atteinte du système nerveux central et une neuropathie. Ces maladies doivent être recherchées consciencieusement puisqu'elles sont souvent dégénératives. Il est donc important d'en faire le diagnostic dès que possible pour préciser le pronostic et pour donner les conseils génétiques appropriés aux parents. Puisque ce sont des maladies plutôt rares, ce sont habituellement des spécialistes en neurologie et en génétique qui en font le diagnostic. Chacun des intervenants peut cependant contribuer à identifier les signes associant une atteinte périphérique à une atteinte centrale pour en arriver éventuellement au diagnostic définitif.

La neuropathie à axones géants

Parmi les neuropathies, il en est où l'ataxie (instabilité à la marche) domine le tableau alors qu'habituellement, la faiblesse prédomine. La plus connue de ces ataxies avec neuropathie est certainement l'ataxie de Friedreich. Une autre neuropathie a un tableau clinique similaire, la neuropathie à axones géants, décrite en 1972. Celle-ci a ainsi reçu son nom des anomalies retrouvées à la biopsie du nerf sural, dans lequel on observe des foyers d'accumulation de neurofilaments avec une hypertrophie des axones donnant l'impression d'axones géants. Ces anomalies s'apparentent par ailleurs à celles vues dans certaines neuropathies toxiques (*glue-sniffer's neuropathy*) ainsi qu'occasionnellement dans le déficit en vitamine B12. L'autre grande caractéristique de cette maladie, quoique inconstante, est l'aspect des cheveux des patients, qui sont habituellement pâles et frisés (*kinky hair*).

La neuropathie à axones géants se manifeste par un retard dans les différentes étapes du développement moteur. Éventuellement, une faiblesse apparaît au niveau des membres inférieurs (toujours avant l'âge de 6 ans), puis des membres supérieurs. Cependant, l'ataxie en vient rapidement à dominer le tableau et est hors de proportion avec le degré de faiblesse musculaire. L'enfant éprouve des difficultés à prononcer (dysarthrie). Des problèmes de phonation et des problèmes de déglutition sont également notés. Les risques d'étouffement et de fausse route sont importants. On observe l'apparition progressive d'une détérioration intellectuelle. Parfois, une épilepsie est associée. On peut ainsi comprendre que non seulement le système nerveux périphérique est atteint, mais des signes d'atteinte centrale sont aussi retrouvés. Par ailleurs, l'enfant est habituellement de petite taille.

La perte d'ambulation autonome se fait au cours de la première ou deuxième décade et le décès survient un certain nombre d'années plus tard.

Sur le plan des examens paracliniques, aucune anomalie biochimique pouvant expliquer l'apparition de ces neurofilaments ne peut être mise en évidence lors des tests sanguins. L'électromyogramme (EMG) permet de démontrer la présence de vitesses de conduction normales avec, cependant, une diminution de l'amplitude des potentiels moteurs et sensitifs à la stimulation électrique (caractéristiques des atteintes de l'axone). L'électroencéphalogramme montre un ralentissement du rythme des ondes électriques générées par le cerveau et parfois la présence d'ondes paroxystiques reliées à l'épilepsie, tandis qu'à la résonance magnétique cérébrale, la substance blanche semble atteinte. C'est à la biopsie du nerf que les informations les plus caractéristiques peuvent être retrouvées.

Du point de vue génétique, cette maladie rare est transmise selon un mode autosomique récessif et est due à une mutation d'un gène sur le chromosome 16. Ce gène est responsable de la synthèse d'une protéine appelée gigaxonine. Le rôle précis de cette protéine n'est pas encore connu mais son absence interfère de façon certaine avec le cytosquelette et le transport axonal.

Le traitement à ce jour demeure un traitement de soutien et non curatif.

Approche de réadaptation

Pour l'ensemble de ces maladies, les interventions en réadaptation sont palliatives. L'anticipation des pertes permet au clinicien d'offrir des alternatives afin de faciliter la fonction et l'adaptation aux différentes pertes. Ces maladies sont particulièrement difficiles à vivre pour les parents qui, malgré un diagnostic précis, font face à une multitude d'incertitudes. Ce sont des maladies rares sans traitement connu. Cette réalité est inacceptable pour les parents qui bien souvent vont chercher à savoir si, ailleurs dans le monde, ce traitement ne serait pas disponible. Les doutes de ces familles doivent être entendus ; cette étape franchie, il sera possible de collaborer avec eux au mieux-être de l'enfant.

Les intervenants peuvent aider l'enfant et ses parents à découvrir au fur et à mesure de l'évolution de la maladie, les gestes, les services ou les équipements qui augmenteront le confort de l'enfant et permettront à la famille de vivre de bons moments avec lui. Ce soutien est primordial car l'impuissance et l'isolement peuvent augmenter les souffrances physiques et psychologiques de ces familles.

Les intervenants doivent avoir en tête le pronostic afin d'anticiper les pertes sans toutefois devancer l'enfant et ses parents. Ils peuvent cependant prévoir et se préparer à offrir des alternatives le plus rapidement possible (aide technique à la marche, positionnement, orthèses, etc.), aussitôt que le besoin est reconnu par l'enfant et sa famille.

Les déformations musculosquelettiques sont souvent nombreuses et peuvent provoquer de la douleur. Des exercices d'étirement réguliers peuvent éviter plusieurs complications. Une routine d'exercices est enseignée à l'enfant et à ses parents. En cas de douleurs sévères, l'utilisation d'injections de Botox® peut être très efficace.

Lorsque l'enfant connaît des troubles cognitifs qui nuisent à son cheminement scolaire, une évaluation neuropsychologique permet de préciser la nature des difficultés et de déterminer l'aide pédagogique nécessaire à son développement. Certaines mesures pourront faciliter la poursuite de la scolarisation en milieu régulier ou en milieu spécialisé, selon les besoins de l'enfant. Un soutien psychologique pour l'enfant ou les membres de la famille peut les aider à traverser les périodes de crise et leur permettre de faire face à cette réalité difficile.

CINQUIÈME PARTIE

LES MYASTHÉNIES

LA MYASTHÉNIE GRAVE

▼

La myasthénie grave et les syndromes myasthéniques congénitaux sont un ensemble de maladies qui interfèrent avec le fonctionnement normal de la jonction neuromusculaire, c'est-à-dire l'interface entre le nerf et le muscle. C'est là qu'est générée la contraction musculaire qui résulte d'un influx électrique produit par les cellules motrices du cerveau et de la moelle épinière, et véhiculé par le nerf moteur périphérique. Cette activité électrique libère de toutes petites quantités ou quanta d'un produit chimique (un neurotransmetteur), l'acétylcholine, qui sont contenus dans des microvésicules situées dans la terminaison du nerf moteur. Ces quanta d'acétylcholine sont captés par des récepteurs situés sur la paroi du muscle et, si la concentration d'acétylcholine est suffisamment grande, ils déclenchent une contraction musculaire en produisant une modification électrique ou dépolarisation de la membrane musculaire. Par la suite, l'acétylcholine est détruite par une enzyme, l'acétylcholinestérase, ce qui met fin à la dépolarisation jusqu'à l'arrivée du prochain influx électrique du nerf moteur.

La myasthénie et les syndromes myasthéniques congénitaux interfèrent avec ce processus par des anomalies qui touchent soit la synthèse, soit la libération d'acétylcholine ou l'activation des récepteurs musculaires. Le terme de myasthénie signifie « fatigue musculaire » et vient du fait que les individus atteints de ces maladies présentent souvent une fatigabilité ou une faiblesse musculaire qui varient dans le temps et qui s'aggravent avec l'effort.

Définition et incidence

La myasthénie grave est une maladie auto-immune, c'est-à-dire une maladie qui résulte d'une anomalie dans le fonctionnement du système immunitaire (ou système de défense) de l'organisme. Pour nous défendre contre les infections et l'apparition de cellules anormales, notre organisme produit des anticorps qui aident à détruire les bactéries, les virus ou les cellules cancéreuses. Sans que l'on sache pourquoi, dans la myasthénie comme dans plusieurs autres maladies auto-immunes, l'organisme produit des anticorps qui sont dirigés contre ses propres tissus ou organes, ce qui entraîne un malfonctionnement plus ou moins grave de ces tissus ou organes. Chez la majorité des patients atteints de myasthénie grave, on décèle dans le sérum la présence d'anticorps réagissant contre les récepteurs de la jonction neuromusculaire, anticorps qui endommagent ces récepteurs et empêchent la transmission normale de l'influx électrique provenant du nerf moteur (fig. 5.1).

La myasthénie grave est une maladie relativement rare et l'on estime que son incidence varie de 4 à 6 cas pour 100 000 personnes. On peut donc calculer que le nombre de personnes atteintes de cette maladie au Québec serait de 280 à 420. La myasthénie est rare chez l'enfant et seulement 4 % des patients atteints de cette maladie ont des manifestations avant l'âge de dix ans. C'est cependant une des seules maladies neuromusculaires pour lesquelles il existe un traitement généralement efficace.

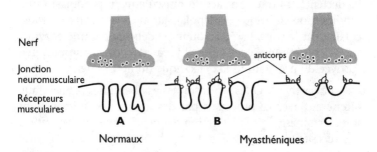

Figure 5.1

La myasthénie grave est due à la présence d'anticorps réagissant contre les récepteurs du muscle strié (B), ce qui entraîne une atrophie et une diminution de fonction de ces récepteurs (C).

Présentation clinique

Chez l'enfant, la myasthénie grave peut se présenter sous trois formes :
- la forme néonatale transitoire ;
- la forme oculaire ;
- la forme généralisée.

Forme néonatale transitoire

On trouve cette forme de myasthénie chez des bébés nés de mères myasthéniques. La mère transmet des anticorps anti-récepteurs qui traversent la barrière placentaire et produisent une myasthénie chez le bébé. Cela se voit chez 10 % à 25 % des bébés nés de mères myasthéniques. Ces nouveau-nés présentent une atteinte motrice et une hypotonie qui régressent en quelques semaines, le temps que les anticorps maternels disparaissent de leur circulation sanguine.

Forme oculaire

Plus de 90 % des patients atteints de myasthénie grave présentent une atteinte oculaire au cours de l'évolution. Cette atteinte oculaire se manifeste le plus souvent par une ptose (chute des paupières), unilatérale ou bilatérale, et associée à une limitation des mouvements des yeux, avec parfois présence de diplopie (vision double). Chez environ 50 % des enfants myasthéniques, l'atteinte oculaire est initialement la seule manifestation de la maladie. Dans 30 % à 50 % des cas, l'atteinte oculaire progresse vers une forme généralisée, donc beaucoup plus handicapante. Cette généralisation se fait le plus souvent dans les deux premières années après l'apparition des symptômes oculaires. Plusieurs auteurs ont rapporté qu'un traitement plus intensif de la maladie, incluant l'utilisation de stéroïdes (voir traitement médical), pourrait diminuer le risque de généralisation.

Forme généralisée

Outre l'atteinte oculaire, la myasthénie généralisée implique le plus souvent une atteinte bulbaire qui se manifeste par des difficultés de déglutition et d'élocution, ainsi que par une faiblesse des membres supérieurs et inférieurs plus ou moins prononcée. Ce qui caractérise particulièrement la myasthénie, c'est le fait que cette faiblesse varie dans le temps. Souvent la personne atteinte de myasthénie grave fonctionne de façon adéquate le matin, mais éprouve de plus en plus de difficulté sur le plan moteur au fur et à mesure que la journée avance. De même, elle peut présenter une faiblesse musculaire de plus en plus évidente si on lui demande de répéter un effort musculaire (par exemple de se relever de la position assise au sol ou en petit bonhomme). La faiblesse musculaire peut aussi s'aggraver à l'occasion d'un stress, comme une infection, et le patient peut alors présenter une crise myasthénique qui résulte en une faiblesse sévère pouvant atteindre les muscles respiratoires et nécessiter une ventilation assistée. Entre les années 1940 et 1960, c'est-à-dire avant l'avènement des unités de soins intensifs et l'amélioration des traitements disponibles, le taux de mortalité était de 30 %, d'où l'appellation de myasthénie grave. Le taux de mortalité est actuellement très faible parce que les traitements disponibles et la prise en charge des complications respiratoires sont beaucoup plus efficaces.

Diagnostic

Le tableau clinique de faiblesse progressive au cours de la journée évoque bien ce diagnostic. On peut souvent faire apparaître la faiblesse ou l'accentuer en faisant faire une activité répétée au patient. Voici quelques méthodes servant à confirmer le diagnostic de myasthénie grave.

- **Le test à l'edrophonium**
  Celui-ci consiste à injecter un médicament empêchant l'action de l'acétylcholinestérase, ce qui permet à l'acétylcholine d'avoir une action prolongée. Ce médicament agit très rapidement et produit une amélioration des signes anormaux notés chez les patients myasthéniques. On peut ainsi observer la disparition d'une ptose palpébrale ou d'un strabisme dans les minutes qui suivent l'injection intraveineuse d'edrophonium.

- **Le dosage des anticorps antirécepteurs**
  On retrouve des anticorps antirécepteurs chez plus de 80 % des patients atteints de myasthénie grave, ce pourcentage étant plus élevé dans les formes généralisées que dans les formes oculaires (96 % et 67 %, respectivement, selon une étude récente).

- **L'EMG avec étude détaillée de la transmission neuromusculaire après effort maximal ou stimulation répétée d'un nerf**

  L'effort maximal ou la stimulation répétitive accentue l'anomalie de fonctionnement de la jonction neuromusculaire en mobilisant les réserves d'acétylcholine. On observe donc une diminution de l'amplitude de la réponse obtenue par la stimulation du nerf moteur.

Évolution

L'évolution de la myasthénie est variable. Dans les années 1930, alors que les possibilités thérapeutiques étaient très limitées, on observait un taux de rémission spontanée (donc de disparition des signes et symptômes) de 40 % dans les formes oculaires de myasthénie et de 10 à 15 % dans les formes généralisées. Par contre, comme nous l'avons mentionné précédemment, de 30 à 50 % des formes oculaires chez l'enfant se généralisent (ce pourcentage pourrait même être plus élevé chez l'adulte) et, chez les patients avec atteinte généralisée, la faiblesse peut s'accentuer avec le temps ou lors d'une crise myasthénique.

Traitement

Traitement médical

Le traitement médical peut être symptomatique si on utilise des médicaments qui inhibent l'activité de l'acétylcholinestérase ou des médicaments visant à enlever les anticorps circulants ou à en empêcher la production.

- **Anticholinestérase**

  C'est le traitement de première ligne des formes oculaires aussi bien que généralisées de myasthénie grave. Leur mécanisme d'action est le même que celui de l'edrophonium (ils inhibent l'action de l'acétylcholinestérase), mais leur durée d'action est plus longue, par exemple de quatre à six heures dans le cas de la pyridostigmine, médicament le plus souvent utilisé chez les patients atteints de myasthénie grave. Cette médication n'entraîne généralement pas d'effets secondaires graves, mais n'est pas toujours suffisante pour contrôler les manifestations de la maladie. Son efficacité a aussi tendance à diminuer avec le temps.

• **Médicaments immunosuppresseurs**

Les médicaments immunosuppresseurs les plus utilisés sont les corticostéroïdes donnés par voie orale ou, plus rarement, en hautes doses intraveineuses (bolus). On peut aussi utiliser des médicaments comme l'azathioprine, la cyclosphorine ou la cyclophosphamide, qui ont un effet immunosuppresseur plus marqué que celui des stéroïdes. Les stéroïdes sont généralement efficaces pour atténuer les symptômes de la myasthénie grave. Cependant, leur utilisation comporte un risque élevé d'effets secondaires, particulièrement pour l'enfant chez qui on constate fréquemment un ralentissement prononcé de la croissance staturopondérale quand la médication est administrée durant plusieurs mois ou années. Les stéroïdes produisent également un gain de poids excessif et ils peuvent faire apparaître de nombreux autres effets secondaires, comme l'hypertension artérielle, le diabète ou l'ostéoporose. Les autres médicaments immunosuppresseurs peuvent aussi produire des effets secondaires significatifs (diminution du taux de globules blancs, atteinte du foie ou des reins, inflammation de la vessie) et leur utilisation à long terme comporte un risque minime que les patients traités développent un lymphome ou une autre forme de cancer.

Il est donc évident que ces médicaments doivent être utilisés avec prudence et pour une période aussi brève que possible ou encore de façon intermittente, particulièrement chez l'enfant.

• **Plasmaphérèses et gammaglobulines**

Ces procédés visent à enlever les anticorps circulants ou à en empêcher la production. Au cours de la plasmaphérèse, on filtre le sang et on enlève ainsi les anticorps qui sont d'un volume suffisant pour être retenus par les filtres utilisés. Cette méthode ne comporte pas de risques d'effets secondaires à long terme, mais elle est d'utilisation plus limitée chez l'enfant puisqu'elle nécessite la pose d'un cathéter central. L'injection de hautes doses de gammaglobulines est un traitement de plus en plus utilisé dans les maladies auto-immunes. Les gammaglobulines sont données en perfusions lentes et répétées chaque jour pendant une période de deux à cinq jours. Le mécanisme d'action des gammaglobulines n'est pas totalement élucidé, mais leur perfusion entraîne une diminution de la production d'anticorps.

La plasmaphérèse, tout comme les perfusions de gammaglobulines, doit être répétée à intervalles réguliers (de chaque semaine à chaque mois, selon la réponse thérapeutique), obligatoirement en milieu hospitalier, ce qui en limite l'utilisation.

Traitement chirurgical

Depuis près de 70 ans, les patients atteints de myasthénie grave se font offrir de subir une thymectomie (ablation du thymus). Le thymus est une glande située dans le thorax, derrière le sternum, et qui joue un grand rôle dans le développement du système immunitaire chez l'humain. Cependant, on avait déjà noté en 1901 une relation entre la présence d'une tumeur du thymus (thymome) et l'apparition d'une myasthénie grave, mais ce n'est qu'au cours des années 1970 que l'on a démontré que la myasthénie est une maladie auto-immune. Au cours des années 1930, le chirurgien américain Blalock a commencé à pratiquer régulièrement des thymectomies chez des patients myasthéniques, quoiqu'il n'en connaissait pas le mécanisme d'action. La majorité des auteurs considèrent actuellement que la thymectomie améliore de façon marquée les chances de rémission de la maladie et suggèrent de procéder à cette intervention chirurgicale dans les deux premières années après l'apparition des symptômes chez les jeunes patients qui présentent une myasthénie grave généralisée.

Cette intervention est également nécessaire chez les patients dont la myasthénie grave est secondaire à un thymome, ce qui est toutefois extrêmement rare chez l'enfant et l'adolescent. Récemment, certains auteurs ont aussi suggéré que l'on devrait procéder à une thymectomie dans les formes oculaires de cette maladie, rapportant un taux de rémission deux fois plus élevé chez les patients ayant subi une thymectomie, comparativement aux patients traités avec une approche plus conservatrice.

En conclusion, on peut dire que le traitement de la myasthénie grave chez l'enfant et l'adolescent doit être individualisé et qu'on doit évaluer, pour chacun, les avantages et les inconvénients des différentes modalités thérapeutiques.

Approche de réadaptation

À l'aide d'un bilan musculaire, il est possible de mesurer la force des muscles. Répétés et comparés, ces bilans permettent de voir l'évolution de la maladie et renseignent sur l'efficacité des différents choix thérapeutiques.

Dans les cas d'atteinte sévère, les besoins s'apparentent aux maladies où la faiblesse prédomine, par exemple le syndrome de Guillain-Barré, la myopathie congénitale ou la dystrophie musculaire congénitale.

Lors d'un épisode de grande faiblesse, les contraintes habituelles (comme la distance à parcourir pour se rendre à l'école, le nombre d'escaliers à monter ou le fait de travailler en plus d'étudier) deviennent souvent des obstacles qui demandent des adaptations. Au besoin, on envisage une aide technique aux déplacements.

Les jeunes peu sportifs sont moins dérangés par de tels épisodes transitoires de faiblesse. Par contre, les jeunes plus actifs doivent en tenir compte. Ils doivent apprendre à reconnaître les signes de fatigue physique, à respecter leurs limites, à prendre des pauses ou encore à abandonner certaines activités.

Il est utile d'expliquer à l'entourage et aux intervenants scolaires les conséquences de cette maladie, car les pannes d'énergie sont parfois interprétées — à tort — comme un manque de motivation. À l'école, l'enfant est souvent très fonctionnel le matin, mais il devient non fonctionnel en fin de journée.

LES SYNDROMES MYASTHÉNIQUES CONGÉNITAUX

▼

Les syndromes myasthéniques congénitaux sont des maladies héréditaires qui compromettent le fonctionnement normal de la jonction neuromusculaire par un ou plusieurs mécanismes spécifiques. Ces syndromes sont très rares. Contrairement à la myasthénie grave, il ne s'agit pas d'un problème immunologique mais plutôt d'une anomalie génétique de la jonction neuromusculaire causée par une mutation dans un gène. La personne naît avec cette anomalie dans son code génétique, anomalie qui peut se retrouver dans trois régions différentes : dans la terminaison du nerf (présynaptique), entre le nerf et le muscle (synaptique), ou dans le muscle lui-même (postsynaptique).

Présentation clinique et incidence

Le mode de présentation clinique chez l'enfant est variable. Selon l'emplacement de l'anomalie génétique, on peut distinguer des syndromes présynaptiques, des syndromes synaptiques et des syndromes postsynaptiques. En général, ces syndromes sont tous accompagnés de fatigabilité musculaire généralisée. De plus, on retrouve souvent dans la famille d'autres individus atteints de la maladie. On estime qu'au Québec, il n'y a que trois ou quatre patients atteints du syndrome myasthénique congénital. Cela est donc très rare.

Les syndromes présynaptiques

Ces syndromes peuvent débuter par des épisodes soudains d'apnée (arrêt respiratoire, généralement transitoire) qui sont souvent provoqués par des infections, de la fièvre ou un exercice physique. Les crises peuvent être sévères et parfois fatales. Certains patients sont hypotoniques dès la naissance et présentent une détresse respiratoire qui nécessite une ventilation assistée.

Cette forme de myasthénie congénitale, la myasthénie infantile familiale, est due à un défaut de synthèse et de recapture de l'acétylcholine.

Par contre, certains patients sont normaux à la naissance, mais présentent des épisodes d'apnée durant la première année de vie ou durant l'enfance. En plus de ces épisodes d'apnée, les patients présentent parfois une ptose (chute des paupières) ou une fatigabilité musculaire. Enfin, généralement à l'adolescence, d'autres patients présentent une symptomatologie semblable à celle qu'on observe dans la myasthénie grave.

Sur le plan génétique, la transmission se fait selon un mode autosomique récessif.

Les syndromes synaptiques

La majorité des patients atteints de cette forme de myasthénie congénitale présentent dès la naissance une faiblesse et une fatigabilité qui sont très incapacitantes. On observe parfois des difficultés respiratoires et une faiblesse des muscles axiaux qui entraînent souvent une scoliose. En l'absence d'acétylcholinestérase dans l'espace synaptique, il y a un surplus d'acétylcholine qui cause une myasthénie (faiblesse du muscle). La transmission se fait selon un mode autosomique récessif.

Les syndromes postsynaptiques

Ces syndromes sont causés par différentes anomalies du récepteur de l'acétylcholine dans la partie musculaire de la jonction neuromusculaire. Le mode de présentation clinique varie selon le type d'anomalies du récepteur entre la période néonatale et la soixantaine. Ces syndromes sont transmis selon un mode autosomique récessif ou selon un mode dominant. Certains patients présentent une atteinte sélective de la musculature cervicale, des muscles du poignet et des muscles extenseurs des doigts. D'autres ont une symptomatologie semblable à celle de la myasthénie grave. Le traitement des symptômes varie selon le type d'anomalies du récepteur.

Diagnostic

Sur le plan clinique, on soupçonne ce diagnostic quand un patient présente une fatigabilité musculaire généralisée, ou plus rarement sélective, souvent présente depuis la période néonatale et qui tend à s'aggraver au cours de la journée. Souvent, un autre membre de la famille est atteint de la même maladie.

À l'examen physique, on découvre une fatigue musculaire provoquée par l'exercice ou par la répétition d'un mouvement.

En général, l'amplitude du potentiel d'action à l'électromyogramme (EMG) diminue à la stimulation répétitive, tout comme dans la myasthénie grave. Chez certains patients, le test à l'edrophonium s'avère positif. Cependant, contrairement à la myasthénie grave, il n'y a pas d'anticorps contre le récepteur de l'acétylcholine dans les formes congénitales de myasthénie.

Dans des cas plus rares, il est nécessaire de procéder à une biopsie de certains muscles spécifiques (les muscles intercostaux par exemple) pour prouver le diagnostic. On fait alors des tests enzymatiques spéciaux ou on prend la mesure des potentiels électriques au niveau de la jonction neuromusculaire. On peut aussi faire des tests génétiques sur des échantillons sanguins dans certains laboratoires très spécialisés. Ces tests ne sont pas encore disponibles pour le diagnostic clinique, mais uniquement sur une base de recherche.

Évolution

La plupart des patients atteints de ces syndromes ont une bonne évolution, mais il est préférable de les reconnaître tôt.

Traitement

Il existe des traitements connus pour plusieurs de ces syndromes et, en général, on soulage les symptômes avec différents médicaments, selon la région où la jonction neuromusculaire est atteinte.

Dans les syndromes présynaptiques, on utilise l'inhibiteur de la cholinestérase (mestinon) en prophylaxie pour prévenir l'apparition de fatigabilité ou de faiblesse musculaire. La médication est généralement administrée par la bouche, mais elle peut aussi être donnée par voie parentérale (intramusculaire ou intraveineuse) dans de rares cas d'apnées à répétition.

Il n'y a malheureusement pas de traitement médicamenteux efficace pour les syndromes synaptiques. On peut cependant offrir un traitement de soutien en prévenant les infections et en utilisant des orthèses ainsi que des aides techniques qui permettent au patient d'être plus fonctionnel.

Enfin, dans les syndromes postsynaptiques, la quinidine est efficace chez certains patients alors que, chez d'autres, les symptômes de la myasthénie sont améliorés par l'utilisation combinée d'un inhibiteur de la cholinestérase (mestinon) et d'un bloqueur des canaux potassiques (3,4-diaminopyridine). Le mestinon augmente le nombre de récepteurs d'acétylcholine activés par chaque quantum d'acétylcholine que le nerf libère, alors que le 3,4-diaminopyridine augmente la libération de quanta libérés à chaque impulsion nerveuse. Il est important de savoir que certains médicaments accentuent la symptomatologie des personnes atteintes de myasthénie congénitale. Les parents et les professionnels de la santé qui s'occupent de ces patients doivent en être prévenus. Il est aussi important de traiter promptement les infections du patient pour prévenir les complications qui pourraient en résulter.

On espère que dans le futur les symptômes engendrés par ces maladies héréditaires seront soulagés par la thérapie génique — c'est-à-dire la correction des gènes mutés.

SIXIÈME PARTIE

LES DYSTROPHIES MUSCULAIRES

Les dystrophies musculaires congénitales

▼

Tant sur le plan clinique que génétique, l'expression « dystrophies musculaires congénitales » réfère à un sous-groupe hétérogène de maladies. Il s'agit de myopathies héréditaires caractérisées par une hypotonie (bébé mou et flasque), et par de la faiblesse et de l'atrophie musculaire, phénomènes souvent associés à des contractures. Le terme « congénitale » est utilisé ici au sens où l'atteinte musculaire, généralement sévère, apparaît dès la naissance ou encore dans les premiers mois de vie (avant six mois, la plupart du temps), ce qui suppose que la phase la plus évolutive du processus dégénératif survient durant la période fœtale, d'où la précocité des manifestations cliniques. Paradoxalement, même si ces maladies surviennent tôt, leur évolution tend souvent à se stabiliser, voire à s'améliorer avec le temps.

La faiblesse atteint généralement tous les groupes musculaires, incluant le tronc, les membres, le cou et, parfois, le visage. Cette faiblesse musculaire prononcée amène des problèmes respiratoires et alimentaires, des contractures et ensuite une scoliose. Les contractures peuvent apparaître pendant l'évolution de la maladie, mais aussi avant la naissance, ce qui donne lieu à des déformations diverses, comme les pieds bots ou l'arthrogrypose (raideurs articulaires multiples et déformantes, plus ou moins symétriques et généralement en flexion). Les contractures peuvent toucher autant les pieds, les genoux et les hanches que les mains et les coudes. Lorsque sont réunis l'hypotonie, la faiblesse musculaire, les contractures et les déformations, le développement moteur est sérieusement perturbé. Néanmoins, certains enfants réussissent à marcher, mais plus vieux que la moyenne des enfants.

Par ailleurs, même si certains patients atteints de dystrophies musculaires congénitales ne souffrent que de problèmes musculaires, d'autres présentent une atteinte cérébrale qui influe plus ou moins, selon la gravité, sur leur développement cognitif.

Base physiopathologique et classification

Les dystrophies musculaires sont liées à la défectuosité de gènes qui régulent la synthèse de protéines dans la membrane musculaire. L'absence complète ou partielle de ces protéines, ou encore leur non-fonctionnalité, entraîne une dégénérescence musculaire que l'on peut voir à la biopsie.

Les fibres musculaires se composent de milliers d'éléments contractiles, appelés myofibrilles, qui sont regroupés en unités motrices (myofibres) et entourés d'une membrane appelée le sarcolemme. Les protéines défectueuses peuvent être celles qui composent le sarcolemme ou la myofibrille, ou encore celles qui permettent au muscle de se contracter. Comme certaines de ces protéines se retrouvent dans d'autres tissus du corps et particulièrement dans le cerveau, on comprend que leur défaut puisse entraîner une dysfonction ou des malformations à ce niveau. Une atteinte cardiaque ne se voit que de façon occasionnelle dans les dystrophies musculaires congénitales. Dans une étude récente, on a retrouvé des anomalies à l'électrocardiogramme ou à l'échocardiogramme chez 35 % des enfants atteints de dystrophie musculaire de type 1A, mais la majorité de ces enfants étaient tout à fait asymptomatiques sur le plan clinique.

Traditionnellement, on divise les dystrophies musculaires congénitales en deux classes : celle avec absence d'une atteinte clinique ou radiologique du système nerveux central et celle avec présence de cette atteinte. Le dernier groupe comprend le plus grand nombre de pathologies connues, incluant la dystrophie congénitale de Fukuyama, la maladie muscle-œil-cerveau, le syndrome de Walker-Warburg et la dystrophie avec déficience en mérosine.

Cependant, lors du dernier Consortium international sur les dystrophies musculaires congénitales, certains ont proposé de séparer les dystrophies musculaires congénitales en deux sous-groupes, à savoir celui des maladies (où le gène défectueux a été identifié) et celui des syndromes (qui regroupe des entités

CLASSIFICATION DES DYSTROPHIES MUSCULAIRES CONGÉNITALES (MDC) EN FONCTION DES ANOMALIES GÉNÉTIQUES

Nom	Gène	Chromosome	Protéine	Dosage des CK
MDC avec déficience en mérosine (MDC1A)	LAMA2	6q2	Laminin alpha 2	Élevé 10 X la normale
Syndrome d'Ullrich	COL6A1 COL6A2 COL6A3	21q 21q 2q3	Collagène VI	Normal ou légèrement élevé
MDC de Fukuyama (FCMD)	FKT1	9q3	Fukutin	Très élevé
Maladie muscle-œil-cerveau (MEB)	OMGnt	1p3	O-mannose b-1,2- N-acétylglusaminyltransférase	Légèrement élevé
MDC avec rigidité spinale (RSMD1)	SEPN	1p3	Sélénoprotéine	Normal ou légèrement élevé
MDC avec hypertrophie musculaire et atteinte respiratoire précoce (MDC1B et MDC1C)	? FKRP	1q4 19q	? Protéine Fukutin-apparentée	Très élevé
MDC avec déficience en intégrine alpha 7	IT6A7	12q	Intégrine alpha 7	Légèrement élevé
Syndrome de Walker-Warburg	?	?	?	Habituellement normal
MDC « pure »	—	—	—	Très élevé

Tableau 6.1

dont les caractéristiques cliniques et pathologiques sont claires, mais pour lequel aucun gène défectueux n'a encore été identifié). Cette classification est appelée à évoluer au cours des prochaines années en raison des percées rapides de la génétique moléculaire.

Épidémiologie dans le monde et au Québec

Les dystrophies congénitales sont rares et on estime leur prévalence à 1 cas par 30 000 naissances. Certaines formes sont plus fréquentes dans certaines populations. Par exemple, on retrouve la dystrophie musculaire congénitale de Fukuyama presque exclusivement au Japon et la forme muscle-œil-cerveau principalement en Finlande. À l'échelle mondiale, c'est la dystrophie musculaire avec déficience en mérosine qui est la plus fréquente; elle représente environ 40 % des dystrophies congénitales en Occident.

Dans la population canadienne-française du sud du Québec, il semble que ce soit la dystrophie congénitale d'Ullrich qui prévale. En effet, une étude rétrospective révèle qu'au cours des vingt dernières années, 60 % des enfants atteints de dystrophie musculaire congénitale, et suivis à la clinique de maladies neuromusculaires du Centre de réadaptation Marie Enfant, étaient atteints de cette maladie particulière.

Description détaillée

Dystrophie musculaire congénitale avec déficience en mérosine

Comme son nom l'indique, la dystrophie musculaire congénitale avec déficience en mérosine (déficience plus précisément de sa sous-unité, la laminine alpha 2) est due à l'absence de cette protéine. On retrouve des mutations sur le gène LAMA2 dans le chromosome 6. La mérosine est une protéine qui fait partie du complexe dystrophine-glycoprotéines, lequel a pour fonction de lier le sarcolemme de la myofibre à la membrane laminaire (ou basale). Cette protéine influence aussi l'adhésion, la différenciation, la croissance et la migration cellulaire.

Cette forme de dystrophie représente de 40 % à 50 % des cas de dystrophies congénitales en Occident. Cliniquement, elle se présente par une faiblesse musculaire sévère prédominant à la portion proximale des membres (épaule et bassin). Cette faiblesse est évidente à la naissance ou bien elle apparaît à moins de six mois de vie. Elle est associée à des difficultés respiratoires et alimentaires. Les contractures sont fréquentes, mais l'arthrogrypose est rare. Le retard moteur est persistant, souvent progressif. La plupart des enfants atteints réussissent tout au plus à se tenir assis seul, vers l'âge de trois ans. Quelques-uns parviennent à marcher avec support, plus rarement de façon autonome. L'épilepsie est une condition fréquemment associée à cette forme de dystrophie, se manifestant dans près de 30 % des cas.

À la résonance magnétique, on objective souvent une atteinte diffuse de la substance blanche qui peut ressembler à une leucodystrophie mais sans autre évidence clinique d'atteinte cérébrale ou de déficience intellectuelle. Quelque 20 % des enfants atteints ont un hypodéveloppement (hypoplasie) du cervelet et 5 % présentent une anomalie de structure cérébrale (pachygyrie ou sillons épaissis) entraînant de l'épilepsie et un retard mental. On visualise mieux ces trouvailles radiologiques à partir de l'âge de six mois. L'augmentation de l'enzyme musculaire (créatine kinase ou CK) atteint habituellement dix fois la limite supérieure de la normale (> 1000 U/L). Par ailleurs, il existe un ralentissement de la vitesse de conduction motrice dû à la présence constante d'une neuropathie démyélinisante. En contrepartie, la conduction des nerfs sensitifs reste normale.

Récemment, des auteurs ont revu 248 cas d'enfants atteints de dystrophie musculaire congénitale avec déficience en mérosine et ont constaté une grande hétérogénéité dans la présentation et l'évolution cliniques. Si 88 % voient leur maladie débuter avant l'âge de six mois, 12 % développent les premiers symptômes après ce moment. De façon surprenante, jusqu'à 25 % des enfants réussissent à marcher, le tiers d'entre eux avant l'âge de deux ans. La faiblesse musculaire apparaît stable chez le tiers, lentement progressive chez la moitié et améliorée chez 16 %, mais il s'agit de données disponibles seulement pour un nombre restreint de patients. En outre, 88 % ont une intelligence normale, tandis que 12 % sont déficients, dont 4 % sévèrement, mais cette déficience ne semble pas liée à la sévérité de la déficience en laminine alpha 2. Trente-cinq pour cent d'entre eux présentent une atteinte cardiaque, sur le plan électrocardiographique ou échocardiographique, mais la majorité n'ont pas de symptômes cliniques d'atteinte cardiaque. Parmi les enfants atteints, 20 % présentent de l'épilepsie. Sur le plan des laboratoires, environ les 4/5 ont des CK au-dessus de 1000 U/L, le reste présentant un taux en dessous de cette limite. Notons finalement que même si 90 % des enfants démontrent des changements typiques lors de la résonance magnétique, 6 % ont des résultats tout à fait normaux.

À long terme, les complications les plus fréquentes sont de l'insuffisance respiratoire (chez la plupart des enfants à partir de l'âge de cinq ans), des troubles de déglutition (incoordination, aspiration), un retard pondéral (chez 80 % des patients) et une scoliose progressive.

Syndrome d'Ullrich

Le syndrome d'Ullrich, décrit en 1930, associe une hypotonie dès la naissance (ou se manifestant dans les six premiers mois de vie) à de l'hyperlaxité ligamentaire (souplesse excessive des articulations) et à des contractures lentement progressives et qui touchent le cou, les genoux, les coudes et les doigts. On observe également des déformations des pieds et, chez tous les patients, une rigidité de la colonne vertébrale avec une scoliose progressive qui contribue à l'apparition d'une insuffisance respiratoire. La fonction respiratoire se détériore surtout à partir de sept ou huit ans et cette insuffisance cause parfois le décès avant l'âge de dix ans. Le retard moteur est en général sévère et progressif, surtout à cause de cette tendance marquée aux contractures. Par ailleurs, l'intelligence apparaît normale. Les CK demeurent normaux ou légèrement augmentés. Chez la grande majorité des enfants, le retard pondéral devient apparent, surtout à partir de l'âge de dix ans.

Des études récentes ont confirmé ces faits, mais on remarque également que la moitié de ces enfants ne marcheront jamais, que la très grande majorité présente un retard pondéral, que la capacité vitale diminue à 40 % de celle prédite dès l'âge de cinq ans, et qu'il n'y pas d'atteinte cardiaque associée au syndrome d'Ullrich.

Ce syndrome, dont l'incidence familiale se chiffre à 30 %, est causé par une déficience en collagène VI, une protéine importante dans la composition des myofibrilles. Trois sous-types génétiques sont en cause dans ce syndrome. On a identifié des mutations dans les chromosomes 2 et 21, qui contribuent à la régulation des gènes COL6A3, ainsi que COL6A1 et COL6A2, respectivement. Cette déficience en collagène VI a été démontrée seulement chez la moitié des patients qui présentent le syndrome d'Ullrich, mais il n'existe pas de différence clinique entre ceux chez qui il y a absence du collagène VI et ceux chez qui cette protéine est en quantité normale.

Il est possible qu'il existe au Québec une forme bénigne du syndrome d'Ullrich s'apparentant à l'hypotonie congénitale bénigne, c'est-à-dire une hypotonie présente à la naissance, mais qui s'améliore graduellement au cours de l'enfance. Depuis 1979, parmi les cas de dystrophie musculaire congénitale vus au CRME, 60 % étaient des cas de syndrome d'Ullrich, un pourcentage nettement plus élevé qu'ailleurs dans le monde. La plupart des personnes atteintes conservent la marche jusqu'à leur trentaine, et certains de nos patients approchent la quarantaine tout en se portant relativement bien. L'absence de cardiomyopathie et une atteinte respiratoire plus légère laissent présager une espérance de vie prolongée. Des études sont actuellement en cours au CRME pour tenter de mieux identifier cette variante de la maladie.

Une autre forme de myopathie, dite « de Bethlem », à transmission autosomale dominante, est causée par une atteinte du collagène VI. Cette entité ne sera pas abordée ici puisqu'elle affecte des patients plus âgés, surtout de jeunes adultes.

Dystrophie musculaire congénitale « pure »

La dystrophie musculaire congénitale « pure » (ou « classique » ou « à mérosine positive ») est un diagnostic d'exclusion. Dans ce type de dystrophie, on retrouve de la mérosine dans la membrane musculaire. Il n'y a pas d'atteinte du système nerveux central et on ne connaît pas, du moins pour le moment, le gène ou la protéine déficiente. Le tableau clinique est variable, mais généralement moins sévère que celui de la dystrophie congénitale avec absence de mérosine. Cette variabilité se manifeste tant dans la distribution des muscles atteints, le degré de sévérité, la progression de la maladie que dans les autres signes accompagnateurs. Les symptômes les plus consistants comprennent une hypotonie ainsi qu'une faiblesse diffuse qui prédomine dans les parties proximales des membres, incluant le visage. Les contractures peuvent être présentes dès la naissance, mais se développent surtout au cours de l'enfance. Les luxations congénitales de la hanche surviennent dans 25 % des cas. Parmi les problèmes moins communs, on compte les troubles de déglutition et de ventilation.

L'évolution clinique varie d'une amélioration lente avec le temps à une progression inexorable vers le décès, quoique cette dernière éventualité (10 %) soit moins fréquente. Selon notre expérience au CRME, la présence de CK très élevée (> 2000 U/L) représente un facteur de mauvais pronostic et est plus souvent associée à une progression de la faiblesse musculaire. Plusieurs études montrent aussi une détérioration fonctionnelle, même après une amélioration initiale. Une déficience intellectuelle survient chez certains patients dans une proportion de 10 à 20 %.

Formes plus rares de dystrophie musculaire congénitale

La dystrophie congénitale de Fukuyama, décrite en 1960, est causée par une déficience en fukutin, qui sert à la modification des protéines cellulaires de surface et dont les mutations ont été retrouvées en 1993 sur le chromosome 9. Cette forme de dystrophie est rare en dehors du Japon et se caractérise par un début précoce et sévère consistant en une hypotonie diffuse, une faiblesse généralisée avec succion pauvre, une pseudo-hypertrophie des joues et hypertrophie fréquente des mollets et des avant-bras (augmentation de la masse musculaire). Les enfants atteints de cette forme de dystrophie musculaire sont sévèrement déficients sur le plan intellectuel et ne marcheront jamais. Un certain nombre présentent une atteinte oculaire légère (entre 60 et 70 % des cas), dont la plus fréquente est la myopie. D'autres atteintes plus sévères demeurent rares, comme l'atrophie du nerf optique, les cataractes et le décollement rétinien. On retrouve de l'épilepsie chez 20 % des enfants, probablement en relation avec de fréquentes malformations cérébrales causées par des anomalies de migration neuronales. Leur condition tend à se détériorer avec le temps. Les contractures apparaissent, la faiblesse s'aggrave et le décès survient, habituellement vers la fin de l'adolescence.

La maladie muscle-œil-cerveau (dont la presque totalité des cas ont été rapportés en Finlande) et le syndrome de Walker-Warburg ont en commun plusieurs éléments cliniques. Toutefois, il s'agit de deux entités distinctes puisque dans le syndrome de Walker-Warburg, on ne retrouve pas la mutation sur le chromosome 1 qui caractérise la maladie muscle-œil-cerveau. Les deux comprennent une atteinte musculaire de degré variable, une atteinte sévère du système nerveux central (principalement des anomalies de migration, des anomalies de la substance blanche, une atrophie du cervelet et du tronc cérébral) et des anomalies variées aux yeux. Certaines anomalies semblent plus caractéristiques dans l'une ou l'autre des deux maladies. Par exemple, la lissencéphalie (cerveau lisse) et la dilatation ventriculaire se retrouvent en général dans le syndrome de Walker-Warburg, dans lequel on retrouve également l'épilepsie, la microphtalmie, les colobomes, la mégacornée et la dysplasie rétinienne, tandis que les enfants atteints de la maladie muscle-œil-cerveau ont certains traits dysmorphiques caractéristiques (tête large, front proéminent, faciès plat, nez court) avec retard moteur prononcé, myopie sévère, glaucome, cataractes et spasticité des membres inférieurs liée à une atteinte du système nerveux central. Les deux entités sont progressives et associées à un retard mental sévère et à un décès précoce, surtout pour le syndrome de Walker-Warburg, où seuls de 5 à 10 % des enfants survivent au-delà de cinq ans.

Deux formes de dystrophie congénitale sont dues à une déficience secondaire en mérosine (MDC1B et MDC1C), c'est-à-dire que le taux diminué en laminine alpha 2 est non pas causé par une mutation dans le gène LAMA2, comme dans la dystrophie avec déficience en mérosine, mais par une mutation autre. Les enfants atteints sont d'intelligence normale et ont une IRM cérébrale et des études de vitesse de conduction normales.

Plus spécifiquement, la forme 1B, qui est rare, est caractérisée par une hypertrophie musculaire généralisée et une insuffisance respiratoire précoce. Or, malgré cette hypertrophie, il existe une faiblesse musculaire à prédominance proximale avec ballottement de la tête et fonte des muscles du cou. Les patients parviennent quand même à marcher et ont alors une évolution stable, si ce n'est des fonctions respiratoires qui se détériorent. La mutation, retrouvée sur le chromosome 1, altère une protéine présente dans la membrane musculaire, l'alpha-dystroglycan, qui est un récepteur de la laminine alpha.

Quant à la forme 1C, il s'agit d'une dystrophie congénitale sévère causant une pseudo-hypertrophie des muscles des jambes, une faiblesse marquée en proximal et axial, empêchant toute possibilité de marche ou de position verticale autonome. Les contractures étant légères, on ne voit jamais d'arthrogrypose. L'insuffisance respiratoire se manifeste durant la deuxième décennie. Sur le plan du diagnostic, les CK sériques s'avèrent particulièrement élevés. On a retrouvé la mutation sur le chromosome 19, qui code pour une protéine apparentée à la fukitin, une glycosyltransférase jouant un rôle dans la glycosylation des protéines musculaires.

La dystrophie congénitale avec déficience en intégrine alpha 7, un récepteur de la laminine alpha 2, a été décrite chez des Japonais avec retard moteur, faiblesse musculaire proximale légère et CK légèrement augmentés. La mutation se trouve sur le chromosome 12. On ignore la fonction de la sélénoprotéine N, déficiente dans la dystrophie congénitale avec rigidité spinale et dont on a retrouvé la mutation sur le chromosome 1. Comme son nom l'indique, cette dystrophie cause une rigidité spinale précoce, avec un syndrome respiratoire restrictif nécessitant un support ventilatoire dans la deuxième décennie. L'hypotonie et la faiblesse peu marquées permettent l'acquisition de la marche vers l'âge de 18 mois.

D'autres formes de dystrophies congénitales, extrêmement rares, ne seront pas abordées dans cette section :

- la dystrophie musculaire congénitale avec hypoplasie vermienne ;
- la dystrophie musculaire congénitale avec hypoplasie vermienne et hypertrophie musculaire ;
- la dystrophie musculaire congénitale avec kystes cérébelleux ;
- la dystrophie musculaire congénitale avec micro-céphalie-pachygyrie et neuropathie ;
- la dystrophie musculaire congénitale avec microcéphalie mais IRM normale ;
- la dystrophie musculaire congénitale avec retard intellectuel et pouces en abduction ;
- la dystrophie musculaire congénitale avec retard intellectuel et cataractes.

Dépistage et génétique

Toutes les dystrophies musculaires congénitales se transmettent de façon autosomale récessive. Le diagnostic repose sur des signes cliniques et des examens complémentaires. Le dosage des CK, l'EMG et l'étude des vitesses de conduction des nerfs périphériques aident à distinguer entre les dystrophies (dégénératives), les myopathies (non dégénératives), les amyotrophies spinales et les maladies de la jonction musculaire (abordées ailleurs dans ce livre). Pour confirmer et identifier le type de dystrophie, on doit procéder à une biopsie musculaire qui révèle les anomalies caractéristiques de la dystrophie musculaire : augmentation de la variabilité de la taille des fibres musculaires avec augmentation du tissu conjonctif, présence de fibrose, de nécrose et de phénomènes de dégénération et régénération. À partir d'un spécimen de biopsie musculaire, on procède à ces immunomarquages qui permettent de diagnostiquer trois formes de dystrophies congénitales : la dystrophie avec déficience en mérosine, le syndrome d'Ullrich et la dystrophie de Fukuyama.

Pour certaines dystrophies congénitales, on a identifié des mutations (tableau 6.1) que l'on recherche avec des tests génétiques. On ne connaît toujours pas le gène en cause dans la dystrophie « pure » (ou « à mérosine positive ») et dans le syndrome de Walker-Warburg. Pour la dystrophie congénitale avec déficience en mérosine, on peut poser un diagnostic prénatal en procédant à une biopsie choriale. Malheureusement, les tests génétiques coûtent cher et nécessitent un long délai.

Pronostic et traitement

Il est difficile de formuler avec certitude un pronostic pour les dystrophies congénitales, surtout dans la forme « pure ». Le pronostic est parfois plus favorable que dans d'autres formes de dystrophies, mais avec le temps on voit une progression de la faiblesse musculaire, qui entraîne ou accentue les problèmes de contractures, de scoliose et d'insuffisance respiratoire. Sur le plan fonctionnel, plusieurs enfants dépendent entièrement et dès le départ de leur entourage. D'autres deviennent dépendants après quelques années de mobilité et d'autonomie fonctionnelle. C'est chez les enfants atteints de dystrophie musculaire congénitale « pure » que l'on note le meilleur pronostic.

Il n'existe malheureusement pas de traitement pharmacologique. Les stéroïdes, qui ont une certaine efficacité pour ralentir la dégénérescence musculaire de la dystrophie de Duchenne, n'ont jamais été étudiés de façon systématique dans les dystrophies musculaires congénitales. Ils ont cependant été essayés avec un succès variable dans quelques cas isolés.

On recommande une évaluation en cardiologie pour chaque enfant, même si la plupart des dystrophies congénitales ne sont pas associées à une atteinte cardiaque. On fait à la plupart des patients des recommandations d'usage sur l'alimentation. Si le retard pondéral est trop marqué ou s'il existe des risques d'aspiration, on peut envisager une gastrostomie. Certains enfants bénéficient d'une prévention vaccinale contre l'influenza. On assure un suivi particulièrement serré et actif des fonctions respiratoires puisque l'insuffisance respiratoire demeure la première cause de décès.

L'évolution des contractures et de la scoliose nécessite également l'attention du médecin traitant. Sévères, elles empêchent un positionnement confortable au lit, et la douleur qu'elles engendrent diminue la qualité de vie. En outre, une scoliose progressive compromet les capacités respiratoires. Les patients peuvent avoir à leur disposition des orthèses, des prothèses, des plâtres et des corsets. Parfois, il est indispensable d'avoir recours à une chirurgie pour prévenir l'aggravation de la scoliose ou des contractures. Le premier but de toute intervention est de préserver la mobilité et la fonctionnalité des membres, ce qui justifie une approche active, particulièrement chez les enfants ambulants et fonctionnellement autonomes. Une intervention adéquate peut prolonger jusqu'à cinq ans la mobilité des patients.

On recommande des exercices à visée aérobique, d'intensité légère à modérée, pour les myopathies lentement évolutives comme les dystrophies musculaires congénitales. Ces exercices permettent de maintenir la mobilité et la flexibilité articulaire, et s'avèrent particulièrement importants chez les jeunes qui sont immobilisés pendant de longues périodes, par exemple lors d'une convalescence postopératoire.

Approche de réadaptation

La faiblesse musculaire est significative et varie en fonction de l'atteinte et de l'évolution de la maladie. Les exercices de renforcement sont recommandés à la condition d'éviter la fatigue et la douleur (voir l'encadré sur le renforcement musculaire, p. 83).

Les contractures musculaires sont presque toujours présentes et augmentent avec la croissance. Elles handicapent les activités de la vie quotidienne, parfois plus que le manque de force. Des orthèses de nuit aident au maintien des amplitudes. Les orthèses tibiales sont particulièrement efficaces. Par contre, il est très difficile d'étirer et de gagner de la souplesse pour les contractures des coudes, et l'emploi des orthèses de nuit ne donne pas de résultats satisfaisants. Le meilleur choix consiste à procéder à des mobilisations, si elles sont exécutées quotidiennement et de façon précoce. Comme la perte de souplesse est significative et limite la fonction, il est essentiel d'établir un programme d'assouplissement quotidien, et on suggère de l'intégrer à la routine de l'enfant et de ses parents.

Les risques de développer une scoliose sont élevés, particulièrement durant la période prépubère, et ils augmentent dès que le jeune passe plus de temps assis. L'utilisation d'un corset peut limiter la progression de la scoliose, mais une arthrodèse vertébrale est parfois nécessaire.

Avec l'évolution de la maladie, les forces respiratoires et la capacité vitale diminuent progressivement. Les risques de complications sont augmentés lors des infections des voies respiratoires supérieures (IVRS). Les difficultés de succion en bas âge et, plus tard, de déglutition peuvent causer des problèmes de microaspirations. Il faut donc adopter des mesures préventives et faire des exercices appropriés pour maintenir une bonne condition respiratoire.

La faiblesse aux mains est significative, mais la fonction de préhension est longtemps préservée, bien qu'il soit plus difficile d'atteindre les objets. Dans les atteintes sévères, le jeune est dépendant pour l'habillage, l'hygiène et les transferts. Dans les atteintes modérées, le jeune exécute partiellement ces tâches, mais il a besoin d'aide pour certaines attaches. L'habillage est facilité en position assise. Des vêtements faciles à enfiler sont un atout.

Les jeunes sont souvent maigres à cause de la diminution de la masse musculaire. Certains enfants particulièrement faibles ont de la difficulté à manger et ils utilisent des ustensiles légers et une table surélevée. Ils peuvent avoir besoin d'aide pour compléter leur repas. À cause de la faiblesse périorale, des problèmes de déglutition surviennent à l'occasion, surtout lorsque l'atteinte est sévère.

En bas âge, on constate des retards de développement à cause de la faiblesse musculaire et, parfois, à cause d'une déficience intellectuelle. Lorsque l'enfant a une atteinte intellectuelle, on assure une supervision en plus de l'aide requise pour compenser la faiblesse.

La communication orale n'est pas atteinte, sauf pour ceux et celles qui ont une atteinte intellectuelle entraînant un retard de langage qui s'inscrit dans le retard global de développement. Parfois, la voix est faible. L'écriture manuelle est possible, mais le manque d'endurance pour les longs travaux peut être compensé par l'utilisation de l'ordinateur.

Les enfants dont l'atteinte est modérée gagnent à fréquenter une école sans barrières architecturales et à habiter un lieu dont l'accessibilité est complète, car cela favorise leur autonomie. Lorsque l'atteinte est sévère, il est nécessaire d'adapter le domicile pour le rendre accessible. Lorsque l'atteinte est légère, il n'est pas toujours nécessaire d'avoir un environnement sans barrières architecturales, bien que ce soit l'idéal.

Selon l'atteinte, lorsque la marche n'est pas possible ou limite les déplacements, il est possible d'utiliser différents moyens de compenser, comme la marchette, la poussette, le triporteur, le tricycle ou le vélo. Au besoin, l'enfant utilise le fauteuil roulant manuel ou motorisé.

Les chutes sont fréquentes et l'endurance est diminuée. Il peut être plus difficile de se relever du sol ou d'une chaise. La montée et la descente des escaliers se font en utilisant la rampe, mais un environnement accessible diminue la fatigue générale et augmente l'autonomie du jeune. Les recommandations que l'on retrouve dans l'encadré sur le marcheur faible (voir p. 190) s'appliquent à ces enfants.

C'est souvent durant les premières années d'école que le jeune prend vraiment conscience d'être différent des autres. Il se rend compte qu'il ne peut pas parcourir les mêmes distances que les autres ou qu'il est moins habile lors des jeux d'équipe. Par la suite, il fait sa place à partir de ses caractéristiques personnelles, il vit des succès, il crée des liens, se fait des amis et peut ainsi profiter de la socialisation que permet l'école. Il peut éprouver des sentiments pénibles en réaction à ses différences physiques rendues tangibles par les contractures, les orthèses ou les aides techniques aux déplacements, qui deviennent nécessaires. Un soutien psychologique peut alors l'aider à surmonter cette épreuve.

En général, l'enfant fréquente l'école de son quartier. On recommande certaines mesures, selon les besoins de sa condition physique. Lorsque l'atteinte fonctionnelle est sévère ou que l'enfant est atteint d'un déficit intellectuel, on favorise la scolarisation en milieu spécialisé ou en classe spéciale.

La participation au cours d'éducation physique se fait selon les capacités du jeune. L'intégration aux sports d'équipe est plus difficile à cause des risques de chutes et du manque d'endurance.

Les activités en piscine sont à privilégier puisqu'elles permettent de bouger plus facilement, qu'elles développent la capacité respiratoire et maintiennent un bon niveau d'activité. L'enfant doit tenir compte de sa fatigue, éviter les excès et la douleur, tout en demeurant actif. Les jeux de table ou de société et les activités reliées aux arts permettent aux jeunes de se réaliser en développant des compétences particulières.

Pour que le jeune puisse envisager une carrière adaptée à ses possibilités, il faut d'une part une bonne connaissance de la maladie et de son évolution, et d'autre part une bonne connaissance des capacités de l'enfant. Des ressources sont disponibles, qu'il s'agisse d'une évaluation vocationnelle, d'une évaluation du milieu de travail ou d'un programme d'intégration des personnes handicapées.

LA DYSTROPHIE MYOTONIQUE DE STEINERT

▼

Définition et classification

La dystrophie myotonique (DM) est une affection multisystémique. C'est une maladie à pénétrance extrêmement variable, c'est-à-dire que ses manifestations varient beaucoup d'un individu à l'autre. Sur le plan génétique, la dystrophie myotonique est le résultat d'une répétition anormalement élevée de triplets sur le chromosome 19. Elle se transmet selon un mode autosomique dominant. Elle se manifeste en général chez l'adulte jeune, mais survient parfois chez l'enfant (forme juvénile ou infantile), et même chez le nouveau-né (forme congénitale). On distingue trois principales caractéristiques de cette maladie : la myotonie, c'est-à-dire la difficulté à décontracter les muscles, la faiblesse musculaire progressive distale (mains, pieds) et les manifestations systémiques ou extramusculaires (atteinte oculaire, cardiaque, gynécologique et respiratoire).

La maladie a été décrite simultanément et indépendamment en 1909 par Steinert, Batten et Gibb. Le mérite de Steinert fut de souligner la remarquable régularité de distribution de la faiblesse et de l'atrophie, en plus d'insister sur certains symptômes extramusculaires. Celui de Batten et de Gibb fut de donner la priorité à l'élément myopathique dans la symptomatologie musculosquelettique et de mettre en lumière le caractère héréditaire de l'affection. Au cours de l'histoire, la maladie a également porté le nom de « myotonica atrophica ».

Épidémiologie dans le monde et au Québec

Avec une prévalence de 2,4 à 14,3 cas par 100 000 habitants, la DM est la dystrophie la plus fréquente chez l'adulte. La forme congénitale, beaucoup plus rare, ne constitue que 5 % des cas de DM. La maladie atteint les deux sexes également. Aucun groupe racial ni région du globe ne semblent épargnés. On a rapporté une prévalence plus prononcée dans le nord de la Suède (70 cas par 100 000 habitants) et, au Québec, dans la région du Saguenay-Lac-St-Jean (194 cas par 100 000 habitants). La prévalence dans cette région est d'ailleurs la plus élevée au monde, avec un taux de 30 à 60 fois supérieur au reste du globe. On estime à plus de 550 le nombre d'individus atteints de DM inscrits à la Clinique des maladies neuromusculaires de l'Hôpital de Jonquière. Ces individus sont répartis dans plus de 100 grandes familles. On estime que, dans cette région, de 10 à 15 % des cas ne seraient pas encore diagnostiqués. Cette forte prévalence s'explique essentiellement par la très forte natalité observée au cours de plusieurs générations successives dans une région demeurée relativement isolée pendant plus d'un siècle. Avec l'avènement du dépistage génétique et la baisse de natalité, on prévoit une diminution de la prévalence de la dystrophie myotonique dans cette région au cours des prochaines générations.

Présentation clinique et évolution

Manifestations musculosquelettiques

L'atteinte des muscles squelettiques comporte trois éléments : la myotonie, l'atrophie et la faiblesse.

La myotonie, trouble de la décontraction du muscle, est définie par un relâchement musculaire anormalement lent après une contraction musculaire soutenue. Dans la DM, elle affecte surtout la main. On peut la mettre en évidence en percutant l'éminence thénar (côté du pouce) et plus rarement, la langue, l'éminence hypothénar (côté du cinquième doigt) et les fléchisseurs des doigts. Parfois découverte lors d'un électromyogramme, la myotonie peut demeurer asymptomatique.

Par contre, la faiblesse et l'atrophie sont évolutives. La progression se fait habituellement sur une longue période (années ou décennies). On parle de dystrophie, car ce terme sous-entend une perte progressive de muscle squelettique, souvent accompagnée de fibrose et d'infiltration graisseuse. Cette atteinte musculaire à prédominance distale, associée à des phénomènes myotoniques, est caractéristique de la dystrophie myotonique et permet de la distinguer des autres formes de dystrophies musculaires.

Manifestations oculaires

La cataracte est l'un des signes majeurs de la dystrophie myotonique. Elle est presque toujours présente chez l'adulte, mais elle est rare chez l'enfant de moins de dix ans. Occasionnellement, elle constitue le seul signe de la maladie chez les personnes dont l'atteinte génétique est peu sévère. Elle se manifeste au début par des densités blanchâtres et le diagnostic se fait grâce à une lampe à fente. Puis les densités se colorent et deviennent alors visibles de manière macroscopique. Avec l'évolution des cataractes, l'intervention chirurgicale peut devenir nécessaire pour le rétablissement de la vision. En plus de la cataracte, de la ptose et de l'atteinte des muscles oculaires extrinsèques, on trouve de nombreux autres troubles oculaires en association avec la dystrophie myotonique.

Manifestations cardiorespiratoires

Les manifestations cardiaques sont très fréquentes, notamment les anomalies de conduction à l'ECG. L'expression «anomalies de conduction» signifie que la propagation de l'influx électrique dans les cavités du cœur se fait anormalement. Ces anomalies de conduction sont décelables par l'analyse des paramètres de l'électrocardiogramme.

Malgré la fréquence de ces anomalies, la plupart des personnes atteintes demeurent asymptomatiques du point de vue cardiaque. On peut cependant observer des palpitations, des étourdissements et des syncopes. Par mesure de précaution, on recommande de faire un ECG annuellement. La cardiomyopathie est presque inexistante, contrairement aux autres dystrophies et à l'ataxie de Friedreich. Les études pathologiques du cœur confirment toutefois une infiltration graisseuse, une fibrose interstitielle et une hypertrophie des cellules musculaires. Il ne semble pas y avoir davantage de maladie coronarienne chez les patients avec DM que dans la population en général.

L'identification de troubles de conduction sur l'ECG ou la présence de symptômes évocateurs impose une investigation plus poussée du rythme et de la conduction nerveuse du cœur (Holter, étude du faisceau de His). Si cette investigation révèle des anomalies du rythme cardiaque, on doit procéder à la pose d'un entraîneur électrosystolique (*pacemaker*), pour prévenir un décès par arrêt cardiaque. Environ 20 % de la mortalité chez les personnes atteintes de DM est directement attribuable aux pathologies cardiovasculaires et 10,7 % aux morts subites, vraisemblablement par arythmies.

Les patients atteints de DM présentent une atteinte respiratoire liée à plusieurs causes différentes. D'abord, la faiblesse de la musculature œsophagienne et oropharyngée entraîne un risque accru d'aspirations et d'infections bronchopulmonaires. Le retard de la vidange de l'estomac peut également contribuer au problème. De plus, l'atteinte des muscles intercostaux et diaphragmatiques conduit souvent à une diminution de la ventilation pulmonaire. Jumelée à des apnées durant le sommeil (arrêts transitoires et brefs de la respiration), elles-mêmes liées soit à une atteinte des centres cérébraux qui contrôlent la respiration, soit à une obstruction des voies respiratoires, cette diminution de la ventilation pulmonaire se traduit cliniquement par de l'hypersomnolence (excès de sommeil), même durant le jour, et, plus rarement, par de l'essoufflement à l'effort.

Dans la forme congénitale, on retrouve aussi une atteinte pulmonaire associée à un hypodéveloppement des muscles respiratoires et, parfois, à une atteinte du diaphragme, muscle essentiel à la respiration. Bien que la cardiomyopathie soit rare, on la retrouve dans certains cas sévères avec hypertension pulmonaire et *hydrop fetalis*, c'est-à-dire un œdème généralisé du fœtus et du placenta.

Considérations anesthésiques

Après une intervention chirurgicale avec anesthésie générale, des complications surviennent dans environ 8 ou 9 % des cas. La majorité de ces complications sont d'ordre pulmonaire, et il s'agit d'atélectasies (affaissement d'une partie des poumons), de pneumonies ou d'insuffisances respiratoires aiguës. Le risque semble plus marqué dans les chirurgies abdominales hautes et pour les patients avec faiblesse proximale. On recommande d'utiliser des agents anesthésiques à courte action et d'éviter les opiacés ainsi que les benzodiazépines en période postopératoire. En préopératoire, on recommande un ECG et des tests de fonctions respiratoires, tandis qu'en postopératoire, il devient primordial d'intégrer au traitement une physiothérapie respiratoire. Globalement, on favorise l'anesthésie rachidienne ou épidurale.

Manifestations intellectuelles et comportementales

L'expérience clinique démontre que les patients symptomatiques sur le plan musculaire présentent souvent une apathie, un manque de motivation ou d'initiative. Ces comportements, associés à un faciès peu expressif et à une voix monocorde, donnent souvent une fausse impression de retard mental. Certains auteurs ont rapporté jusqu'à 22 % de cas de déficience intellectuelle, mais des études plus récentes révèlent que le retard intellectuel est peu fréquent dans la DM et survient surtout chez les porteurs d'une forme congénitale transmise par la mère. On retrouve souvent des lésions à la résonance magnétique cérébrale, sans qu'on puisse établir un lien évident avec l'atteinte cognitive. Chez l'adulte, on constate parfois une atrophie du cerveau. On suspecte qu'il s'agit d'un phénomène progressif, sans toutefois avoir pu le confirmer. Chez l'enfant, l'imagerie cérébrale révèle occasionnellement une augmentation de la taille des ventricules (ventriculomégalie) non évolutive.

Outre l'apathie, les troubles de comportements incluent aussi des troubles de la personnalité. Il s'agit le plus souvent d'une personnalité passive-aggressive ou obsessive-compulsive. On observe rarement ces traits chez les individus peu symptomatiques au plan musculaire.

Les caractéristiques du comportement s'accompagnent fréquemment d'une hypersomnolence. Celle-ci se traduit le plus souvent par de longues nuits de sommeil et un besoin irrésistible de dormir durant le jour. Cela devient parfois très handicapant et entraîne des difficultés d'apprentissage scolaire, une diminution de la productivité au travail, une marginalisation sociale. La sévérité de l'hypersomnolence est très variable et ne concorde pas toujours avec la sévérité de l'atteinte musculaire. Certains stimulants du système nerveux central, dont le méthylphénidate et le modafinil, s'avèrent efficaces particulièrement dans le contexte d'une atteinte fonctionnelle.

Les manifestations psychiques et comportementales sont très importantes dans cette maladie et contribuent souvent à la détérioration de la condition sociale. Les répercussions sociales de la DM ont été particulièrement bien étudiées au Saguenay : 42 % des patients atteints vivaient sous le seuil de la pauvreté, 20 % des hommes et 50 % des femmes n'avaient jamais travaillé, 63 % n'avaient pas terminé leur 9ᵉ année à l'école (contre 24 % dans l'ensemble de la population) et seuls 34,2 % d'entre eux étaient mariés ou s'étaient déjà mariés (contre 66 % dans l'ensemble de la population).

Autres manifestations

Selon certains auteurs, environ 80 % des cas masculins présentent une atrophie testiculaire plus ou moins marquée, mais qui n'entrave pas la fertilité de façon constante. Jusqu'à 25 % des hommes souffrent toutefois de troubles érectiles. La calvitie précoce est aussi caractéristique de cette affection. Typiquement frontopariétale, elle frappe essentiellement les personnes atteintes de sexe masculin.

La musculature digestive lisse est très souvent atteinte; particulièrement l'œsophage. La musculature pharyngée est faible. Cela se traduit, à l'occasion, par une grande difficulté à avaler (dysphagie). Souvent, cette atteinte des muscles lisses s'accompagne de diarrhée, de constipation ou de crampes abdominales particulièrement incommodantes. On note aussi une fréquence élevée de calculs dans la vésicule biliaire à un âge relativement jeune. Avec la DM, on décrit également un risque accru d'intolérance au glucose et de résistance à l'insuline, d'hyperostose frontale (épaississement de l'os frontal), d'acrocyanose (extrémités froides et violacées), de contractions utérines inefficaces lors du travail à l'accouchement, de pilomatrixomes multiples (petites tumeurs bénignes de la peau) et de déficit en anticorps dans le sang. Il n'y a cependant pas de manifestations cliniques pour cette déficience immunitaire (par exemple aucune tendance aux infections autres que les bronchopneumonies par aspiration).

Histoire naturelle

La dystrophie myotonique peut être divisée en trois types : congénital, infantile ou juvénile, et adulte.

La forme congénitale, presque toujours transmise par la mère, se manifeste durant la grossesse par un hydramnios (surabondance de liquide amniotique) et par une réduction des mouvements fœtaux. À la naissance, on observe une hypotonie généralisée et des difficultés d'alimentation. Les nouveau-nés atteints de DM congénitale présentent parfois une atteinte sévère de la respiration qui peut nécessiter un recours à une ventilation artificielle et même entraîner le décès. Par la suite, ces enfants présenteront un retard moteur et mental.

À l'examen, le visage est très typique et caractérisé par une diplégie faciale congénitale avec bouche en V inversé. C'est d'ailleurs le trait que l'on retrouve le plus constamment dans la forme congénitale de DM. On observe fréquemment diverses malformations, comme un palais ogival, une micrognathie (petit menton), une hernie diaphragmatique, une cryptorchidie (migration incomplète des testicules) et des pieds bots. Plus rarement, on observe une laxité anale, voire un mégacôlon.

Après une période néonatale orageuse et critique, la maladie semble se stabiliser dans l'enfance pour reprendre, à l'adolescence, la progression habituellement observée dans la forme adulte. Quant à la myotonie, on ne l'observe en général qu'après l'âge de deux ou trois ans. L'électromyogramme est donc souvent négatif lorsqu'il est fait de façon très précoce.

Le plus souvent, la DM infantile est diagnostiquée quelques mois ou même quelques années plus tard, dans un contexte d'investigation pour retard de développement ou pour troubles d'apprentissage. Dans la forme infantile, la période néonatale est exempte des manifestations typiques citées précédemment.

Finalement, la DM adulte débute habituellement entre 10 et 30 ans. Cependant, il existe une grande variabilité quant à l'âge de début des symptômes (de l'adolescence jusqu'à plus de 70 ans). Son expression clinique est très variable et oscille entre une forme sévère (faiblesse progressive, atrophie, atteinte multisystémique, déplacement en chaise roulante, etc.) et une forme asymptomatique au plan musculaire, par exemple des cataractes isolées. Un certain nombre d'individus âgés, porteurs obligatoires de la maladie, n'en manifesteront jamais les symptômes.

La première plainte est habituellement la myotonie. Parfois, le sujet ne devient attentif à sa maladie qu'après l'installation d'une faiblesse ou d'un problème visuel. Parfois aussi, il apprend son diagnostic à cause de ses descendants plus atteints que lui.

Le rythme évolutif, tant de l'atteinte musculaire que cardiaque ou ophtalmologique, est extrêmement variable selon les individus. Chez certains, l'atrophie et le déficit musculaire restent longtemps discrets et localisés; chez d'autres, ils se généralisent et s'aggravent rapidement. Il est rare, avant l'âge de 40 ans, de voir une faiblesse musculaire proximale marquée, avec perte de la marche, et la majorité des patients demeurent ambulants jusqu'au stade tardif de la maladie.

Il ne semble pas y avoir de relation franche entre le rythme de progression de la maladie et l'âge d'apparition des symptômes ou le sexe de la personne. Évidemment, un sujet ayant développé une faiblesse à 15 ans sera en moyenne plus affecté à 50 ans qu'un autre dont les symptômes n'ont débuté qu'à 45 ans. Cela s'explique par la durée d'évolution de la maladie et non par un rythme différent d'évolution. Par ailleurs, il y aurait une certaine uniformité de sévérité de la maladie à l'intérieur d'une fratrie. On observe aussi un phénomène d'anticipation, c'est-à-dire un début plus précoce et une forme plus sévère avec les générations subséquentes. La mère donnera naissance à un enfant qui sera plus atteint qu'elle, et plus précocement.

La dystrophie myotonique a également des conséquences sur l'espérance de vie. Dans une étude saguenéenne, l'âge moyen au décès des patients atteints de DM était de 53,2 ans. Les principales causes de décès sont des complications respiratoires (43 %) et cardiovasculaires (20 %). La faiblesse proximale semblait un élément majeur de mauvais pronostic, avec un risque cumulatif de décès à dix ans de 35,9 %. Le même risque était estimé à 15,6 % en présence d'une faiblesse distale et à 6,7 % en absence de déficit musculaire.

Aspect génétique

La dystrophie myotonique est une maladie autosomique dominante ; ceci implique que chaque enfant né d'un parent porteur court 50 % de risque d'être touché par la maladie. La DM atteint les deux sexes également, de sorte que chaque enfant qui naît court le même risque d'être atteint, qu'il s'agisse d'un garçon ou d'une fille. L'anomalie génétique ou mutation responsable de la DM est localisée sur le chromosome 19 et consiste en une répétition anormalement longue de triplets ou trinucléotides (CTG). La dystrophie myotonique se développe lorsqu'il y a plus de 50 répétitions du triplet CTG. L'âge de début de la maladie et, par conséquent sa sévérité, semblent proportionnels au nombre de répétitions : plus ce nombre est élevé, plus la maladie débute tôt et plus elle est sévère. Cette corrélation n'est pas parfaite, mais on retiendra que la forme congénitale est habituellement associée à plus de 1000 répétitions CTG.

La pénétrance de ce gène est incomplète, c'est-à-dire qu'un certain nombre d'individus porteurs de la mutation n'en manifesteront aucun symptôme et ce, même tardivement. Les patients porteurs de 50 à 99 répétitions CTG ne manifestent le plus souvent que des cataractes et très peu d'entre eux présentent une atteinte musculaire décelable cliniquement. Cependant, les patients porteurs de 100 à 200 répétitions CTG sont beaucoup plus susceptibles de présenter des manifestations de la maladie. On observe une faiblesse musculaire dans environ 20 % de ces cas. De plus, on remarque dans la DM un phénomène d'anticipation, c'est-à-dire que d'une génération à l'autre le début est de plus en plus précoce et les manifestations cliniques, de plus en plus sévères. Cette caractéristique semble plus marquée lorsque c'est la mère qui est le parent porteur. À toutes fins utiles, la forme congénitale de DM est toujours transmise par la mère et, chez ces patients, le nombre de répétitions de trinucléotides dépasse presque invariablement 1000. Lorsque la mère est atteinte, 40 % des enfants porteurs de la maladie présentent la forme congénitale, mais le risque de transmettre la forme congénitale n'est pas en relation avec la sévérité de l'atteinte maternelle.

Diagnostic et traitement médical

Le diagnostic de dystrophie myotonique repose sur l'examen clinique en présence d'une histoire familiale positive. Le diagnostic est confirmé par une analyse de génétique moléculaire faite sur un échantillon sanguin et qui consiste à mesurer le nombre de répétitions de trinucléotides (CTG) dans le gène de la DM sur le chromosome 19. Globalement, on le recommande pour la confirmation du diagnostic dans tous les cas et un individu est considéré comme atteint de dystrophie myotonique s'il est porteur de 50 répétitions CTG et plus. L'électromyogramme peut démontrer des anomalies caractéristiques de cette maladie sous forme de décharges myotoniques. On peut aussi retrouver des anomalies dites myopathiques qui témoignent de la sévérité de l'atteinte musculaire. Moins spécifique que l'analyse moléculaire, l'EMG est cependant souvent plus rapidement accessible.

Rarement pratiquée, la biopsie musculaire squelettique révèle souvent des noyaux internes abondants et des changements myopathiques non spécifiques. Dans la forme congénitale, la biopsie met plutôt en évidence une diminution de la taille et du nombre de fibres musculaires avec présence de noyaux internes multiples, mais sans nécrose des cellules musculaires (ou dégénérescence), comme on le voit dans d'autres formes de dystrophie et notamment dans la dystrophie musculaire de Duchenne. Comme bilan complémentaire, on suggère généralement un ECG annuel afin de dépister des troubles de conduction. Les tests de fonctions respiratoires ne sont pas faits sur une base régulière, mais sont recommandés en présence de symptômes respiratoires, d'hypersomnolence diurne, et lors d'une évaluation préopératoire. Il s'avère aussi utile, particulièrement lorsque s'installent des troubles de vision, de procéder à un examen avec lampe à fente et à un suivi ophtalmologique.

En présence de myotonie clinique ou à l'électromyogramme, on doit s'assurer que l'individu n'est pas atteint d'une autre maladie caractérisée par de la myotonie, ce qui représente une raison supplémentaire de faire les tests génétiques chez ces patients. Actuellement, il n'y a pas de traitement curatif pour la DM. Il existe cependant plusieurs thérapies pour soulager les symptômes. La myotonie répond parfois de façon significative au diphénylhydantoin, à la quinine, au mexilitene ou à la procaïnamide. Sur le plan ophtalmologique, l'exérèse des cataractes est recommandée lorsque celles-ci entraînent une atteinte visuelle. On peut aussi procéder à une correction chirurgicale de la ptose palpébrale lorsque celle-ci devient gênante. Il faut cependant, après une chirurgie, se méfier du risque de kératite d'exposition (inflammation de l'œil) en raison de la difficulté à fermer complètement les yeux. Des lunettes avec béquilles permettent habituellement de corriger la ptose tout en évitant la kératite.

Un programme de soins respiratoires à domicile est indiqué chez les individus avec atteinte musculaire proximale et insuffisance respiratoire secondaire. Afin de prévenir les hypoventilations, les broncho-pneumonies ou les atélectasies pulmonaires, la physiothérapie respiratoire est requise en période postopératoire et ce, particulièrement lors des chirurgies abdominales. Le traitement des apnées du sommeil consiste habituellement en une ventilation à pression positive (CPAP). L'hypersomnolence diurne peut être contrée de façon efficace par la prise de méthylphénidate ou encore de modafinil.

De plus, les patients avec atteinte musculaire sévère nécessitent un suivi de type multidisciplinaire (physiothérapie, ergothérapie, travail social, psychologie ou neuropsychologie, éducation spécialisée, inhalothérapie ou soins infirmiers d'un CLSC). On doit essentiellement retenir que la dystrophie myotonique est une maladie avec une atteinte fonctionnelle dans pratiquement tous les systèmes. La prise en charge de cette maladie nécessite donc une approche très globale avec l'aide de plusieurs types d'intervenants afin d'assurer un traitement optimal aux personnes atteintes et à leur famille.

Approche de réadaptation

La faiblesse musculaire est globale, mais les muscles les plus fréquemment atteints par la DM sont les muscles du visage (orbiculaires des yeux, élévateurs de la paupière, muscles masticateurs), les muscles antérieurs du cou (sternocléidomastoïdiens), les muscles distaux des avant-bras (fléchisseurs des doigts, extenseurs du poignet) et les muscles dorsifléchisseurs des pieds. À l'exception des triceps, l'atteinte des muscles proximaux est plus tardive (ex. : les ischiojambiers). De façon générale, la force est sus-gravitaire et permet de maintenir un niveau fonctionnel d'autonomie jusqu'au stade très avancé de la maladie. L'hypotonie généralisée, caractéristique de la forme congénitale, limite l'acquisition des habiletés motrices, ce qui entraîne un retard de développement moteur considérable.

Une des caractéristiques de la DM est la fatigabilité et l'hypersomnolence. Ces symptômes, plus que les faiblesses musculaires, contribuent à limiter les activités quotidiennes.

La faiblesse des muscles du visage et de la bouche (orofaciaux) entraîne une absence de mimique et d'expression faciale et presque toujours une dysarthrie marquée. Celle-ci peut aussi s'accompagner de dysphagie et on remarque très souvent une faible capacité de mastication.

La grande faiblesse des muscles respiratoires et l'incapacité à se débarrasser des sécrétions accumulées augmentent les risques

d'infections respiratoires. Dans la forme congénitale, les pneumonies et les otites sont fréquentes. À cause des otites, une perte
auditive est à surveiller, en particulier dans un contexte de
difficulté de langage.

Les anomalies musculosquelettiques les plus fréquentes dans
la forme congénitale sont des déformations aux pieds (pieds
bots) et des subluxations des hanches. Dans la forme juvénile, on
observe des pieds planovalgus, des rétractions musculaires aux
chevilles (tendons d'Achille) et, occasionnellement, une scoliose.

La myotonie, caractéristique de cette maladie, est observée
surtout dans les mains. Dans la forme juvénile ou adulte, la
myotonie survient souvent plusieurs années avant la faiblesse
et elle se manifeste cliniquement de nombreuses façons. Par
exemple, les personnes atteintes ont de la difficulté à relâcher
les doigts après une vigoureuse poignée de mains. Elles apprennent cependant à compenser ces difficultés, la myotonie nuisant
ainsi rarement aux activités quotidiennes. Néanmoins, le froid
peut entraîner une exacerbation des phénomènes myotoniques
et de leur répercussion fonctionnelle. Si la gravité des symptômes le justifie, une médication peut être utile, surtout à la
saison hivernale.

Le retard intellectuel est peu fréquent dans la DM, sauf dans
sa forme congénitale. Pourtant, les personnes atteintes donnent
souvent la fausse impression de présenter un retard mental à
cause de leur faciès inexpressif, d'une certaine apathie et de leur
peu de capacité d'initiative. Par contre, ils ont souvent des difficultés d'apprentissage.

Les personnes atteintes de DM ont souvent besoin d'un suivi
continu et à long terme. Les intervenants doivent être informés
des caractéristiques de la maladie afin d'offrir des services appropriés qui respectent leurs particularités physiques et sociales.
Ils doivent se montrer persévérants et souples afin de créer une
relation significative qui permettra une bonne collaboration. La
façon la plus efficace de rendre les services nécessaires au
moment opportun consiste à mettre en place un réseau autour de
la famille, avec des ressources sociales et communautaires, ainsi
que du soutien en médecine et en réadaptation. La nature des
services proposés est déterminée par les degrés variables d'atteinte et par le stade d'évolution de la maladie.

Dans la forme congénitale, la diminution du réflexe de succion complique la période d'alimentation, qui est déjà difficile
pour la mère quand elle aussi est atteinte de DM. Le bébé a tendance à vouloir boire constamment ou, après une courte période,
à s'endormir sur la bouteille ou sur le sein. L'enfant prend peu
ou pas de poids. Il faut revoir le processus de l'alimentation avec
les parents, le pédiatre, l'ergothérapeute et, parfois, la diététiste,
afin de s'assurer que l'apport calorique est satisfaisant.

Le jeune enfant a tendance à avaler sans mastiquer. Il peut
refuser certains groupes d'aliments ou prendre un temps excessif
pour terminer son repas. Pour faciliter la prise des repas, on enseigne comment stimuler la musculature périorale et comment
adapter la diète afin de favoriser une meilleure alimentation
(diète molle, aliments épicés, etc.).

Une attention particulière est accordée à éviter les microaspirations de nourriture ou de liquides dans les bronches, ce qui
survient plus fréquemment chez les enfants atteints de formes
juvénile et congénitale. Pour certains, il faut procéder à une
évaluation plus approfondie en clinique de dysphagie.

Chez l'adolescent, les difficultés de mastication et de digestion augmentent avec l'hypotonie orofaciale et avec l'apparition
d'une malocclusion dentaire qui résulte de la faiblesse et d'un
trouble de la croissance squelettique des maxillaires, deux caractéristiques associées à la DM. La fermeture des lèvres, déjà
difficile, est davantage entravée par la déformation des dents.
Jusqu'à présent, très peu de jeunes ont bénéficié de traitements
orthodonthiques pour corriger cet aspect. La progression de la
maladie est inévitable, ce qui rend difficile le maintien de la
correction. Certains croient qu'une intervention peut retarder
l'évolution en maintenant plus longtemps l'occlusion et en
prévenant une déformation grave. La chirurgie maxillofaciale
peut apporter des améliorations, tant fonctionnelles qu'esthé-
tiques, en cas de grande déformation mandibulaire, mais cette
pratique est encore expérimentale.

L'hypersomnolence chez le jeune atteint de DM entraîne
une irrégularité dans l'horaire quotidien, et l'adulte doit limiter
ses activités durant le jour à cause de ces besoins exagérés de
sommeil. Parfois, les difficultés du parent, lui-même atteint
de DM, nuisent à la prise en charge adéquate des besoins de

l'enfant, étant donné ses propres limites à planifier, à s'organiser, à prioriser et à s'activer. Par exemple, les mères atteintes de DM ont tendance à se lever tard le matin, ce qui complique les soins à donner à leur bébé. Cela compromet les activités de stimulation au jeune enfant, les loisirs et les rendez-vous, qui deviennent difficiles à organiser. Pour assurer l'assiduité aux rendez-vous, il faut les inscrire au calendrier et les reconfirmer ensuite. L'encadrement des mères atteintes de DM est d'autant plus nécessaire que l'enfant atteint de la forme congénitale a de nombreux besoins en médecine et en réadaptation.

Il est d'une grande importance d'enseigner aux personnes atteintes de DM une hygiène de vie qui leur permettra de maintenir et de poursuivre leurs activités quotidiennes. Un enseignement sur des façons de travailler en économisant leur énergie ainsi que de l'encadrement pour avoir un horaire régulier faciliteront leur fonctionnement au quotidien.

Le maintien de la souplesse musculaire et de l'endurance des personnes atteintes de DM ou la stimulation globale du jeune enfant atteint de la forme congénitale préviennent les complications et les pertes fonctionnelles, tout en augmentant leur niveau de fonction et d'autonomie. Un programme quotidien d'exercices d'assouplissement est souvent enseigné par la physiothérapeute.

Pour diminuer les risques d'infections respiratoires, on recommande de procéder chaque année à des vaccinations antigrippales et antipneumoniques. Dans la forme congénitale, la prise d'antibiotiques en prophylaxie est indiquée dès l'apparition des premiers symptômes d'infection des voies respiratoires supérieures. Cela peut contribuer à prévenir la dégradation de l'état de santé respiratoire.

Il est également important de surveiller les signes et symptômes d'hypoventilation nocturne. Quoique cette complication survienne surtout chez l'adulte, certains jeunes dont l'atteinte est sévère et qui présentent de tels symptômes gagnent à utiliser un appareil de ventilation mécanique durant la nuit, ce qui améliore grandement leur qualité de vie.

De par leur manque d'initiative et d'activation, les patients atteints de DM s'investissent souvent très peu sur le plan vestimentaire, ainsi qu'en ce qui concerne l'hygiène du corps et des dents. Ils ont souvent la bouche entrouverte au repos et parfois des pertes salivaires. Comme ils ont peu de mouvements linguaux pour déloger les bactéries sur les dents, ils sont particulièrement exposés aux caries.

La constipation chronique est un problème fréquent qui nuit à l'entraînement à la propreté. Il se forme des fécalomes et une dilatation de l'ampoule rectale qui donnent lieu à des mictions plus fréquentes (par compression de la vessie) et à des fuites de selles. Ces fuites sont interprétées à tort par les parents comme de la diarrhée. Le traitement et la prévention de la constipation doivent être rigoureux et soutenus. On recommande une diète riche en fibres mais facile à mastiquer, une bonne hydratation ainsi que des séances régulières aux toilettes. On a parfois recours à une médication, à une gelée laxative ou à des émollients. Le caractère opposant des enfants, en particulier entre deux et trois ans, complique l'entraînement à la propreté.

Dans les activités de la vie quotidienne, les enfants ont souvent besoin d'être réactivés, remis à la tâche et supervisés. Pour faciliter l'habillage, on suggère des vêtements faciles à enfiler, dont les attaches n'exigent pas de force.

La dysarthrie affecte l'intelligibilité de la parole et l'enfant a de la difficulté à se faire comprendre de son entourage. De plus, étant d'un naturel passif, il utilise peu de stratégies pour communiquer.

Les enfants atteints de DM ont beaucoup de difficulté à prononcer des phonèmes bilabiaux et la rééducation de la parole est parfois longue. Ils sont référés en orthophonie dès l'âge de deux ou trois ans. La voix souvent hypernasale, monocorde et sans timbre, nuit à l'intelligibilité de leurs paroles. Jusqu'à maintenant, peu de jeunes ont profité d'une chirurgie d'un lambeau pharyngé ou d'une prothèse palatale pour contrecarrer l'hypernasalité.

Par ailleurs, il faut fréquemment surveiller leur audition, car ils sont susceptibles d'accuser des baisses auditives de conduction qui s'ajoutent au déficit attentionnel très souvent présent dans cette pathologie.

On observe souvent un retard de l'acquisition de la marche chez le jeune atteint de la forme congénitale, étant donné que ces enfants présentent une hypotonie marquée, des malformations,

des rétractions musculaires et un retard mental. Pour l'acquisition de la marche, il importe de bien préparer les pieds à recevoir
la mise en charge. Pour permettre la verticalisation du jeune
enfant, il faut parfois avoir recours à des aides techniques
(planche à station debout) et à des orthèses tibiales pour stabiliser et aligner les chevilles. Le suivi en réadaptation se fait de
façon intensive jusqu'à l'apprentissage de la marche autonome.

Dans les autres formes de DM, la marche n'est pas compro-
mise mais la fatigabilité peut limiter la distance à parcourir
et modifier les activités qui nécessitent de longs déplacements.
Le moment de la journée peut aussi limiter les déplacements,
les individus atteints ayant souvent de la difficulté à démarrer
leurs activités le matin et étant plus fatigués le soir. De plus, leur
démarche est parfois affectée par un manque de propulsion et
de fluidité. De façon générale, on peut dire qu'il est rarement
nécessaire d'adapter l'accessibilité du domicile, sauf dans les
formes plus graves de DM congénitale, où il arrive que l'utilisation d'un fauteuil roulant s'avère indispensable.

Le jeune atteint de DM peut être ralenti dans les activités
motrices et ludiques de son âge et peut ne pas bien réussir dans
les activités sportives, mais cela ne l'empêche aucunement d'y
participer, selon son rythme et ses capacités.

Les jeunes comme les adultes atteints de DM sont peu
impliqués dans leur milieu et sont facilement isolés. Ils rejettent
souvent les activités qui demandent des efforts et leur motivation
influence beaucoup leur participation. Les jeunes enfants atteints
de forme congénitale préfèrent la routine, et n'ont pas d'intérêt
à découvrir de nouvelles activités.

Dans les formes plus légères, on encourage autant que possible les jeunes à participer à des activités de loisirs ou à des
activités sportives récréatives dans leur quartier. L'éducatrice
spécialisée joue un grand rôle dans l'intégration du jeune atteint
de DM. Les organismes communautaires représentent aussi une
ressource précieuse.

Sur le plan intellectuel, une évaluation psychologique des
enfants atteints de dystrophie myotonique de forme juvénile
permet de préciser leurs limites pour mieux anticiper les difficultés d'apprentissage, qui sont fréquentes. La majorité des
enfants ayant la forme congénitale présentent une déficience

intellectuelle dont il faut tenir compte dans l'élaboration d'un plan d'intervention. Les jeunes atteints de DM de forme juvénile présentent souvent des déficits des capacités attentionnelles et conceptuelles qui entraînent un comportement qualifié de lunatique et une difficulté accrue à mémoriser. Malgré cela, leur potentiel cognitif est souvent dans la moyenne ou dans la basse moyenne, mais ces jeunes ont tendance à utiliser des stratégies cognitives sans considération pour le contexte ou la tâche demandée, un phénomène que l'on explique par une capacité d'abstraction plutôt restreinte et par un manque de flexibilité mentale. Cette rigidité se traduit par une résistance remarquable au changement et complique la généralisation des acquis. Ainsi, il faut s'attendre à devoir répéter l'information et à la présenter de façon concrète, détaillée et séquentielle.

Dans un tel contexte, il importe de sensibiliser l'entourage — et plus précisément le milieu scolaire — aux difficultés cognitives et socioaffectives des enfants atteints de DM de forme juvénile. Le cheminement scolaire est rarement régulier et il nécessite des mesures particulières de soutien pédagogique afin d'optimiser les chances de réussite, en dépit de difficultés d'apprentissage prévisibles.

Sur le plan de la personnalité, il se dégage un profil plutôt homogène et particulier, où dominent les traits évitants, schizotypiques et paranoïaques. Ces traits de caractère particuliers seraient liés à la maladie, étant une réaction ou une conséquence directe de celle-ci. De plus, on a documenté quelques cas de patients ayant la DM et le syndrome d'Asperger, mais la nature du lien entre la DM et ce désordre n'est pas encore clairement établie.

Quels que soient son âge et la forme de son atteinte, le jeune atteint de DM de Steinert vit des relations difficiles avec ses camarades et son entourage, en grande partie à cause de ses problèmes de communication, de son aspect physique et de la pauvreté de ses habiletés sociales. Les interactions sont ardues à cause d'un manque d'expressivité émotionnelle, d'une humeur monotone, d'un émoussement de l'affect et d'une diminution de l'initiative. Cette maladie, souvent méconnue et peu visible, entraîne un regard négatif et une incompréhension de la part d'autrui. L'impact est particulièrement grave sur l'estime de soi.

Pour développer les habiletés sociales du jeune et favoriser son intégration dans son milieu, il peut s'avérer fort utile de procéder à un entraînement spécifique par une éducatrice spécialisée. La psychothérapie demeure une option pour améliorer l'estime de soi, pour faciliter l'adaptation à la maladie ou pour répondre à d'autres objectifs du jeune, de sa famille ou de l'équipe traitante.

Dans la forme congénitale, les enfants sont très dépendants de leurs parents et la séparation est difficile.

Les parents atteints d'une forme moins sévère de DM ont toujours espoir pour leurs enfants; quand ceux-ci sont atteints très tôt dans l'enfance, ils les suivent de près pour qu'ils développent leur autonomie et assument leurs responsabilités. Ces parents ont souvent beaucoup de difficulté à reconnaître les incapacités de leurs enfants, mais lorsqu'ils y parviennent, ils deviennent plus en mesure de cibler des objectifs réalistes et de permettre ainsi leur développement optimal.

LES DYSTROPHIES DE DUCHENNE ET DE BECKER

▼

La dystrophie de Duchenne (DMD) et la dystrophie de Becker (DMB) font partie du groupe des dystrophinopathies. Il s'agit d'un groupe de maladies causées par des anomalies d'un gène localisé sur le chromosome X et qui provoquent une absence ou une altération de la dystrophine, une protéine importante dans la structure du muscle. Il existe d'autres dystrophinopathies plus rares, comme la cardiomyopathie dilatée liée à l'X, la myopathie isolée du quadriceps, la myoglobinurie avec crampes musculaires et élévation asymptomatique des enzymes musculaires. On retrouve aussi des femmes porteuses d'une anomalie du gène de la DMD ou de la DMB et qui présentent des symptômes plus ou moins sévères de ces maladies.

La dystrophie de Duchenne

L'incidence de la DMD au Québec est semblable à celle qu'on retrouve ailleurs dans le monde. Selon différentes statistiques, elle est estimée à 1 sur 3500 naissances mâles vivantes, variant de 18 à 30 cas par 100 000 naissances mâles vivantes. La prévalence dans la population générale est de 2,3 – 3 sur 100 000, c'est-à-dire que l'on retrouve environ trois individus atteints de DMD par 100 000 personnes. L'incidence de DMB est dix fois moindre que celle de la DMD, mais la prévalence est similaire du fait que la personne atteinte de DMB vit plus longtemps.

Présentation clinique

Bien que le diagnostic soit habituellement posé vers l'âge de cinq ans, les patients atteints de DMD ont souvent des symptômes plus tôt : il n'est pas rare qu'ils présentent un retard de motricité globale et qu'ils ne commencent à marcher qu'autour de 18 mois. Par la suite, ils sont souvent considérés comme des enfants malhabiles, éprouvant des difficultés à courir et à sauter, des difficultés à monter et à descendre les escaliers, ainsi que des difficultés à se relever du sol. Ils chutent fréquemment. Ces symptômes s'expliquent par une faiblesse musculaire qui atteint plus précocement les muscles proximaux et touche de façon plus évidente les membres inférieurs. Dans cette maladie, ce sont les muscles du bassin qui sont les plus touchés. L'enfant se plaint parfois de crampes musculaires.

Entre trois et six ans, des signes apparaissent à l'examen physique. En plus du fait que l'enfant marche sur la pointe des pieds, on observe chez lui une démarche dandinante, une hypertrophie des mollets et une hyperlordose lombaire (fig. 6.1). Pour se relever du sol, il prend appui sur ses cuisses; c'est la manœuvre de Gowers, caractéristique d'une faiblesse de la ceinture pelvienne (fig. 3.2, p. 173). À noter que l'hypertrophie musculaire peut également se retrouver sur d'autres muscles, mais cela est

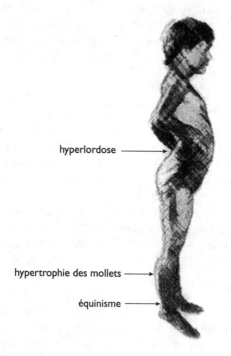

Figure 6.1
Ce dessin illustre les signes habituels que l'on retrouve chez un garçon atteint de la dystrophie musculaire de Duchenne.

beaucoup moins fréquent et beaucoup moins apparent. Par contre, l'examen physique permet toujours de mettre en évidence une faiblesse précoce des fléchisseurs du cou ; cette atteinte passe souvent inaperçue, mais elle est caractéristique de cette forme de dystrophie musculaire.

Entre 6 et 11 ans, la faiblesse musculaire s'accentue et il y a apparition de contractures : d'abord aux tendons d'Achille, aux hanches et aux bandelettes iliotibiales, puis aux genoux, aux coudes et aux poignets. L'enfant perd progressivement la capacité de se relever du sol et de monter les escaliers. À ce stade, le fait de se lever d'une chaise devient extrêmement exigeant, sollicitant toute la force disponible dans les membres supérieurs tandis que l'enfant est encore capable de marcher sur de courtes distances. Puis, il devient de plus en plus difficile pour lui de marcher sans aide. Sans traitement, l'enfant cesse généralement de marcher autour de 10 ans. À cette période, la faiblesse accentuée des muscles du tronc et une posture asymétrique dans le fauteuil roulant favorisent l'apparition d'une scoliose qui rend le positionnement plus ardu. Cette scoliose doit parfois être traitée chirurgicalement. Par la suite, les contractures et les déformations majeures évoluent plus rapidement. On voit fréquemment la cheville se déformer en varus équin (pied pointé et tourné vers l'intérieur).

Avec le temps, la fonction respiratoire se détériore à cause d'une faiblesse des muscles respiratoires (le diaphragme et les muscles intercostaux), ce qui nécessite parfois une aide à la respiration par ventilation assistée. L'affaissement du tronc et la présence d'une scoliose contribuent aussi à l'atteinte de la fonction respiratoire.

La détérioration de la fonction respiratoire est proportionnelle à la perte de force musculaire des membres supérieurs, telle que mesurée lors du bilan musculaire. On définit une atteinte respiratoire de légère à modérée par une capacité vitale (CV) se situant entre 50 % à 80 % de la valeur prédite, et des pressions maximales (Pmax) entre 40 et 60 cm d'eau. Ces deux paramètres (CV et Pmax) mesurent la force respiratoire. Vers l'âge de cinq ans, la capacité vitale (CV) est normale, c'est-à-dire égale ou supérieure à 80 % de la valeur prédite pour l'âge de l'enfant, et le tonus musculaire ou pression respiratoire (Pmax) égale ou dépasse 60 cm d'eau.

Avec le temps, l'atteinte de la fonction respiratoire s'accentue. La déformation de la cage thoracique et les pertes d'élasticité limitent l'expansion des muscles respiratoires. On observe alors une diminution de l'efficacité de la toux qui entraîne une fragilité face aux infections des voies respiratoires.

Dès qu'on mesure une capacité vitale de 50 % ou moins de la valeur prédite, on observe un risque d'apnée obstructive ou centrale. Il peut s'agir de symptômes d'hypoventilation alvéolaire nocturne, qui apparaissent insidieusement et qui altèrent la qualité du sommeil.

L'atteinte respiratoire est qualifiée de sévère lorsque la capacité vitale est de 30 % ou moins, et les Pmax inférieures à 40 cm d'eau. La fonction respiratoire est alors très limitée et on note une respiration superficielle qui augmente le travail respiratoire. Un déséquilibre entre la demande de ventilation et la capacité musculaire respiratoire conduit à des échanges gazeux inadéquats. On parle alors d'insuffisance respiratoire chronique.

Lorsqu'on diagnostique une hypoventilation alvéolaire nocturne, l'enfant ou l'adolescent et sa famille se retrouvent face à un choix de qualité de vie. Une assistance mécanique peut stabiliser la condition respiratoire, mais n'empêche pas la maladie d'évoluer (voir l'encadré sur la VANI, p. 63).

À cette étape de l'évolution de la maladie, des troubles de déglutition peuvent aussi survenir, entraînant des risques de pneumonie d'aspiration ou d'étouffement. On suggère alors des techniques d'assistance à la toux, ou l'utilisation d'un appareil qui facilite l'expectoration.

Depuis 1983, sur 79 patients qui ont été suivis à la clinique des maladies neuromusculaires du Centre de réadaptation Marie Enfant (CRME), l'âge moyen à l'arrêt de la marche se situe à 9,6 ans, du moins avant l'utilisation d'un traitement médicamenteux de la famille des stéroïdes, le deflazacort (Dz). Grâce à ce médicament (voir Traitement), la marche est prolongée jusqu'à 11,5 ans, en moyenne. De plus, des 23 garçons qui prennent du Dz, qui sont âgés de 12 ans ou plus et qui sont suivis à la clinique du CRME, la moitié marchent encore (13/23), alors qu'aucun des patients non traités n'a continué de marcher au-delà de 12 ans. À partir du moment où les marcheurs les plus vieux auront cessé de marcher, le calcul de l'âge moyen à l'arrêt de la marche chez les garçons traités indiquera certainement une moyenne plus élevée que les chiffres actuels. L'utilisation du Dz a également réduit l'incidence et la sévérité des scolioses et aucun des patients traités à cette clinique n'a eu recours à une chirurgie (arthrodèse vertébrale) depuis que l'on a commencé à prescrire cette médication en 1993. De plus, avec le Dz, la détérioration respiratoire se fait plus lentement et plus tardivement, et l'atteinte cardiaque est moins sévère chez les patients traités. Les fonctions cardiaques et pulmonaires semblent donc préservées plus longtemps, ce qui laisse présager que l'espérance de vie pourrait être améliorée.

Autres atteintes systémiques

À cause du manque de cette importante protéine qu'est la dystrophine, plusieurs autres organes peuvent être atteints, comme le cœur, le cerveau, les muscles lisses et le système musculosquelettique.

Bien que la plupart des patients aient des anomalies précoces à l'ECG (90 %), l'incidence de la cardiomyopathie augmente graduellement avec l'âge, touchant le tiers des patients à 14 ans, la moitié à 18 ans et tous par la suite. Cette cardiomyopathie, caractérisée par une atteinte du muscle cardiaque et par une diminution de la contractilité, demeure très longtemps asymptomatique, probablement parce que les patients sont peu actifs physiquement.

La constipation est un problème fréquent, qui peut s'expliquer par une atteinte de la musculature lisse, mais aussi par l'inactivité physique. Plusieurs patients décrivent des symptômes qui suggèrent un reflux gastro-œsophagien. En cas de vomissements violents, on suspecte des problèmes de dilatation gastrique ou de pseudo-obstruction.

Chez le jeune enfant, il n'est pas rare d'observer un retard du langage. On sait maintenant que les patients DMD ont un profil cognitif spécifique. Les recherches ont permis de mettre en évidence une absence de retard mental global. Par contre, on constate que le fonctionnement à base de médiation verbale complexe est touché, ainsi que certaines fonctions de la mémoire et de l'attention. La dystrophine a probablement un rôle à jouer dans ces processus, car on la retrouve dans les synapses, ainsi que dans les neurones du cortex cérébral, de l'hippocampe et du cervelet. Son absence semble nuire à l'apprentissage, bien que certains enfants atteints de DMD présentent un potentiel supérieur à la moyenne et réussissent à compenser ces difficultés. Le potentiel intellectuel non verbal est souvent significativement plus élevé que le potentiel verbal. À cause de ces difficultés spécifiques, la courbe de distribution des quotients intellectuels se situe à un écart-type en dessous de celle de la population normale. Il n'y a pas de corrélation entre le degré d'atteinte musculaire et le profil intellectuel, et lorsqu'il y a une atteinte intellectuelle, elle n'est pas progressive.

Au cours de la petite enfance, la courbe de croissance staturale des patients atteints de DMD chute souvent sous la normale. On observe aussi de l'ostéoporose précoce, même sans l'utilisation de stéroïdes. L'ostéoporose entraîne un risque accru de fracture des membres, aussi bien avant qu'après l'introduction du fauteuil roulant.

Il faut surveiller les réactions anesthésiques. Certaines substances anesthésiques (halothane et succinylcholine) peuvent provoquer de sérieuses et dangereuses destructions cellulaires dans les muscles. L'anesthésiste doit donc éviter de s'en servir si une anesthésie générale s'avère nécessaire.

Diagnostic

Le tableau clinique de cette maladie est très caractéristique : la maladie survient chez un jeune garçon qui présente une faiblesse musculaire proximale et une hypertrophie des mollets, il a une démarche dandinante et avance sur la pointe des pieds, et on observe chez lui une manœuvre de Gowers positive. L'élévation des CK est constante (créatinine kinase, enzyme musculaire mesurable dans le sang) et peut atteindre de 50 à 200 fois les valeurs normales, mais cela ne suffit pas pour faire un diagnostic. Les enzymes AST et ALT, aussi présentes dans le muscle, peuvent être élevées, probablement par fuite à travers la membrane musculaire anormale. Leur valeur tend à suivre l'évolution de la valeur des CK.

L'EMG démontre une atteinte myopathique et la biopsie musculaire montre des phénomènes dystrophiques caractérisés par de la dégénérescence et de la regénérescence des fibres musculaires, une augmentation de la variabilité de la taille de ces fibres, la présence de fibres hypertrophiques opaques et le remplacement du tissu musculaire par du tissu conjonctif et graisseux. Des colorations spéciales à la recherche de dystrophine en démontrent l'absence.

Le diagnostic est souvent confirmé par l'analyse génétique qui révèle la présence d'une délétion dans le gène de la dystrophine chez 50 % à 85 % des patients atteints de DMD et de DMB.

Aspect génétique

La séquence complète du gène de la DMD a été découverte à la fin des années 80. Il s'agit d'un gène volumineux situé sur le bras court du chromosome X (Xp21). Ce gène représente 1 % du matériel génétique contenu sur le chromosome X. Il est responsable de la production de la dystrophine, une protéine que l'on retrouve dans le muscle strié, le muscle lisse, le cœur et le cerveau. Nous reparlerons du rôle de la dystrophine.

Même si on utilise le terme «gène de la DMD», des mutations de ce gène sont également en cause dans la dystrophie de Becker et des autres formes de dystrophinopathies mentionnées précédemment.

L'anomalie génétique la plus fréquente est une large délétion, retrouvée dans 50 à 70 % des cas de DMD et dans 75 à 85 % des cas de DMB. Dans 10 % des cas, on constate la présence d'une duplication, alors que dans les autres cas, c'est une mutation très restreinte ou ponctuelle qui survient. Dans environ les deux tiers des cas, la maladie est transmise par la mère qui est porteuse d'une anomalie du gène de la dystrophine (délétion, duplication ou mutation ponctuelle). Cependant, chez environ un tiers des patients, il s'agit d'une nouvelle mutation qui n'est pas transmise par la mère, mais qui apparaît de façon spontanée chez le garçon atteint. Notons qu'il n'y a pas de corrélation entre la longueur de la délétion et la sévérité clinique de la maladie.

Toutes les anomalies géniques décrites dans le paragraphe précédent entraînent soit une absence complète de dystrophine fonctionnelle, comme dans la DMD, soit la synthèse d'une dystrophine anormale en quantité ou en qualité, comme dans la DMB.

Dans la DMD, une certaine quantité de dystrophine est produite initialement, mais elle est tellement anormale qu'elle est rapidement dégradée. Il faut savoir que la dystrophine, comme toute protéine, est formée d'une série d'acides aminés. L'ADN et l'ARN contiennent les codes nécessaires à chacun de ces acides. Le site et le type d'anomalie génique peuvent provoquer une interruption complète de la synthèse protéique ou provoquer la synthèse d'une dystrophine tronquée et donc non fonctionnelle, comme c'est le cas dans la DMD. Dans la DMB, la mutation n'empêche pas la synthèse protéique, mais elle provoque la synthèse d'une dystrophine qui n'est que partiellement fonctionnelle.

Pourquoi la dystrophine est-elle nécessaire dans un muscle? Elle ne représente pourtant que 0,002 % de l'ensemble des protéines du muscle squelettique. Elle est imbriquée dans la membrane plasmatique qui entoure chaque fibre musculaire. D'autres protéines sont associées à la dystrophine et forment un assemblage complexe. Même si elle n'est pas seule dans cet assemblage, la dystrophine joue un rôle stratégique puisqu'elle relie une partie contractile du muscle, le filament d'actine, à l'enveloppe qui entoure la fibre musculaire. Ainsi, on croit que la dystrophine permettrait à la fibre de se contracter sans se rompre. Elle est particulièrement abondante près du tendon et près de l'insertion de la fibre nerveuse (jonction neuromusculaire). La dystrophine permettrait donc de stabiliser la membrane.

En l'absence de cette protéine, des bris de la membrane surviendraient et favoriseraient une entrée massive de calcium dans la cellule, déclenchant ainsi un processus de dégénérescence. Un autre rôle a aussi été attribué à la dystrophine, concernant une possible transmission de signaux intracellulaires.

Traitement

Malheureusement, il n'y a à ce jour aucun traitement curatif pour la DMD. Plusieurs études de traitement expérimental ont été menées ou sont en cours, mais jusqu'à maintenant, aucune n'a donné les résultats souhaités, que ce soit le transfert de myoblastes (cellules musculaires saines), la thérapie génique (transfert d'un gène sain via un vecteur), ou l'utilisation d'aminoglycosides (famille d'antibiotiques) ou d'oxandrolone (hormone anabolisante). Pour le moment, le seul traitement dont on ait démontré scientifiquement l'efficacité, bien qu'il soit non curatif, est la corticothérapie. Des études ont clairement démontré que la prednisone et un de ses dérivés synthétiques, le déflazacort (Dz), contribuent à améliorer la condition des patients dans les mois qui suivent le début du traitement. Par la suite, la condition clinique du patient se stabilise pendant quelques années, ce qui prolonge la marche et retarde l'apparition des complications associées à l'arrêt de la marche. Au CRME, le Dz est utilisé depuis 1993. À court terme, le Dz aurait moins d'effets secondaires que la prednisone en minimisant le gain pondéral et l'ostéoporose.

Chez les patients traités avec le Dz, nous avons observé une prolongation de la marche de deux à trois années, une diminution marquée du nombre et de la sévérité des scolioses et une préservation de la fonction respiratoire. Les principaux effets secondaires notés sont le gain pondéral rapide, le retard de croissance et de puberté, l'ostéoporose et les cataractes. Mentionnons également la survenue de fractures vertébrales chez approximativement 25 % des patients traités, alors que les patients non traités n'en présentent pas. Les patients traités demeurent plus actifs, ils sont donc plus à risque. Bien que ces fractures n'entravent pas la fonction, elles sont généralement source de douleur pendant quelques semaines. Les effets secondaires augmentent avec la durée du traitement, mais on a observé que, même après l'arrêt de la marche, les patients pouvaient bénéficier de la thérapie, en particulier en raison de ses effets positifs sur la scoliose et la fonction respiratoire. En outre, ils maintiennent plus longtemps leur autonomie aux activités d'habillage et d'hygiène, de même que leur mobilité au lit.

En plus de cette médication, un traitement de soutien est essentiel : maintien d'une bonne alimentation et d'un poids approprié, vaccination antigrippale et antipneumococcique, exercices d'étirement, port d'orthèses et, au besoin, chirurgie.

Dystrophie musculaire de Becker

Présentation clinique

La DMB qui, elle aussi, n'atteint que les garçons, est dix fois moins fréquente que la DMD. Dans la DMB, le degré d'atteinte est moindre que dans la DMD, mais les signes et les symptômes initiaux sont très semblables. La progression est également beaucoup plus lente. Il y a une variabilité dans l'âge de présentation des premiers symptômes, mais on pose généralement le diagnostic entre 5 et 15 ans. Il y a d'abord une faiblesse des muscles de la ceinture pelvienne avec hypertrophie des mollets, puis faiblesse des muscles de la ceinture scapulaire. Contrairement à la DMD, les fléchisseurs du cou sont épargnés, du moins au début. Les crampes musculaires sont très fréquentes. Il y a moins de contractures et elles surviennent plus tardivement. La scoliose est moins fréquente. L'arrêt de la marche survient en moyenne dans la trentaine, parfois beaucoup plus tard.

Autres atteintes systémiques

Tel que déjà mentionné, plusieurs des signes et symptômes de la DMD sont présents, mais à des degrés moindres. On retrouve donc une atteinte cardiaque, des symptômes de troubles digestifs et parfois une atteinte cognitive.

Diagnostic

Le diagnostic est évoqué devant un tableau de faiblesse musculaire proximale chez un enfant un peu plus vieux et une élévation des CK, souvent aussi prononcée que dans la DMD. L'EMG et la biopsie musculaire sont anormaux, mais moins que dans la DMD. Par exemple, il y a moins de nécrose à la biopsie; la dystrophine est en quantité insuffisante ou encore elle est présente, mais anormale. On retrouve une délétion dans le gène de la dystrophine chez 75 % à 85 % des patients qui présentent une DMB.

Traitement

Il n'y a pas de traitement curatif. Le traitement de soutien est le même que celui de la DMD. Certains patients peuvent utiliser la corticothérapie pour les mêmes raisons que ceux atteints de DMD. Toutefois, dans la DMB, les bénéfices de la corticothérapie n'ont pas encore été démontrés scientifiquement par une étude randomisée avec groupe contrôle, comme cela a été fait dans la DMD, probablement parce que la maladie est moins fréquente que la DMD, qu'elle est plus variable et d'évolution plus lente.

Approche de réadaptation

Dans les premières années de vie, l'enfant atteint d'une DMD semble avoir un développement moteur global normal. Il est toutefois maladroit, chute fréquemment et se fatigue plus vite que les enfants de son âge. Jusqu'à l'âge de cinq ans environ, il peut améliorer certaines habiletés motrices, mais les pertes physiques finissent par s'imposer. Une faiblesse musculaire s'installe progressivement, surtout aux hanches et aux épaules, et on observe une hypertrophie de certains muscles, surtout des mollets. L'hypertrophie est reliée au processus dystrophique et à la fibrose des muscles, et ne correspond pas à une réelle force musculaire.

Parfois, le jeune ne réussit pas à faire de la course ou des sauts, et il a de la difficulté à suivre ses camarades dans les activités physiques. Pour les longs déplacements, les parents utilisent plus longtemps une poussette et cela, de façon spontanée. Dans ces circonstances, ils tireront profit d'une poussette spécialement conçue pour un enfant plus âgé. Lors du diagnostic, l'intégration à la garderie est souvent déjà faite. On fera des recommandations au milieu de garde concernant les sorties, les barrières architecturales et des suggestions d'activités, afin que les forces de l'enfant soient mobilisées et que ses faiblesses soient compensées le plus efficacement possible.

À trois ou quatre ans, l'enfant atteint de DMD présente souvent un retard de langage, tant réceptif qu'expressif. Il est difficile de le quantifier, car il se montre souvent réfractaire aux interventions structurées même si elles prennent la forme de jeux.

Au moment où l'enfant entre à l'école, il est déjà préférable de planifier à plus long terme et, si possible, de l'intégrer dans une école facile d'accès. On recommande un milieu stable, tout le long du primaire, pour que ce milieu s'habitue graduellement à la maladie du jeune. Cela lui évite des changements au moment même où ses pertes physiques s'accentuent. Le défi du jeune atteint de DMD est de taille. Alors qu'il veut se sentir comme les autres et faire partie du groupe, il doit se faire accepter avec ses différences.

Sur le plan physique, au cours de ces premières années, des raideurs musculaires s'installent progressivement, surtout aux chevilles et aux hanches. Afin de retarder le plus possible l'installation de contractures musculaires, on enseigne à la famille des exercices d'étirement à pratiquer quotidiennement et on suggère l'utilisation d'orthèses tibiales de nuit. Même quand on a recours aux corticostéroïdes, il est essentiel de maintenir la souplesse pour garder une démarche la plus fluide et efficace possible.

Quand la faiblesse s'accentue, on est tenté naturellement de faire du renforcement musculaire. Il faut tout de même savoir qu'il vaut mieux éviter les exercices causant de la fatigue ou des crampes, car cela a tendance à accélérer le processus dystrophique. Au lendemain d'une activité intense, plusieurs jeunes rapportent une augmentation de la faiblesse. Ceux-ci doivent demeurer le plus actif possible, sans atteindre un niveau de douleur ou de fatigue excessive. On encourage les exercices musculaires en concentrique plutôt qu'en excentrique. Par exemple, on favorise la montée d'escaliers plutôt que la descente.

On peut allonger la période de transition au cours de laquelle le jeune compose avec l'ambulation et différentes aides techniques aux déplacements, selon qu'il utilise ou non une médication. Le maintien de la marche apporte des bienfaits (autonomie, effets sur l'ostéoporose, moins de complications respiratoires), mais aussi des inconvénients (risque de chutes et de fractures, vulnérabilité dans les déplacements, parfois impossibilité de se relever après une chute).

Dans ses déplacements, l'enfant a besoin d'une surveillance. Les chutes sont fréquentes. Il est recommandé d'éviter le plus possible d'utiliser des escaliers et de se déplacer inutilement afin d'éviter la fatigue extrême.

S'il est impossible de concentrer toutes les activités sur un même niveau, il faut prévoir de la surveillance dans les escaliers. On évite les déplacements dans la cohue et on réduit au maximum le poids du sac à dos. Pour les longs déplacements, la poussette est remplacée par un fauteuil roulant manuel qui permet une autonomie au déplacement et donne une image moins infantile que la poussette. Un triporteur pour l'extérieur favorise l'intégration du jeune dans son quartier puisqu'il peut suivre ses amis qui courent et font de la bicyclette.

Le rythme des pertes motrices varie selon que l'enfant prend ou non des médicaments. La perte de la marche survient fréquemment au moment d'une blessure après une chute, lorsque la faiblesse, ou les contractures et les déformations sont trop prononcées.

À moins d'habiter très près de l'école, un transport scolaire est souhaitable afin d'éviter la fatigue; d'abord le bus, puis rapidement le taxi (minibus et minifourgonnette sont exclus à cause de la hauteur de la marche). Le fait de manger à l'école le midi diminue les déplacements et réduit ainsi la fatigue musculaire.

Pour les activités de la vie quotidienne, soit l'habillage, la toilette et les repas, il faut se demander s'il est préférable d'utiliser les services d'un accompagnateur, des mesures alternatives ou des équipements spécialisés. Dans un premier temps, on se contentera généralement de matériel simple, comme un banc pour s'asseoir au moment de l'habillage, des attaches velcro ou un siège de toilette surélevé. À la récréation, durant l'hiver ou quand l'enfant est trop lent pour s'habiller, il est préférable de le garder à l'intérieur avec un copain. Un peu plus tard, l'aide de l'accompagnateur deviendra sans doute nécessaire.

À la maison, l'enfant atteint de dystrophie musculaire de Duchenne est en général autonome pour s'habiller et se déshabiller, mais il a souvent de la difficulté à mettre ou à enlever un chandail, à attacher des petits boutons et des fermetures éclair, ainsi qu'à mettre des bas ou des bottes. À ce moment-là, l'ergothérapeute donne des trucs, comme d'utiliser du velcro ou de relocaliser certains objets. Dans la salle de bains, il a du mal à enjamber le rebord de la baignoire, à se laver le dos ou les cheveux. Avec le temps, il aura sans doute besoin d'aide pour se relever du siège des toilettes ou du fond de la baignoire, tout comme il peut se fatiguer et se mettre en danger à maintenir la position debout pour se laver ou s'essuyer. L'ergothérapeute peut suggérer des appareils qui sont disponibles commercialement, comme une douche-téléphone, une barre d'appui ou un banc de douche, ou aider à procurer certains équipements plus spécialisés, comme un siège releveur ou un bidet. Plusieurs aides techniques peuvent être prêtées ou leur coût, défrayé par des organismes privés ou gouvernementaux.

Le cours d'éducation physique se doit d'être adapté. Au début, le jeune participe selon son endurance, son équilibre et sa force, mais les exigences doivent être diminuées. Plus tard, lorsqu'il a besoin d'aide pour se déplacer et selon les sports, il peut agir comme arbitre. Lorsqu'il utilise un fauteuil roulant, à moins de fréquenter une école spéciale où le sport est adapté, le jeune peut utiliser la période d'éducation physique pour des travaux scolaires. S'il bénéficie des services d'un accompagnateur, celui-ci peut profiter de cette période pour faire des étirements passifs.

Dans le local de classe, le jeune doit être bien assis, selon des principes ergonomiques. La chaise peut être adaptée et le pupitre placé à l'avant pour diminuer les déplacements et faciliter son attention. Le rangement des livres doit être facile et les articles scolaires simples à manier, comme un aiguisoir électrique ou un cahier à pochette (*duo-tang*) plutôt qu'à anneaux.

Toutefois, peu importe la facilité du jeune à apprendre, l'écriture demeure une activité exigeante. Même si la calligraphie est bonne, une fatigue peut s'installer. On s'adapte alors aux capacités de l'enfant en diminuant les attentes par rapport à la vitesse ou à la quantité de travaux écrits. Il est également possible d'allouer du temps supplémentaire, de permettre l'usage de photocopies ou de diminuer le nombre d'exercices.

Il est entendu que les mesures mises en place à l'école doivent l'être également au service de garde. Lors des sorties éducatives, il faut prévoir un accompagnement et des aides techniques à la marche. Plusieurs enfants atteints de DMD ont un chien accompagnateur qui compense pour plusieurs incapacités.

Du côté de l'apprentissage, on a noté que l'absence de dystrophine dans les cellules du cerveau causait souvent une dysfonction neurologique chez les jeunes atteints de DMD et ce, dès la période de formation du fœtus. Cela entraîne souvent des difficultés d'apprentissage. Cette atteinte peut toucher la mémoire, les habiletés verbales, la capacité d'attention et de concentration ainsi que la vitesse de traitement de l'information, ce qui explique des résultats moindres aux tests d'intelligence. Par contre, contrairement à ce qu'on a cru pendant plusieurs décennies, il ne s'agit pas d'un retard mental associé à la maladie. Ces jeunes présentent des forces cognitives qui doivent être exploitées pour qu'ils puissent surmonter leurs difficultés et continuer à apprendre à l'aide de stratégies compensatoires. Par exemple, l'usage précoce d'une calculette électronique peut compenser les difficultés de mémoire qui, autrement, ralentiraient les progrès en mathématiques.

Lors des tests d'intelligence, les résultats de ces enfants varient beaucoup de l'un à l'autre. Il est donc important de mesurer le potentiel de chacun, individuellement, et de l'aider à identifier ses forces cognitives. Bien que ce ne soit pas le cas de tous les garçons atteints de DMD, on observe souvent que ces enfants ont de la difficulté à être attentifs, qu'ils sont plus agités, moins enclins à se mettre au travail et qu'ils ont fréquemment besoin d'encouragements. Ils ne persévèrent pas longtemps, ils veulent en finir au plus tôt et ils préfèrent les tâches faciles. Ils se préoccupent peu de leurs échecs. Ils ne saisissent pas toujours les consignes et s'expriment avec moins de facilité que les enfants de leur âge.

Pour la réussite des tâches scolaires, il faut être souple et bien évaluer les besoins du jeune. Comme on l'a décrit antérieurement, certains présentent des difficultés d'apprentissage. Plusieurs types d'aide leur sont alors proposés. Certains réussissent avec l'aide d'un orthopédagogue qui adopte une approche individuelle. D'autres ont besoin d'un contexte d'enseignement plus personnalisé, d'où l'intégration dans des classes à cheminement particulier ou encore dans des écoles spécialisées.

Du côté du langage, on observe des changements significatifs, entre quatre et cinq ans, sur le plan du vocabulaire et de la phraséologie ; les indices d'immaturité phonologique s'atténuent, mais persistent encore, n'affectant plus toutefois l'intelligibilité de la parole. Par contre, l'écoute et l'attention auditive restent limitées, le contact visuel, fugace et la compréhension verbale, généralement inférieure à l'âge chronologique, avec une difficulté spécifique à saisir des concepts linguistiques et à mémoriser des informations verbales. Le garçon atteint de DMD est un enfant qui abandonne vite une activité demandant un effort, qui comprend mal des règles de jeu ou des règles de groupe et qui se comporte de façon individualiste.

À l'âge scolaire, l'enfant garde souvent une attitude immature, il est rigide dans ses modes d'apprentissage et observe peu les règles du langage social dans ses conversations. Il présente une faiblesse dans la conscience phonologique et métalinguistique, ce qui le pénalise pour l'apprentissage de la lecture. Toutefois, son développement verbal est devenu suffisamment fonctionnel pour qu'il ne soit pas remarqué par l'orthophoniste scolaire, bien que son écoute soit peu améliorée. Souvent, l'enseignant souligne ses difficultés comportementales et d'apprentissage sans s'apercevoir qu'elles sont liées à ses difficultés de compréhension.

Les enfants atteints de DMD ne présentent pas de traits de personnalité qui les différencient des enfants de leur âge. Par contre, ils manifestent souvent des réactions qui découlent de leur situation difficile. L'enfant risque plus de vivre des événements qui le rendent anxieux, qui le dépriment, qui lui font exprimer colère et agressivité, ou qui l'amènent à s'isoler. Ce ne sont pas des enfants plus solitaires que la moyenne, mais les adaptations nécessaires à leur vie quotidienne les forcent parfois à renoncer à développer des liens d'amitié.

Jusqu'à la fin du primaire ou au début du secondaire, tant que l'atteinte est légère, le jeune circule aisément à l'intérieur du domicile. Cependant, il perd peu à peu sa capacité de monter et de descendre les escaliers, ainsi que de se relever du sol, d'une chaise ou du siège des toilettes. À ce stade, on peut ajuster la hauteur sol-siège des chaises afin de faciliter les transferts. Habituellement, peu de temps après l'arrêt de la marche, l'adolescent peut encore faire ses transferts debout, avec de l'aide. Lorsque la marche n'est plus possible, il devient nécessaire, en tout temps, d'utiliser une aide technique aux déplacements et aux transferts. À cette étape, le fauteuil roulant motorisé est souvent recommandé.

L'accessibilité du domicile se planifie à l'avance. Faut-il déménager? Y a-t-il lieu de s'inscrire sur une liste pour un logement accessible et adapté? Une rencontre avec l'ergothérapeute peut déjà éclairer les avenues possibles et réalisables. Au moment opportun, on achemine une évaluation détaillée et des recommandations au programme gouvernemental qui subventionne le coût de ces aménagements. Ces recommandations portent sur l'accessibilité du fauteuil roulant de l'extérieur à l'intérieur de la maison et dans les diverses pièces et étages s'il y a lieu, ainsi que sur le mobilier, comme les lavabos et les comptoirs. Des moyens, comme un lève-personne classique sur un rail au plafond permettent au jeune d'accéder à son lit, aux toilettes, à la baignoire ou à la douche. De plus, on prévoit un certain contrôle de l'environnement par les interrupteurs, l'ouverture de porte et les commandes à distance. Il faut entreprendre assez tôt les démarches, car avant que les dépenses ne soient acceptées les délais sont souvent assez longs.

Lorsque le jeune ne peut plus marcher et qu'il utilise un fauteuil roulant, il lui faut de l'aide pour ses soins personnels. Il faut alors faciliter son accès aux divers appareils, prévoir la manière d'assurer ses transferts et envisager l'utilisation d'aides techniques plus spécialisées. Ainsi, il devient nécessaire d'avoir des articles comme une chaise d'aisance, un lit électrique, des vêtements adaptés, un urinoir. Afin d'alléger leur tâche, les parents peuvent retenir, quelques heures par semaine, les services d'un préposé.

Par la suite, l'adolescent perd progressivement la capacité de se retourner dans son lit et d'effectuer seul ses changements de position. Le jeune a souvent besoin d'être repositionné durant la nuit, ce qui a pour effet de perturber le sommeil de ses parents.

Quoique l'utilisation du déflazacort ait amélioré grandement le pronostic de l'atteinte respiratoire chez les jeunes atteints de DMD, celle-ci demande toujours un suivi attentif.

Dès le moment du diagnostic, on suggère de prévenir les infections respiratoires par une vaccination antigrippale et pneumococcique. Dès l'âge de cinq ans, on mesure la capacité vitale (CV) et le tonus musculaire ou pression respiratoire (Pmax). On enseigne des exercices simples de renforcement de la musculation et des techniques de désencombrement des voies respiratoires, ainsi que l'usage de certains appareils.

Dès qu'on mesure une capacité vitale de 50 % ou moins de la valeur prédite, on suggère un dépistage d'apnée obstructive ou centrale en mesurant l'oxygénation nocturne. Ce test d'oxymétrie se fait à domicile.

Sans médication, il arrive que la scoliose nécessite une chirurgie. On conseille alors des exercices avec appareil à pression positive (RPPI), avant et après la chirurgie, afin de diminuer les risques de complications postopératoires comme la pneumonie.

Lorsque l'atteinte respiratoire est sévère, on suggère un polysomnogramme (qui demande une hospitalisation d'une nuit) afin de confirmer ce diagnostic qui entraîne une hypoventilation alvéolaire nocturne. C'est à ce moment-là que le jeune et sa famille peuvent choisir de recourir à un support ventilatoire. Quand tel est leur choix, ils sont référés au programme de ventilation assistée non invasive (VANI), la ressource spécialisée qui offre les services nécessaires pour s'adapter à cette technique (voir l'encadré sur la VANI p. 63).

Une fois à cette étape de l'évolution de la maladie, on propose des techniques d'assistance à la toux, ou l'utilisation d'un appareil facilitant l'expectoration.

Au début, il est généralement facile de s'alimenter bien que, à l'occasion, la mastication d'aliments durs ralentisse le repas et diminue la quantité de nourriture absorbée. Le jeune qui prend du Dz voit au contraire son appétit augmenter et il a même tendance à ingurgiter une quantité exagérée de nourriture. Mais certains gestes restent difficiles à faire, comme de se servir, de couper les aliments, d'ouvrir certains contenants. Il faut donc donner un coup de main, faciliter l'accès au four micro-ondes, trouver des contenants faciles à ouvrir et s'assurer d'une bonne position assise. Il faut également être vigilant quant à l'efficacité de la mastication et, au besoin, vérifier la diète avec la nutritionniste. Lorsque la maladie progresse, l'adolescent a souvent du mal à porter son ustensile à sa bouche et à utiliser un verre. Il faut alors diminuer la distance à parcourir entre l'assiette et la bouche, et utiliser une paille ainsi qu'une assiette à rebord. Dans les rares cas où le jeune a tendance à s'étouffer, il faut modifier la texture des aliments. Évidemment, on assure l'accès à la table avec le fauteuil roulant et on sert des aliments déjà préparés.

Dès que l'enfant ne peut plus se tenir debout, les contractures musculaires aux hanches et aux genoux s'aggravent rapidement, ainsi que les déformations articulaires aux chevilles, ce qui crée des douleurs. Le positionnement au fauteuil roulant et lors du sommeil nécessite alors certains ajustements. Les pieds se déforment et deviennent fixes, ce qui les rend difficiles à chausser. Pour faciliter le port de chaussures, on maintient les orthèses de nuit et on effectue des exercices d'assouplissement. Pour le confort assis et pour éviter des points de pression sur un pied déformé qui devient vite douloureux, il est important de trouver la bonne position des pieds sur la surface de l'appuie-pieds.

Lorsque l'enfant ne prend pas de Dz, il arrive qu'il développe rapidement une scoliose, source d'inconfort et de douleurs au dos. Pour cette raison, on ajoute une unité de posture au fauteuil roulant, mais cette aide ne peut pas contrôler complètement la scoliose ni arrêter sa progression. On propose alors une chirurgie. Les risques de scoliose sévère et nécessitant une intervention chirurgicale sont nettement diminués chez les jeunes recevant du Dz. Par contre, cette médication comporte des effets secondaires, l'un des plus fréquents étant une prise de poids excessive qui rend les transferts plus difficiles.

À l'école, lorsque le fauteuil roulant devient l'unique mode de déplacement et que l'adolescent perd sa capacité de participer aux transferts, il devient prioritaire d'assurer l'accessibilité des lieux et le transport adapté. Il faut aménager une toilette suffisamment grande pour y accéder en fauteuil roulant et manœuvrer un lève-personne. Un accompagnateur doit procéder aux installations nécessaires, comme un lève-personne ou un urinal, pour aider le jeune à prendre ses repas et à aller aux toilettes.

Jusqu'à un certain moment, l'ascenseur est pratique à l'école, mais il finit par devenir essentiel. Lorsqu'il n'y a pas d'ascenseur, si l'élève préfère ne pas changer de milieu, il peut adopter un équipement motorisé qui lui permettra, à l'aide d'un adulte, de gravir les marches en fauteuil roulant (*Stair Track*). Il faut également s'assurer qu'il a facilement accès à son fauteuil roulant et il est bon d'utiliser des tables ajustables. L'aide de l'accompagnateur est parfois requise pour les travaux scolaires.

En ce qui concerne l'orientation professionnelle, plusieurs adolescents se retrouvent parfois dans des stages professionnels qui ne sont pas adaptés à leur condition physique ou à leur capacité d'apprentissage. Il est donc pertinent de les orienter vers des choix de carrière réalistes. Par exemple, les carrières en informatique représentent une option qui leur offre des possibilités.

Enfin, peu importe le degré d'atteinte physique, il est important d'exploiter les capacités motrices résiduelles afin de conserver un maximum de capacité cardiorespiratoire et d'éviter les pertes reliées à la sédentarité. La natation est une activité de prédilection et peut être poursuivie, même quand la force est sous-gravitaire. On conseille également de pratiquer des sports en fauteuil roulant manuel ou motorisé.

Profil du jeune atteint de DMB

Les enfants atteints de la dystrophie musculaire de Becker (DMB) présentent une faiblesse musculaire variable en intensité, mais dont la distribution est semblable à celle observée dans la

DMD, c'est-à-dire caractérisée par une atteinte qui prédomine dans les ceintures pelviennes et scapulaires. Cette faiblesse musculaire est toutefois moins sévère que dans la DMD, et sa progression est habituellement lente, quoique variable d'un individu à l'autre. On observe souvent une hypertrophie de certains muscles, notamment aux mollets, tout comme dans la dystrophie de Duchenne.

Les enfants atteints de DMB sont souvent plus malhabiles et plus fatigables que les enfants du même âge qui ne sont pas atteints. Selon le degré et la progression de la faiblesse, ces enfants ont plus ou moins de difficultés à se relever du sol, à monter et à descendre les escaliers, ou à pratiquer des activités physiques diverses. Dans certains cas, l'endurance à l'effort physique et à la marche est diminuée, ce qui nécessite des pauses fréquentes ou une aide technique pour les longs déplacements.

L'atteinte respiratoire des jeunes atteints de DMB est légère ou modérée. On voit rarement d'atteinte respiratoire sévère en pédiatrie, cela se manifestant surtout à l'âge adulte.

Tout comme dans la DMD, il importe de maintenir une bonne souplesse musculaire par des exercices appropriés et le port d'orthèses. Il est aussi recommandé d'exploiter les capacités résiduelles de l'enfant afin de maintenir la meilleure condition physique possible.

Autres dystrophies

▼

Les dystrophies musculaires de Duchenne et de Becker sont les deux formes de dystrophie qu'on trouve le plus fréquemment chez l'enfant. Cependant, on en voit parfois des formes plus rares, même à l'âge pédiatrique, comme la dystrophie facio-scapulohumérale, la dystrophie des ceintures et la dystrophie scapulopéronéale ou d'Emery-Dreifuss. Par contre, certaines formes de dystrophie musculaire ne se voient qu'à l'âge adulte, comme la dystrophie oculopharyngée, une maladie fréquente au Québec, mais dont nous ne parlerons pas ici.

Dystrophie facio-scapulo-humérale de Landouzy-Dejerine

Définition

La dystrophie facio-scapulo-humérale (FSH) est caractérisée par une faiblesse musculaire progressive et une atrophie musculaire (perte du tissu) qui atteint surtout les muscles faciaux, les épaules et la partie supérieure des bras.

Incidence

La dystrophie facio-scapulo-humérale est la forme la plus fréquente de dystrophie, après la dystrophie musculaire de Duchenne et la dystrophie myotonique. Son incidence varie selon les régions géographiques et les groupes ethniques. On estime qu'elle touche entre 1 sur 200 000 à 1 sur 400 000 de population.

Présentation clinique

Les symptômes qui débutent à l'adolescence ou chez les jeunes adultes sont légers et la progression est habituellement lente. Cependant, la sévérité des manifestations de cette maladie est souvent très différente d'un patient à l'autre. Parfois, dans une même famille, des parents avec une atteinte légère ont des enfants avec une atteinte sévère. Dans les formes les plus légères, le diagnostic est fait tardivement, compte tenu du fait que souvent seul un faciès amimétique (avec peu d'expression) attire l'attention sur ce diagnostic (sourire asymétrique, joues un peu aplaties, peu ou pas de rides).

Le mode de présentation le plus fréquent est une faiblesse des muscles faciaux, associée à une chute des paupières (ptose palpébrale), à une incapacité de fermer complètement les yeux pendant le sommeil, à une difficulté à siffler, à une diminution de l'expression faciale et à des difficultés d'élocution. Une faiblesse dans la région scapulo-humérale entraîne une déformation des épaules, qui donne un aspect de cou palmé et des clavicules surélevées, qui donnent l'aspect d'un plateau. Plus tard, selon les familles et les individus, l'atteinte progresse et atteint les membres supérieurs (biceps et triceps) et les membres inférieurs, avec apparition d'une faiblesse qui prédomine dans la partie tibiale antérieure et la ceinture pelvienne. Cette atteinte est parfois assez marquée pour nuire à la marche. Une lordose lombaire et une cyphoscoliose peuvent apparaître quand les muscles qui soutiennent la colonne sont atteints (muscles axiaux). La faiblesse musculaire est parfois asymétrique : par exemple, chez les patients droitiers, c'est souvent l'épaule droite qui est d'abord atteinte. La douleur musculaire, présente au début de la maladie, est secondaire à l'inflammation musculaire que l'on retrouve parfois dans cette forme de dystrophie et qui, sur la biopsie musculaire, ressemble à une myosite. Quelques patients sont peu atteints et ont une espérance de vie normale. Par contre, d'autres présentent un tableau clinique plus sévère, avec une hypotonie d'origine bulbaire, une faiblesse proximale progressive et une insuffisance respiratoire. La variabilité de l'évolution de la dystrophie FSH est telle que 10 % à 20 % des patients perdent leur capacité de marche, mais un tiers des personnes atteintes n'ont pas de symptômes avant l'âge adulte avancé.

Dans cette forme de dystrophie, il n'y a pas d'atteinte cardiaque ni de déficit intellectuel, mais on rapporte dans certaines familles des atteintes de la rétine (maladie de Coats) ou même une perte auditive neurosensorielle. Chez les patients dont la maladie débute précocement, on retrouve parfois des troubles d'apprentissage et de l'épilepsie.

Diagnostic et traitement médical

Le diagnostic se fait à partir de l'anamnèse personnelle et familiale, ainsi que de l'examen physique où l'on retrouve une faiblesse qui prédomine dans le visage et les épaules. Chez certains patients, on observe aussi une faiblesse des membres inférieurs avec présence d'une manœuvre de Gowers (voir fig. 3.2, p. 173) et d'une démarche anormale, dandinante. Le diagnostic est souvent confirmé en constatant une légère augmentation de la créatine kinase, des anomalies plus ou moins spécifiques à l'électromyogramme, et des anomalies, parfois modérées, sur la biopsie musculaire.

Il n'existe encore aucun traitement curatif. Le but des traitements de réadaptation est de diminuer les symptômes pour améliorer la qualité de vie des individus atteints. On encourage l'activité physique, car l'inactivité peut aggraver la maladie.

Aspect génétique

La maladie est transmise selon un mode autosomique dominant. Le gène responsable a été identifié en 1990 et se trouve sur le chromosome 4. L'anomalie génique responsable de la dystrophie FSH est une délétion que l'on retrouve chez la très grande majorité des patients. Même si on ne connaît pas encore le rôle du gène délété, cette anomalie peut être utilisée pour confirmer le diagnostic dans les cas symptomatiques ou présymptomatiques, et pour procéder à un diagnostic prénatal.

Dystrophie musculaire d'Emery-Dreifuss

Définition

La maladie d'Emery-Dreifuss est une dystrophie qui se manifeste principalement par de la rigidité et de la faiblesse musculaire, ainsi que par une atteinte cardiaque.

Incidence

L'incidence n'est pas connue avec précision, mais il s'agit d'une maladie très rare.

Présentation clinique

En général, la maladie débute à l'adolescence et chez le jeune adulte, bien qu'on ait rapporté certains cas chez des enfants. La caractéristique principale de cette dystrophie est la rigidité musculaire liée aux contractures. Celle-ci se manifeste également par une flexion limitée du rachis et du cou, une cage thoracique peu expansible et une raideur des tendons d'Achille, conduisant à une démarche sur la pointe des pieds. On observe souvent une limitation de l'extension des coudes.

Les patients peuvent aussi présenter une cardiomyopathie avec des troubles du rythme cardiaque et, en particulier, une bradycardie prononcée (battements cardiaques très lents) qui est liée à une mauvaise conduction nerveuse dans le muscle cardiaque, qu'on appelle un « bloc auriculoventriculaire ». Ces patients ont souvent besoin d'un entraîneur électrocystolique *pacemaker*. L'hypoventilation nocturne est très fréquente dans cette maladie et elle est reliée à la rigidité de la cage thoracique. On croit aussi que les mouvements du diaphragme sont limités, ce qui augmenterait la mauvaise ventilation pulmonaire, surtout en position couchée.

Aspect génétique

Cette maladie est transmise selon un mode lié au chromosome X, tout comme la dystrophie de Duchenne et de Becker.

Diagnostic et traitement médical

Le diagnostic clinique de cette dystrophie est basé sur la présence d'une rigidité musculaire marquée affectant la mobilisation du cou et du rachis, la présence d'arythmie cardiaque et la présence de troubles de ventilation pulmonaire durant le sommeil, à cause de l'insuffisance des muscles respiratoires.

La créatine kinase est élevée, l'EMG démontre des anomalies de type myopathique et la biopsie musculaire permet de confirmer le processus dystrophique.

Il n'y a pas de traitement curatif de l'atteinte musculaire, mais il faut surveiller, évaluer et traiter les complications cardiaques et pulmonaires. Ces patients peuvent avoir besoin d'un appareil de régulation du rythme cardiaque (*pacemaker*) ou d'une ventilation assistée, si la sévérité de leur atteinte respiratoire le justifie.

Dystrophies musculaires des ceintures

Définition

On regroupe, sous l'appellation de « dystrophies musculaires des ceintures », différentes formes de dystrophie où la faiblesse musculaire prédomine dans la partie proximale (ou ceinture) des membres supérieurs et inférieurs. Ces dystrophies musculaires sont hétérogènes au point de vue clinique et génétique. Avant que des études génétiques nous permettent de préciser les diagnostics, il était souvent difficile de distinguer les dystrophies musculaires des ceintures de plusieurs autres maladies musculaires dont les manifestations cliniques sont semblables, comme chez les femmes porteuses symptomatiques de la dystrophie de Duchenne et de la dystrophie musculaire de Becker, ou comme certains cas bénins de dystrophie musculaire congénitale, de maladies inflammatoires des muscles et des cas légers d'amyotrophie spinale.

Les études génétiques nous ont permis de mieux identifier les cas authentiques de dystrophie musculaire des ceintures, que l'on classe maintenant en deux grandes catégories composées chacune de plusieurs sous-types. Certaines dystrophies musculaires des ceintures sont transmises selon un mode autosomique récessif et comprennent huit sous-types, alors que d'autres sont transmises selon un mode autosomique dominant et sont subdivisées en deux sous-types.

Présentation clinique et évolution

On note initialement une faiblesse musculaire qui prédomine dans les ceintures pelvienne et scapulaire. Plus tard, les muscles distaux s'atrophient. Dans certaines formes, on retrouve une hypertrophie des mollets et des contractures (ce qui ressemble beaucoup à la dystrophie musculaire de Becker). En moyenne, la perte de la marche survient vers l'âge de 30 ans.

Les symptômes et signes initiaux se manifestent rarement avant la fin de l'enfance et parfois n'apparaissent qu'à l'âge adulte.

Le type le plus fréquent est transmis selon un mode autosomique récessif et affecte autant les femmes que les hommes. Il s'agit également du type le plus sévère, dont l'évolution est semblable à celle de la dystrophie de Duchenne. La dystrophie musculaire autosomique infantile sévère de type récessif ou dystrophie des ceintures de type 2C est particulièrement prévalente en Afrique du Nord. La maladie débute entre l'âge de 3 et 12 ans. Dans la forme la plus sévère, les enfants perdent la marche entre 10 et 15 ans, tandis que dans la forme la moins sévère, cela se produit entre 15 et 20 ans. Cette forme de dystrophie est secondaire à une mutation d'un gène localisé sur le chromosome 13 et il s'ensuit une absence d'adhaline, protéine associée à la dystrophine dans la membrane musculaire.

Les autres types de dystrophie des ceintures transmises selon un mode autosomique récessif (types 2A-2E) sont moins sévères et se manifestent initialement par un équinisme (marche sur la pointe des pieds) avant que n'apparaissent des difficultés à la marche. Ces patients présentent souvent des douleurs lombaires à cause d'une hyperlordose.

Sauf pour la dystrophie des ceintures de type autosomique récessif 2A, causée par une déficience en calpaïne 3, une protéase musculaire spécifique, les quatre autres sous-types du groupe autosomique récessif sont causés par une déficience de sarcoglycans, protéines associées à la dystrophine et formant avec celle-ci un complexe protéique localisé dans la membrane musculaire (voir fig. 1.22, p. 127).

Les dystrophies des ceintures transmises selon un mode autosomique dominant représentent moins de 10 % des cas de dystrophies musculaires des ceintures. Les patients qui en sont affectés présentent en général une faiblesse débutant à l'âge adulte, d'intensité légère à modérée, qui prédomine dans les membres inférieurs. On en décrit deux formes : la forme 1A, dans laquelle on a localisé le gène muté sur le chromosome 5, et la forme 1B pour laquelle aucune mutation génétique n'a encore été identifiée.

Diagnostic et traitement médical

Comme nous l'avons mentionné précédemment, les différents types de dystrophie musculaire des ceintures présentent souvent un même tableau clinique. L'EMG et la biopsie musculaire aident à faire le diagnostic de dystrophie musculaire, mais seules les études génétiques, menées dans des centres ultraspécialisés, permettent de distinguer de façon plus spécifique les différents types de dystrophies des ceintures.

Il n'y a malheureusement pas de traitement curatif pour ces maladies et l'approche thérapeutique repose sur la réadaptation, qui consiste à aider la personne à demeurer le plus autonome possible malgré certaines limites physiques.

Approche de réadaptation

Dans toutes les formes de dystrophie, on note l'apparition de faiblesse musculaire progressive. La distribution de cette faiblesse varie selon le type de dystrophie.

Par exemple, dans la dystrophie facio-scapulo-humérale, la faiblesse initiale apparaît d'abord dans les épaules et les muscles du visage, puis dans les hanches. Dans la dystrophie musculaire des ceintures, la faiblesse débute dans les muscles des épaules et les muscles du bassin (ceintures scapulaire et pelvienne).

Associées à la faiblesse, les contractures ou rétractions s'installent et limitent progressivement la mobilité des articulations. Les muscles faibles doivent alors lutter contre une « résistance mécanique ». C'est pourquoi il est si important d'utiliser des orthèses et de faire des exercices d'assouplissement, car une articulation mobile et des muscles souples permettent aux muscles faibles de mieux travailler. C'est ce que nous appelons « renforcement par assouplissement ». Les rétractions sont variables et doivent être évaluées périodiquement. La recherche de symétrie est importante, même pour les raideurs. Les orthèses tibiales de nuit semblent plus efficaces lorsqu'on commence à les utiliser dès l'apparition des premières rétractions du triceps sural (mollet) dans le cas des dystrophies. Afin de maximiser la fonction et d'éviter des complications orthopédiques, on recommande un programme d'assouplissement régulier. Même un minimum d'exercices d'assouplissement contribue au confort et au maintien d'une certaine mobilité. Quant aux exercices de renforcement, ils doivent être faits de façon modérée, aussi bien en ce qui concerne la fréquence que l'intensité. Il peut être efficace de travailler un groupe musculaire particulier en visant un objectif fonctionnel précis. Toute forme d'activité physique contribue au bien-être de l'individu.

Les risques de scoliose par affaissement sont présents dans les différentes formes de dystrophie. Dans la dystrophie facio-scapulo-humérale, on observe souvent une hyperlordose sévère.

Selon le type de dystrophie, la faiblesse entraîne des pertes fonctionnelles progressives plus ou moins rapidement, ce qui peut compromettre la marche à plus ou moins long terme. Dans la forme facio-scapulo-humérale, c'est à l'âge adulte que cette fonction est altérée à cause de la faiblesse des muscles des hanches. Dans les dystrophies des ceintures, la faiblesse aux hanches, aux épaules et aux abdominaux rend la personne très vulnérable. Même si elle réussit à garder sa capacité de marcher, elle aura de la difficulté à se relever d'une chaise ou du sol après une chute. L'évolution varie grandement selon la sévérité de l'atteinte (voir l'encadré La marche chez une personne faible, p. 190).

Les évaluations périodiques permettent de connaître l'évolution de la maladie et de s'adapter progressivement aux pertes fonctionnelles en utilisant les aides techniques appropriées (fauteuil roulant, triporteur, chien d'assistance). Le choix du mode de déplacement optimal peut se discuter avec l'équipe multidisciplinaire, car plusieurs facteurs sont à considérer.

Lorsque l'atteinte des muscles du visage est sévère, comme dans la forme facio-scapulo-humérale, il faut surveiller la déglutition et la mastication.

La faiblesse des membres supérieurs peut nécessiter l'utilisation d'adaptations et d'équipements particuliers pour faciliter l'autonomie lors des repas.

La fonction respiratoire est altérée selon le niveau de faiblesse. On recommande alors diverses formes d'exercices respiratoires. Il est important de bien maintenir la mobilité thoracique.

Lorsque la faiblesse musculaire est très sévère, la qualité du sommeil peut être altérée, soit à cause de la difficulté de changer de position, soit à cause de l'inconfort relié aux contractures. La faiblesse au tronc et aux ceintures nuit à la capacité de s'asseoir dans son lit ou de se retourner de façon autonome. L'utilisation d'un surmatelas ou d'un lit électrique contribue à l'autonomie et au confort. À l'occasion, il est nécessaire d'obtenir l'aide d'une autre personne pour effectuer des retournements. Avec l'évolution de la maladie, il devient nécessaire d'utiliser de l'équipement adapté à la condition de chacun pour maintenir l'autonomie dans les soins personnels. Un lève-personne est souvent utile pour faciliter l'accès au bain.

L'accessibilité du domicile est d'une importance primordiale. Comme l'évolution de ces maladies est variable, il faut bien planifier l'aménagement du domicile en fonction des capacités de chacun. Les escaliers sont toujours un obstacle et, en général, ils ne favorisent pas le maintien de la force musculaire. Certaines études ont démontré que le travail excentrique des muscles dystrophiques étaient à éviter et pourrait contribuer à accélérer la faiblesse. C'est pourquoi il est plus prudent d'éviter la descente des escaliers, car cela suppose un travail excentrique des muscles quadriceps.

Comme dans toutes les maladies dégénératives, l'enfant et sa famille doivent s'adapter à des pertes successives. Un soutien psychosocial est souvent nécessaire.

Au plan de l'intégration scolaire, les différents intervenants sont appelés à collaborer selon les besoins identifiés par le jeune, par ses parents et par ses professeurs.

Septième partie

LA MYOTONIE ET LES MYOPATHIES

La myotonie congénitale

▼

La myotonie congénitale est une maladie musculaire rare, décrite en 1876 par un médecin danois, le docteur Thomsen, qui en était lui-même atteint. La caractéristique essentielle de cette maladie est la présence d'une myotonie, c'est-à-dire une anomalie de la décontraction musculaire qui se manifeste par un délai du relâchement musculaire après une contraction. Il s'agit d'une anomalie peu spécifique, commune à plusieurs maladies. Ce phénomène myotonique peut atteindre n'importe quel muscle, mais c'est surtout dans les mains qu'il est handicapant. La myotonie est souvent aggravée par le froid et la fatigue. Les individus atteints souffrent d'une hypertrophie généralisée, à cause de la contraction musculaire soutenue, ce qui leur donne un aspect très athlétique. Cette hypertrophie progresse depuis les quadriceps et les mollets jusqu'aux biceps, aux deltoïdes et aux muscles des avant-bras. Même si la myotonie diminue, l'hypertrophie musculaire reste présente.

Il y a deux formes principales de myotonie congénitale : la forme autosomique dominante (ou maladie de Thomsen) et la forme autosomique récessive (ou maladie de Becker). Ces deux formes de myotonie sont liées à des mutations sur le même gène du chromosome 7, ce qui amène une anomalie des canaux chloriques. Il arrive que la maladie soit due à des mutations spontanées, même si en général elle est transmise comme un trait dominant ou récessif.

La présentation clinique varie de cas en cas et va d'une myotonie légère, où le patient n'est même pas conscient d'être atteint de la maladie, jusqu'à une raideur sévère qui empêche les activités de la vie quotidienne. Les manifestations cliniques peuvent parfois être présentes dès la période néonatale, sous forme de difficultés de succion et de déglutition. Chez les patients plus âgés, les limitations fonctionnelles varient d'un individu à l'autre, mais en général l'évolution est bénigne.

L'espérance de vie est normale et il n'y a pas de dégénérescence musculaire avec faiblesse. Il n'y a donc pas de risque de perte de l'ambulation, ni de complications pulmonaires ni d'apparition de déformations musculosquelettiques. La forme dominante est moins sévère que la forme récessive. Dans la forme récessive (Becker), l'hypertrophie musculaire est plus prononcée. S'il y a de la faiblesse, elle est plus marquée et la rigidité musculaire, plus fréquente.

La maladie de Thomsen peut se présenter dès la naissance alors que la maladie de Becker apparaît au cours de l'enfance, entre 3 et 12 ans.

L'histoire et l'examen cliniques sont assez caractéristiques. Les patients consultent généralement pour des crampes ou des difficultés de décontraction musculaire, particulièrement évidentes par temps froid. À l'examen, le patient présente une allure athlétique et les phénomènes myotoniques sont facilement élicités chez lui par la percussion des muscles des mains ou encore en lui demandant de fermer et d'ouvrir rapidement la main. L'électromyogramme montre aussi des décharges caractéristiques, dites décharges myotoniques. Le tableau clinique évoque généralement assez clairement la maladie, de telle sorte que la biopsie musculaire est rarement nécessaire, d'autant plus qu'elle ne démontre pas d'anomalies spécifiques pouvant permettre de confirmer le diagnostic. Dans la majorité des cas, la biopsie musculaire est normale ou montre tout au plus une atteinte des fibres de type 2. Les enzymes sériques (CK) sont habituellement normales.

Sur le plan thérapeutique, certains médicaments ont été utilisés avec un certain succès (phenytoin, quinine, procaïnamide, carmabazépine ou acétazolamide), mais ne sont malheureusement pas dénués d'effets secondaires. C'est pourquoi on les prescrit en général uniquement au cours des périodes où les symptômes sont les plus évidents.

Des traitements de réadaptation intensifs sont rarement nécessaires. Il s'agit plutôt de doser adéquatement les activités physiques au cours de la journée, d'éviter les longues périodes d'inactivité et d'éviter de s'exposer au froid. La plupart du temps, les personnes atteintes de cette maladie ont déjà trouvé par elles-mêmes les moyens de contrer les désagréments de leur déficience.

Approche de réadaptation

Les enfants atteints de cette maladie apprennent par eux-mêmes l'effet du réchauffement musculaire qui est nécessaire à leur mise en train. En particulier au réveil, des mouvements répétitifs dans le lit permettent de se lever avec un meilleur contrôle des mouvements.

Le fait de manger des aliments froids, comme de la crème glacée, peut rendre la mastication un peu plus difficile, sans plus.

Une perte de souplesse peut survenir, en particulier lors de la croissance, et rendre la démarche raide et moins fluide, mais l'endurance et les déplacements autonomes sont préservés.

La participation à l'éducation physique se fait sans difficulté, dans la mesure où le jeune a le temps de réchauffer ses muscles avant l'activité. Il réussira sans doute un peu moins bien dans certaines activités physiques et parfois, lorsqu'il est assis pendant un moment sur sa chaise de classe, il se relèvera avec lenteur.

Il n'y a pas de contre-indications à pratiquer sports et loisirs, mais on doit mettre en garde les jeunes face aux activités en piscine. L'eau froide peut provoquer une crise et la masse musculaire très dense risque de les faire couler au fond. Il faut toujours aviser sauveteur et amis d'augmenter leur surveillance. Dans les sports nautiques, le port d'une veste de flottaison individuelle prend toute son importance lors d'une chute inopinée à l'eau.

LES MYOPATHIES CONGÉNITALES

▼

Sur le plan clinique, les myopathies congénitales se manifestent généralement par une hypotonie (diminution du tonus) et une faiblesse des muscles qui sont présentes dès la naissance, comme leur nom l'indique, bien qu'elles apparaissent quelquefois plus tard dans l'enfance, et même à l'adolescence ou à l'âge adulte.

Il est difficile de distinguer uniquement d'un point de vue clinique les différents types de myopathies, car ces maladies se présentent souvent de façon non spécifique et elles sont moins caractéristiques que d'autres myopathies plus fréquentes, comme la dystrophie myotonique.

Souvent l'hypotonie et la faiblesse sont accompagnées d'anomalies musculosquelettiques : contractures des membres (myopathies à axe central et à myotubules), luxation des hanches (myopathies à axe central et avec disproportion des types de fibres) et anomalies de la colonne vertébrale (myopathies à némaline et avec disproportion des types de fibres). On observe toutefois chez certains patients, à l'occasion, des dysmorphies (malformations mineures ou majeures d'une partie du corps ou d'un organe).

Habituellement, les symptômes des myopathies congénitales ne sont pas progressifs et il arrive même que la condition de certains patients s'améliore.

Le mode de transmission est variable, mais souvent ce sont des maladies transmises selon un mode autosomique dominant.

À l'heure actuelle, les myopathies congénitales sont classées en fonction des anomalies observées sur la biopsie musculaire. Certains patients présentent une forme mixte, mais nous n'aborderons dans la présente section que les myopathies congénitales les plus fréquentes et les mieux caractérisées : les myopathies à axe central (*central core disease*), les myopathies à némaline, les myopathies à myotubules ou centronucléaires (*myotubular myopathy*), les myopathies avec disproportion des types de fibres (*fiber type disproportion myopathy*) et, enfin, les myopathies à changements minimes ou myopathies non spécifiques.

Épidémiologie au Québec

Ces myopathies sont rares, tant au Québec qu'ailleurs dans le monde. À titre d'exemple, le Centre de réadaptation Marie Enfant prend actuellement en charge 28 enfants souffrant de l'une ou l'autre de ces myopathies congénitales, la plupart étant atteints d'une myopathie à changements minimes.

Présentation clinique

De façon générale, les enfants atteints présentent les symptômes que l'on rencontre dans toute myopathie : hypotonie et faiblesse. La faiblesse est souvent maximale dans les avant-bras ou les cuisses, mais elle est parfois plus diffuse et touche alors les muscles du visage, du pharynx ou des yeux. Les réflexes ostéotendineux (obtenus en percutant le genou avec un marteau) sont diminués en proportion de la faiblesse musculaire.

Myopathie à axe central

Cette myopathie a été nommée ainsi en raison de la présence, dans la biopsie musculaire, d'amas de fibrilles (myofibrilles) en position centrale ou parfois légèrement excentrique par rapport à la fibre musculaire.

Cliniquement, on observe une légère faiblesse des muscles du visage et des membres, sans que soient atteints les muscles responsables des mouvements oculaires, de la déglutition ou de la respiration. L'évolution de la maladie est généralement bénigne, bien que l'enfant présente à l'occasion un retard dans son développement moteur. Après plusieurs années d'évolution, certains enfants présentent une luxation des hanches, une cyphoscoliose ou des contractures articulaires.

La myopathie à axe central est une maladie héréditaire, souvent transmise selon un mode autosomique dominant, mais on a aussi observé des cas sporadiques (c'est-à-dire sans qu'il y ait d'autres cas connus dans la famille). On a rapporté chez certains patients une mutation localisée sur le chromosome 19 et celle-ci pourrait être la cause de l'hyperthermie maligne qu'on voit parfois dans cette maladie.

Myopathie à némaline

Némaline signifie « fil » ou « bâtonnet ». Cette myopathie fut nommée ainsi à cause des anomalies notées à la biopsie musculaire : de minces filaments sont localisés à l'intérieur des cellules musculaires.

On distingue deux types de présentation clinique. Une forme bénigne, non progressive : c'est la plus fréquente. Elle passe parfois inaperçue durant la période néonatale et se manifeste plus tard par une hypotonie avec faiblesse diffuse et léger retard du développement moteur.

Une autre forme est caractérisée par une hypotonie et une faiblesse musculaire beaucoup plus sévères ainsi que des difficultés respiratoires précoces se manifestant en période néonatale ou chez le nourrisson. Cette atteinte respiratoire, parfois fatale, est probablement secondaire à une atteinte du diaphragme. L'atteinte respiratoire peut également apparaître plus tard, durant l'enfance ou l'adolescence, et nécessiter une ventilation assistée. On peut aussi constater des difficultés de succion ou de déglutition dès les premières semaines de vie.

Outre l'atteinte respiratoire, les patients atteints de ce type de myopathie présentent souvent une cardiomyopathie. La faiblesse des muscles du visage est présente dans les deux formes de myopathie à némaline.

Il arrive qu'un tremblement des mains apparaisse.

Enfin, la myopathie à némaline s'accompagne souvent d'anomalies musculosquelettiques caractéristiques : le visage présente des traits particuliers, le palais est élevé, la mâchoire inférieure avancée, la cage thoracique et la colonne vertébrale sont déformées, les ligaments souffrent d'hyperlaxité.

Cette maladie héréditaire est transmise selon un mode de transmission autosomique dominant ou récessif.

Myopathie à myotubules ou myopathie centronucléaire

Dans cette forme de myopathie, la biopsie musculaire permet de constater la présence de structures d'allure tubulaire localisées dans le centre des fibres musculaires. Ces structures sont très semblables à celles que l'on retrouve dans le muscle fœtal, de sorte qu'on croit que ce type de myopathie provient d'un arrêt de maturation des cellules musculaires au stade des myotubules.

Comme la myopathie à némaline, cette maladie se présente sous deux formes. La plus fréquente est caractérisée par une faiblesse et une hypotonie plutôt légères, qui passent souvent inaperçues durant les premières semaines de vie. L'autre forme, heureusement moins fréquente et exclusivement rencontrée chez les garçons, se manifeste par une hypotonie et une faiblesse musculaire sévères, souvent associées à une insuffisance respiratoire.

Ce qui distingue la myopathie myotubulaire des autres myopathies congénitales, c'est la présence d'une atteinte musculaire diffuse qui touche les muscles des paupières, des yeux et du visage, ainsi que les muscles nécessaires à la succion. Dans 50 à 60 % des cas, on observe également, durant la grossesse, une augmentation de la quantité de liquide amniotique et une diminution des mouvements du fœtus.

Tandis que la forme légère est rarement progressive, la forme plus sévère est souvent associée à un décès précoce en période néonatale. Certains enfants survivent au-delà d'un an, mais la plupart de ces enfants ne peuvent s'asseoir et nécessitent une ventilation assistée.

La forme légère est probablement transmise selon un mode autosomique récessif, tandis que la forme sévère est associée à une mutation dans le chromosome X.

Myopathie avec disproportion des types de fibres

Cette myopathie résulte d'une disproportion des types de fibres que l'on retrouve normalement au sein du muscle. En effet, il existe deux types de fibres musculaires chez le sujet normal (type 1 et type 2) alors que chez les sujets atteints de ce type de myopathie, on retrouve une augmentation anormale du nombre de fibres de type I qui, en outre, sont plus petites.

La myopathie avec disproportion des fibres est caractérisée par une hypotonie et une faiblesse qui affectent les muscles des membres, du tronc et du visage. Chez certains enfants, les muscles oculomoteurs sont également atteints (muscles responsables des mouvements des yeux). L'atteinte est habituellement plus sévère quand elle apparaît de façon précoce.

Plusieurs patients ont également des anomalies musculo-squelettiques : luxation de la hanche, déformation des pieds, torticolis et, plus tard, scoliose. De plus, 30 % des patients présentent aussi des signes d'atteinte du cerveau qui se manifestent par un retard mental ou une hypoplasie du cervelet (développement sous-optimal).

L'évolution de cette myopathie est variable, mais à long terme on observe souvent une amélioration de la condition clinique.

Le mode de transmission aussi varie. Dans certaines familles, la maladie est transmise selon un mode autosomique dominant, et dans d'autres, selon un mode autosomique récessif.

Myopathie à changements minimes

Chez certains patients qui présentent des symptômes tout à fait suggestifs de myopathie, il arrive qu'une biopsie musculaire ne montre que des changements légers ou non spécifiques. C'est le cas de la majorité des 28 patients atteints de myopathie congénitale qui sont suivis au CRME. La sévérité et l'évolution de la maladie varie chez ces enfants, comme on le constate dans leur tableau clinique. Il est donc extrêmement difficile d'établir un pronostic lors des visites initiales de ces patients. Dans la majorité de ces cas, il n'y a pas d'histoire familiale de myopathie. Néanmoins, chez certains la myopathie est transmise selon un mode autosomique récessif.

Grâce aux nouveaux outils diagnostiques qui sont plus précis, on peut considérer ces formes non spécifiques soit comme des variantes de celles qui ont été mentionnées plus haut, soit comme des entités distinctes.

Diagnostic et traitement

Dans les myopathies congénitales, les tests de laboratoire sont généralement peu utiles. Les CK sont souvent normaux (des enzymes généralement augmentées dans les myopathies). L'électromyogramme démontre parfois des changements compatibles avec une myopathie, mais ce test est normal ou non spécifique. C'est donc la biopsie qui permet de confirmer le diagnostic, car cet examen révèle les changements distincts qui ont déjà été mentionnés.

Il n'existe pas de traitement spécifique pour les myopathies congénitales. Cependant, il faut porter attention à la condition respiratoire et nutritionnelle du patient, surtout si celui-ci est atteint d'une myopathie à némaline ou d'une myopathie myotubulaire. On doit aussi surveiller l'apparition de contractures ou d'autres déformations musculosquelettiques. Même si le risque ne concerne que quelques patients, il faut se méfier de l'anesthésie générale chez tout sujet porteur d'une myopathie à axe central, afin d'éviter l'hyperthermie maligne (voir l'encadré sur la rhabdomyolise et la myoglobinurie, p. 344).

Finalement, vu le caractère héréditaire des myopathies congénitales, il est primordial de faire une histoire détaillée de la famille pour identifier les gens susceptibles d'être porteurs. Le counseling génétique est nécessaire pour le couple ayant un enfant atteint, ainsi que pour ses proches.

Approche de réadaptation

Myopathies congénitales non spécifiques

Le tableau clinique varie, mais souvent la faiblesse est globale et touche les muscles du visage, des fléchisseurs du cou et des abdominaux. Chez le très jeune enfant, la faiblesse est fréquemment à l'origine d'un retard moteur. Chez l'enfant plus âgé, la démarche est plus lente, parfois un peu dandinante, parfois avec un pied tombant. En général, les mains ont assez de force pour être fonctionnelles.

La faiblesse péri-orale amène parfois des difficultés d'élocution, une voix faible et un palais ogival.

Quant à la faiblesse généralisée et aux déformations du thorax, elles limitent l'expansion thoracique, ce qui rend les poumons sujets aux infections respiratoires et augmente les risques de complication, comme la pneumonie.

On observe couramment des anomalies musculosquelet-tiques : luxation congénitale de la hanche et déformations du thorax, de la colonne vertébrale ou du genou (*genu recurvatum*).

Plusieurs enfants atteints sont maigres car leur masse musculaire est réduite. Du fait d'un manque d'endurance, ils éprouvent de la difficulté à mastiquer et à manger. On observe des troubles de déglutition. Devant une atteinte sévère, on envisage des suppléments ou un gavage.

Pour maintenir la condition physique, on doit préserver la souplesse, la force et l'endurance. On peut recommander des exercices de renforcement, mais en tenant compte de la fatigue et de la douleur.

On recommande de façon préventive des mesures respira-toires, surtout si l'atteinte est sévère.

En général, les jeunes atteints d'une myopathie non spéci-fique sont autonomes dans les activités de la vie quotidienne. Cependant, la position assise leur facilite l'habillage et on devrait leur éviter certaines attaches qui demandent de la force, comme les boutons-pression.

Chez le jeune enfant, les parents utilisent un peu plus longtemps la poussette ou une voiturette, ou encore ils portent l'enfant sur leurs épaules pour franchir de longues distances. Chez les enfants plus âgés, les activités physiques doivent être fréquemment entrecoupées par des pauses et il faut parfois une aide technique pour les déplacements.

L'enfant a souvent de la difficulté à suivre ses camarades dans les activités motrices complexes qui demandent de la force et de l'équilibre.

La maladie ne comporte pas d'atteinte intellectuelle. La grande majorité des jeunes fréquentent les classes régulières et observent quelques précautions simples : ils doivent éviter la cohue, utiliser le transport scolaire en hiver et respecter leurs capacités lorsqu'ils participent aux cours d'éducation physique.

La bicyclette permet aux jeunes de suivre les autres. En cas de besoin, ils peuvent utiliser des vélos adaptés. La natation leur permet de renforcer globalement tous leurs muscles et, pour les plus âgés, le ski de fond pratiqué à un rythme raisonnable est une activité intéressante.

Autres myopathies

Dans les myopathies à némaline et à axe central, ou dans les myopathies avec déficience en carnitine, il faut se méfier d'une atteinte centrale de la respiration en procédant à des oxymétries nocturnes ou à des polysomnogrammes.

Les risques de développer une insuffisance respiratoire chronique augmentent avec l'apparition de complications liées à des myopathies : développement d'une scoliose, insuffisance ou incoordination nasopharyngée, hypoventilation pulmonaire alvéolaire nocturne.

En plus des mesures préventives, il faut procéder régulièrement à des tests de fonction respiratoire pour détecter les signes d'hypoventilation. Si l'on découvre des anomalies de ventilation, on peut avoir recours à une assistance ventilatoire mécanique (voir l'encadré sur la VANI, p. 63).

Les myopathies métaboliques

▼

Les myopathies métaboliques constituent un groupe de maladies rares qui perturbent le fonctionnement des muscles de façon intermittente ou permanente. La contraction musculaire résulte d'un processus électrochimique qui nécessite beaucoup d'énergie, particulièrement lors d'exercices intensifs. Cette énergie est générée par des unités de nucléotides, que l'on nomme ATP (adénosine triphosphate) et dont le bon fonctionnement tient au fait que la cellule musculaire consomme du glucose (sucre) et des lipides (graisses ou acides gras).

Cette production d'énergie se fait dans des structures ou organelles intracellulaires qu'on appelle mitochondries. On peut comparer la fonction des mitochondries à celle d'un carburateur, et celle du glucose et des lipides, au carburant nécessaire au fonctionnement de ce carburateur. Un manque de carburant dans les mitochondries entraîne une diminution de la formation d'unités énergétiques d'ATP, ce qui atteint le muscle. Cela se traduit soit de façon intermittente par une intolérance à l'exercice qui se manifeste elle-même par des crampes musculaires, soit par une atteinte musculaire permanente (myopathie) avec faiblesse. Ce défaut énergétique peut toucher d'autres organes, comme le cœur, le foie et le système nerveux central qui, eux aussi, ont besoin de beaucoup d'énergie pour leur bon fonctionnement cellulaire.

On distingue, de façon générale, trois types de myopathies métaboliques: les glycogénoses, les myopathies lipidiques et les myopathies mitochondriales. Les glycogénoses sont des maladies dans lesquelles le déficit énergétique est la conséquence d'une anomalie empêchant la formation de glycogène ou empêchant la transformation du glycogène en glucose. Les myopathies lipidiques sont la conséquence d'un manque de production d'acétyle coA qui est, avec le glucose, une des deux sources essentielles à la production d'énergie musculaire. Enfin, les myopathies mitochondriales sont causées par un mauvais fonctionnement du métabolisme énergétique dans la mitochondrie.

À la fin de la présente section, nous aborderons aussi le phénomène de rhabdomyolyse (destruction musculaire aiguë) que l'on retrouve dans de nombreuses myopathies, mais surtout dans les myopathies métaboliques.

Étant donné la rareté de ces maladies, il n'y a pas d'études épidémiologiques valables pouvant nous indiquer l'incidence ou la prévalence de ces maladies au Québec ou au Canada.

Les glycogénoses

Le glycogène est constitué de plusieurs molécules ou unités de glucose, et constitue ainsi une réserve de glucose nécessaire au métabolisme énergétique. Or, de nombreux défauts enzymatiques peuvent perturber la glycogenèse (formation de glycogène à partir des molécules de glucose) ou la glycolyse (dégradation ou bris du glycogène en molécules de glucose), ce qui entraîne un manque de glucose, lequel est essentiel au métabolisme énergétique dans les mitochondries. Les manifestations cliniques des glycogénoses dépendent de l'enzyme déficient. Si cet enzyme n'exerce sa fonction que dans le muscle, on observe alors uniquement une atteinte musculaire avec une intolérance à l'effort, qui se traduit par l'apparition de crampes lors des exercices. Ces glycogénoses sont très rares chez l'enfant.

D'autres déficiences enzymatiques, plus fréquentes chez l'enfant, touchent au contraire plusieurs organes (surtout le cœur, le foie et le cerveau) ce qui provoque une atteinte beaucoup plus sévère, parfois même fatale. Dans ce contexte, l'atteinte musculaire devient souvent secondaire et passe plus ou moins inaperçue. Toutes les glycogénoses sont des maladies héréditaires et sont presque toutes transmises selon un mode autosomique récessif. Le diagnostic de ces maladies métaboliques se fait par une biopsie musculaire qui démontre une accumulation de glycogène ou par le dosage de l'enzyme déficient dans le muscle ou un autre organe, surtout le foie.

Glycogénoses avec atteinte principalement musculaire

Glycogénose de type V (maladie de McArdle) causée par une déficience en phosphorylase musculaire

Cette forme de glycogénose se manifeste surtout par une intolérance à l'exercice (myalgies, contractures), une fatigue, des crampes musculaires et des épisodes occasionnels de myoglobinurie. La myoglobinurie résulte de la présence de fragments musculaires dans les urines, ce qui leur confère une couleur foncée, ressemblant à du Coca-Cola®. Elle est causée par une destruction musculaire aiguë (rhabdomyolyse) et peut entraîner une atteinte rénale du fait que les pigments musculaires bloquent les canaux rénaux. Dans la maladie de McArdle, il y a souvent une progression des symptômes. Au début, on observe seulement de la fatigabilité à l'exercice, mais avec l'âge, les crampes musculaires deviennent plus fréquentes, tout comme la myoglobinurie. Par la suite, on voit s'installer un déficit musculaire permanent avec faiblesse. Dans cette forme de glycogénose, les patients ont souvent un phénomène de second souffle : après un repos, ils peuvent reprendre leur activité physique.

Glycogénose de type VII (maladie de Tarui) causée par une déficience en phosphofructokinase

Les manifestations de cette forme de glycogénose sont semblables à celles que l'on observe dans la maladie de McArdle, et les patients rapportent de la fatigue et de l'intolérance à l'exercice, ainsi que des crampes musculaires. Les symptômes sont plus marqués que dans la maladie de McArdle, avec moins de possibilité de second souffle. La myoglobinurie est plus fréquente, se produisant dans plus de la moitié des cas. On a aussi rapporté chez quelques patients des épisodes d'anémie hémolytique avec ictère.

Glycogénose de type VIII causée par une déficience en phosphorylase kinase

Cette forme de glycogénose se manifeste surtout par de l'intolérance à l'exercice, de la faiblesse et de la raideur musculaire. C'est une forme de glycogénose souvent moins sévère, qui s'accompagne généralement d'une atteinte cardiaque et d'une hépatomégalie (gros foie). La forme avec hépatomégalie est transmise selon un mode lié au chromosome X et c'est une condition bénigne qui apparaît dès l'enfance. La forme avec cardiomyopathie est plus sévère.

Glycogénose de type IX causée par une déficience en phosphoglycérate kinase

Il s'agit d'une glycogénose surtout caractérisée par une atteinte du système nerveux central et se manifestant par un retard mental. Tout comme dans la maladie de Tarui, on observe aussi une anémie hémolytique. Cette maladie est transmise selon un mode lié au chromosome X.

Glycogénose de type X causée par une déficience en phosphoglycérate mutase

C'est une forme de glycogénose semblable à la maladie de McArdle, mais dans laquelle l'intolérance apparaît uniquement lors d'exercices intenses. Il y a généralement de la myoglobinurie associée aux symptômes musculaires.

Glycogénose de type XI causée par une déficience en lactate déshydrogénase

Cette glycogénose est cliniquement semblable au type X, mais moins sévère.

Il n'y a pas de traitement spécifique pour ces glycogénoses, mais on a rapporté qu'une alimentation riche en protéines atténuait les symptômes. Le meilleur traitement consiste à éviter les exercices intenses et soutenus.

Glycogénoses avec atteinte multisystémique

Glycogénose de type II (maladie de Pompe), causée par une déficience en maltase acide

La maladie de Pompe est la forme la plus sévère de glycogénose, avec une évolution fatale à cause de l'insuffisance cardiaque et pulmonaire. Les symptômes se manifestent dès les premiers mois de vie par une grande hypotonie et une cardiomyopathie sévère (atteinte du muscle cardiaque). Il y a également une atteinte du foie et du système nerveux central, ainsi qu'une macroglossie (grosse langue). On observe une forte élévation de la créatine kinase et on retrouve des anomalies à l'électrocardiogramme. La biopsie musculaire démontre une myopathie vacuolaire causée par une accumulation de glycogène.

Il existe aussi des formes moins sévères de cette maladie dans lesquelles l'atteinte est principalement musculaire et dont les symptômes débutent à l'adolescence ou à l'âge adulte. Il n'y a pas de traitement spécifique pour cette maladie, mais encore une fois une alimentation riche en protéines semble en retarder l'évolution.

Glycogénose de type III (maladie de Forbe) causée par une déficience en amyloglucosidase

Cette maladie se manifeste par la présence d'une hépatomégalie chez le jeune enfant. Elle peut évoluer favorablement, mais le patient présente parfois des épisodes sévères et dangereux d'hypoglycémie (diminution du taux de sucre dans le sang). L'enfant peut commencer par être hypotonique et, plus tard, présenter une myopathie.

Glycogénose de type IV (maladie d'Anderson) causée par une déficience en enzyme branchant type amylotransglucosidase

Cette forme de glycogénose se manifeste aussi par la présence d'une hépatomégalie chez le jeune enfant, mais son pronostic est beaucoup plus grave car l'évolution est fatale avant l'âge de quatre ans. L'enfant peut aussi présenter une myopathie légère, mais les symptômes en sont masqués par une grave atteinte du foie.

Il n'y a pas de traitement spécifique pour ces glycogénoses, mais on traite les complications et il faut prévenir l'hypoglycémie. On doit également éviter les longues séances d'exercices intenses, ainsi que les refroidissements et les jeûnes. Enfin, dans toutes les myopathies où l'on retrouve une myoglobinurie, il ne faut jamais oublier de surveiller de près la fonction rénale et d'assurer une bonne hydratation et, donc, une bonne diurèse pour protéger les reins.

Les myopathies lipidiques

Les graisses que nous consommons sont emmagasinées sous forme de chaînes d'acides gras de longueurs diverses. Lors d'exercices intenses et prolongés, dans des périodes de jeûne ou lors d'infections, le glucose ne suffit plus à la demande énergétique. Ces acides gras, qui sont scindés par une action métabolique (la bêta oxydation des graisses), représentent alors la source de carburant nécessaire à la production d'énergie cellulaire. Cette production d'énergie se fait grâce à différents enzymes que l'on nomme déshydrogénases. Les myopathies lipidiques sont causées par une déficience dans le fonctionnement de ces enzymes.

Ces déficiences enzymatiques sont des maladies héréditaires, généralement transmises selon un mode autosomique récessif. La sévérité des manifestations des myopathies lipidiques est proportionnelle à la déficience de l'enzyme dans le processus de bêta oxydation des acides gras. Dans les formes légères, il n'y a qu'une myopathie se manifestant par une mauvaise tolérance à l'exercice. Cependant, dans les formes sévères, d'autres viscères sont touchés, comme le foie et le cœur qui, eux aussi, ont de grands besoins d'énergie. Tout comme dans les glycogénoses, les patients atteints de myopathies lipidiques peuvent présenter des épisodes de myoglobinurie. Enfin, mentionnons que le diagnostic des myopathies lipidiques est fait par l'analyse des symptômes, par la présence de dépôts de lipides lors de la biopsie musculaire et par la mise en évidence, lors de tests en laboratoire, d'anomalies de fonctionnement des enzymes nécessaires à l'oxydation des acides gras.

Les myopathies mitochondriales

Les myopathies mitochondriales sont des myopathies plus complexes en ce sens que, souvent, en plus des muscles, plusieurs autres organes ou systèmes sont atteints. Aussi sont-elles souvent désignées sous le terme de « myopathies mitochondriales » quand il n'y a qu'une atteinte musculaire, de « maladies mitochondriales » quand on observe une atteinte multisystémique ou de « encéphalomyopathies mitochondriales » quand il y a atteinte du cerveau et des muscles.

Ces myopathies sont provoquées par des défauts génétiques dans le noyau de la cellule (ADN cellulaire) et dans la mitochondrie, qui a son propre bagage génétique (ADN mitochondrial). Les myopathies mitochondriales secondaires à des mutations de l'ADN cellulaire sont le plus souvent transmises selon un mode autosomique récessif. Dans les mutations de l'ADN mitochondrial, la transmission de la maladie est tout à fait unique, puisqu'elle est transmise par la mère, aussi bien à ses filles qu'à ses fils, et que la sévérité des anomalies mitochondriales varie d'un organe à l'autre. On retrouve de nombreuses mitochondries dans chaque cellule et il faut qu'il y ait un pourcentage très élevé de mitochondries anormales pour résulter en une maladie affectant cet organe. C'est cette transmission génétique tout à fait particulière qui explique la grande variété des manifestations cliniques des atteintes mitochondriales causées par des mutations de l'ADN mitochondrial.

Le diagnostic de ces maladies repose sur une investigation souvent complexe, compte tenu de leurs manifestations variables et multisystémiques. La biopsie musculaire est souvent très utile en démontrant une accumulation de lipides (en particulier dans les déficiences en carnitine) ou encore des anomalies des mitochondries.

Myopathies mitochondriales «pures»

Certains patients présentent une atteinte uniquement musculaire qui, comme dans les autres myopathies métaboliques, se manifeste par une intolérance à l'exercice avec crampes musculaires ou encore par une faiblesse musculaire parfois progressive. Le mode de présentation clinique et l'évolution de ces myopathies varie beaucoup et il est toujours difficile d'établir un pronostic définitif au moment du diagnostic. L'évolution est tout à fait bénigne chez certains patients, mais malheureusement pas chez tous.

Maladies mitochondriales par atteinte de l'ADN nucléaire

Les atteintes mitochondriales causées par une mutation de l'ADN nucléaire sont provoquées par l'une des anomalies suivantes : un défaut de transport des acides gras à l'intérieur de la mitochondrie ; une diminution dans la mitochondrie d'acétyle coA (le carburant des graisses); un défaut de fonctionnement de certains enzymes du cycle de Krebs, résultant en une diminution de synthèse d'ATP ; une anomalie dans le fonctionnement de la chaîne respiratoire qui apporte des protons et un défaut de la phosphorylation qui transforme ces protons en ATP (unité d'énergie).

L'expression clinique de ces différentes anomalies se traduit par l'apparition de maladies rares, dont nous ne mentionnerons que les deux principales entités cliniques.

Encéphalomyopathie par déficit en carnitine

La carnitine est une substance qui joue un rôle crucial pour le transport des acides gras dans les mitochondries et, de ce fait, est importante pour le métabolisme énergétique. On distingue deux formes de déficit en carnitine, un déficit uniquement musculaire et un déficit systémique.

Lorsque le taux de carnitine n'est bas que dans le muscle, l'atteinte clinique se manifeste par une faiblesse touchant principalement les muscles proximaux des membres, ainsi que les muscles du tronc, de la face et de la mastication. Cette faiblesse musculaire s'aggrave progressivement.

Par contre, si le taux de carnitine est bas dans le sang (forme systémique), la maladie est beaucoup plus sévère et se manifeste, en plus de la myopathie, par une atteinte du cerveau et du foie qui provoque une insuffisance hépatique avec risque d'hypoglycémie, et par une augmentation de l'acide lactique dans le sang. Il n'y a pas de traitement, mais un apport de L-carnitine aide certains patients.

Myopathie par déficit en carnitine-palmityl-transférase

La carnitine-palmityl-transférase est l'enzyme qui assure la liaison entre la carnitine et les acides gras et qui voit au transport de ce produit dans la mitochondrie. Une anomalie de fonctionnement de cette enzyme peut entraîner une atteinte musculaire, qui survient surtout à la suite d'exercices prolongés, mais elle peut aussi s'accompagner de myoglobinurie. Une atteinte rénale survient quand la myoglobinurie est prononcée.

Dans cette maladie, il n'y a pas de crampes, et la myoglobinurie n'apparaît qu'après un effort de longue durée, ce qui distingue cette maladie des glycogénoses décrites plus haut. Une insuffisance respiratoire survient parfois du fait d'une atteinte du diaphragme et des muscles de la cage thoracique, puisque dans cette déficience enzymatique, tous les muscles peuvent être atteints et non seulement ceux qui ont subi le stress de l'exercice.

Il n'y a pas de traitement, mais on recommande une alimentation riche en glucides.

Encéphalomyopathies causées par des mutations de l'ADN mitochondrial

Ces formes d'encéphalomyopathies sont des entités cliniques plus connues et plus spécifiques. Comme nous l'avons mentionné précédemment, ces maladies sont transmises principalement par la mère.

Syndrome de Kearns-Sayres

Le syndrome de Kearns-Sayres débute avant l'âge de vingt ans et se manifeste toujours par une paralysie progressive des muscles oculomoteurs (muscles qui font bouger les yeux), une rétinite pigmentaire et un bloc cardiaque (défaut de conduction nerveuse dans la paroi du cœur).

À ces trois problèmes s'ajoutent parfois de l'ataxie, de la surdité, du diabète et même une hypoparathyroïdie. Il s'agit d'une maladie sévère et dégénérative qui entraîne une atteinte cérébrale diffuse (encéphalopathie spongieuse) avec une diminution de l'espérance de vie, les patients décédant en général dans la trentaine.

Myopathie oculaire progressive
(PEO ou Progressive External Ophtalmoplegia)

Cette myopathie débute à l'adolescence ou chez le jeune adulte. Elle se manifeste surtout par une paralysie des muscles oculomoteurs avec ptose palpébrale (paupières tombantes) et une atteinte des muscles proximaux des membres. C'est une maladie à évolution lente qui permet une vie presque normale.

Syndrome de Fukuhara ou MERRF

Cette encéphalomyopathie se manifeste par de l'épilepsie myoclonique, de la faiblesse musculaire et une ataxie cérébelleuse. Dans ce syndrome, on retrouve aussi de la surdité, de l'atrophie optique, de la démence, une neuropathie périphérique et de la spasticité. La maladie apparaît à l'adolescence ou, plus tardivement, chez l'adulte. Elle est souvent désignée par son acronyme anglais de MERRF (*Myoclonic Epilepsy with Ragged Red Fibers*) qui peut être traduit en français par « épilepsie myoclonique avec fibres rouges déchiquetées ».

Encéphalomyopathie mitochondriale avec acidose lactique et accident vasculaire cérébral (MELAS)

Il s'agit d'une maladie qui se retrouve chez l'enfant, mais qui peut apparaître plus tard, généralement avant 40 ans. Les enfants atteints, chez qui on retrouve une augmentation de l'acide lactique dans le sang, accusent un retard de croissance accompagné d'épilepsie focale ou généralisée, de syndromes migraineux avec vomissements et d'épisodes de déficit neurologique soudain qui ressemblent à des accidents vasculaires cérébraux. Les gens atteints présentent une faiblesse musculaire et de l'intolérance à l'exercice. Ils développent parfois une hémiparésie et de la démence. Tout comme dans le MERRF, on retrouve chez ces patients des fibres rouges déchiquetées lors de la biopsie musculaire. On désigne souvent cette maladie par l'acronyme anglais MELAS (*Myoclonic Epilepsy with Lactic Acidosis and Stroke-like Episodes*).

Il n'y a pas de traitement spécifique pour les myopathies mitochondriales et, compte tenu de la rareté des cas, il n'y a pas d'études qui ont démontré scientifiquement l'efficacité des différentes approches thérapeutiques expérimentées. Mentionnons que des essais de traitement ont été faits avec des suppléments vitaminiques, des corticostéroïdes et le coenzyme Q10.

RHABDOMYOLYSE ET MYOGLOBINURIE

La rhabdomyolyse est un terme signifiant que la membrane de la fibre musculaire striée se brise, et que cette fibre laisse échapper dans la circulation sanguine une protéine musculaire, la myoglobine. La myoglobinurie, dont il est question dans plusieurs maladies métaboliques, est justement la conséquence de cette dégénérescence musculaire, puisque la myoglobine est excrétée par le rein. Les urines deviennent alors plus foncées, de la couleur du Coca-Cola®, phénomène que l'on doit rechercher chez les patients chez lesquels on soupçonne une myopathie, particulièrement une myopathie métabolique. Cette présence de la myoglobine dans l'urine représente un danger, car le rein n'a pas la capacité de filtrer de grosses protéines comme la myoglobine. Or, ces grosses protéines, si elles se retrouvent en grande quantité dans les reins, risquent d'endommager la partie que l'on nomme tubules rénaux, et d'entraîner une insuffisance de fonctionnement du rein.

Une rhabdomyolyse avec myoglobinurie peut survenir dans n'importe quelle forme de myopathie, bien qu'elles soient plus fréquentes dans la myopathie à axe central et dans les myopathies métaboliques, principalement dans les glycogénoses. Ces phénomènes se produisent spontanément ou surviennent à la suite d'un grave traumatisme musculaire, d'une infection, de l'absorption d'agents toxiques ou d'une intoxication médicamenteuse.

La rhabdomyolise peut également suivre un épisode d'hyperthermie maligne, qui est une complication connue de l'anesthésie générale avec des agents fluorés. Ce phénomène est parfois secondaire à une maladie héréditaire, mais toute atteinte de l'intégrité du muscle peut aussi provoquer la rhabdomyolyse et la myoglobinurie lors d'une anesthésie avec des agents fluorés.

Cliniquement, la rhabdomyolyse se manifeste par de la douleur et une contracture du muscle atteint. Dans les heures qui suivent, on retrouve une urine brune qui témoigne de la myoglobinurie. Une insuffisance rénale peut alors s'installer selon la quantité de myoglobine dans l'urine et le degré d'hydratation du sujet. Une élévation marquée de la créatine kinase sanguine est souvent un important critère diagnostique qui témoigne de cette destruction musculaire. Il faut cependant être prudent avant de poser le diagnostic, car la créatine kinase est souvent déjà élevée dans les myopathies, surtout dans les dystrophies. Le muscle lésé libère aussi un excès de potassium dans le sang (hyperkaliémie) et cette hyperkaliémie peut entraîner des troubles du rythme cardiaque.

Il n'existe pas de traitement curatif spécifique, de telle sorte que l'approche thérapeutique des épisodes de rhabdomyolyse est d'abord basée sur la prévention et le traitement de soutien. Les patients atteints de maladies neuromusculaires, où le phénomène de myoglobinurie est présent, doivent éviter les exercices violents et de longue durée, ainsi que les refroidissements et le jeûne. Cette même approche vaut pour les autres types de myopathies dans lesquelles les sujets démontrent une sensibilité à ces phénomènes.

La présence de douleurs musculaires peut signifier une rhabdomyolyse. Dans ce cas, pour protéger la fonction du rein, il est très important d'assurer une excellente hydratation. Malgré la complexité du traitement, il faut envisager de traiter l'hyperkaliémie si elle devient prononcée.

Conclusion

▼

Nous espérons que la lecture de ce livre, en tout ou en partie, vous aura permis de mieux connaître ces maladies rares et graves que sont les maladies neuromusculaires. Nous les avons décrites avec beaucoup d'honnêteté en en soulignant, quand il y avait lieu, l'évolution inéluctable. Par contre, il nous est aussi apparu important de vous faire part des progrès réalisés dans ce domaine au cours des dernières années tant sur le plan du diagnostic que sur celui du traitement. Il nous est apparu tout aussi important de décrire de façon exhaustive l'approche de réadaptation que nous préconisons pour chacune de ces maladies. Cette approche est en soi une démarche thérapeutique. Même si elle ne permet pas de guérir ces maladies, la réadaptation vise à faire en sorte que l'individu atteint puisse développer au maximum son potentiel physique et intellectuel.

Nous avons toujours été persuadés qu'il est essentiel de fournir une information de qualité aux personnes atteintes de maladies neuromusculaires et à leur famille afin de favoriser l'adaptation de la personne elle-même à sa maladie mais aussi pour permettre aux autres membres de la famille de faire face aux réalités qu'imposent ces maladies au quotidien. La qualité de la vie devient la priorité. C'est cette conviction qui nous a poussés à demander la collaboration de 39 experts pour écrire ce livre auquel nous mettons un point final après plus d'un an de travail. Nous espérons avoir atteint nos objectifs.

BIBLIOGRAPHIE

▼

Ouvrages généraux

DUBOWITZ, V. *Muscle Disorders in Childhood*. London : Saunders, 1995. 540 p.

JONES, H.R., D.C. DE VIVO et B.T. DARRAS. *Neuromuscular disorders of infancy, chilhood, and adolescence : a clinician's approach*. Boston : Butterworth-Heinemann, 2003. 1323 p.

KAPLAN, J.C. et M. DELPECH. *Biologie moléculaire et médecine*. Paris : Flammarion, 1994. 790 p.

KARAPTI, G. *Structural and Molecular Basis of Skeletal Diseases*. Los Angeles : International Society of Neuropathology Press, 2002. 312 p.

OUVRIER, R., J. MCLEOD et J. POALLARD. *Peripheral Neuropathy in Childhood*. New York : Raven Press, 1990. 242 p.

POURMAND, R. *Neuromuscular diseases : expert clinicians' views*. Boston : Butterworth-Heinemann, 2001. 655 p.

SERRATRICE, G., J.-F PELLISSIER et J. POUGET. *Les maladies neuro-musculaires*. Paris : Masson, 1998. 258 p.

Aspects psychologiques

BABIN, D. *Intervention scolaire auprès des enfants atteints de polyneu-ropathie sensori-motrice, avec ou sans agénésie du corps calleux*. 1993. 14 p.

BEYER, A.L. et T. DAINO. « Charcot-Marie-Tooth diseases and the family : psychosocial aspects ». in *Neuromuscular Diseases : Psychological Issues*. Harwoth Press Inc., 1991 : 143-154.

COLDFORD, L.P. et H.K. SHAPIRO. « Psychosocial aspects of Charcot-Marie-Tooth disease in childhood ». in *Neuromuscular Diseases : Psychological Issues*. Harworth Press Inc., 1991 : 109-142.

D'ANGELO, M.G. et N. BRESOLIN. « Report of the 95th European Neuromuscular Center International Workshop on Cognitive Impairment ». *Neuromuscular Disorders* 2003 13 : 72-79.

DE BUNGENER, C., C. PICQ, M-C. LAUTIOT-PRÉVOST et C. DELAPORTE. « Fonctions cognitives, affects et personnalité chez des patients atteints de dystrophie myotonique ». *Perspectives Psy* 1996 35 (suppl. 4) : 21-26.

DROLET, M. *Étude des fonctions neuropsychologiques des enfants et adolescents atteints de l'ataxie récessive spastique de Charlevoix-Saguenay (ARSC)*. (Thèse) Chicoutimi : Université du Québec à Chicoutimi, 2002.

GAGLIARDI, B.A. « The impact of Duchenne muscular dystrophy on families ». *Orthopaedic Nursing* 1991 10 (5) : 41-49.

HÔPITAL DE CHICOUTIMI — CLINIQUE DES MALADIES NEUROMUSCULAIRES. *L'Ataxie récessive spastique de Charlevoix-Saguenay : document d'information*. 1990.

HÔPITAL DE CHICOUTIMI — CLINIQUE DES MALADIES NEUROMUSCULAIRES. *Intervention scolaire auprès des enfants atteints d'Ataxie récessive spastique de Charlevoix-Saguenay : document d'information à l'intention des professeurs*. 1990.

KETOLA, T. « Psycho-educational activities for people with ataxia ». *Euro-Ataxia* 1999 (1) : 10-11.

LUBOWE, S. « Suffering and its amelioration in the genetic disease muscular dystrophy : a comprehensive psychosocial view ». *Low, grief and care* 1989 3 (3-4) : 87-104.

PARÉ, H. *Aspects biologiques et psychologiques du développement intellectuel et affectif des garçons atteints de dystrophie musculaire de Duchenne*. (Thèse de doctorat inédite) Montréal : Université de Montréal, 1996. 263 p.

RÉVEILLÈRE, C. « Analyse psychologique du fonctionnement cognitif dans la myopathie de Duchenne ». *Perspectives Psy* 1996 35 (suppl. 4) : 13-20.

SIGFORD, B.J. et R.A. LANHAM. « Cognitive, psychosocial, and educational issues in neuromuscular diseases ». *Physical Medicine and Rehabilitation Clinics of North America*, 1998.

VAILLANCOURT, Julie. *Processus d'adapation aux pertes successives chez les garçons atteints de dystrophie musculaire de Duchenne*. (Thèse de doctorat) 1994. 286 p.

ZÜHLKE, C. et I. DAUM, « Cognitive deficits in spinocerebellar ataxie type 1, 2 and 3 ». *Journal of Neurology* 2003 250 : 207-211.

Aspects musculosquelettiques

CLARKSON, P.M. et M.J. HUBAL. « Exercise-induced muscle damage in humans ». *American Journal of Physical Medicine and Rehabilitation* 2002 81 (suppl.) : S52-S69.

DE LATEUR, B.J. et R.M. GIACONI. « Effect on maximal strength of submaximal exercise in Duchenne muscular dystrophy ». *American Journal of Physical Medicine and Rehabilitation* 1979 58 : 26-36.

DUBOWITZ, V., S.A. HYDE, O.M. SCOTT *et al.* « Controlled trial of exercise in Duchenne muscular dystrophy ». in G. Serratrice (dir.). *Neuromuscular Diseases.* New York : Raven Press, 1984. pp. 571-577.

KILMER, D.D. « Response to resistive strengthening exercise in humans with neuromuscular disease ». *American Journal of Physical Medicine and Rehabilitation* 2002 81 (suppl.) : S121-S126.

KILMER, D.D. « Response to aerobic exercise training in humans with neuromuscular disease ». *American Journal of Physical Medicine and Rehabilitation* 2002 81 (suppl.) : S148-S150.

SCOTT, O.M., S.A. HYDE, C. GODDARD *et al.* « Effect of exercise in Duchenne muscular dystrophy ». *Physiotherapy* 1981 67 : 174-176.

VIGNOS, P.J. Jr et M.P. WATKINS. « The effect of exercise in muscular dystrophy ». *Journal of the American Medical Association* 1966 197 : 843-848.

Ataxie de Friedreich

DELATYCKI, M.B., R. WILLIAMSON et S.M. FORREST. « Friedreich ataxia: an overview ». *Journal of Medical Genetics* 2000 37 : 1-8.

FILA, A. et A.J. MOSS. « Idebenone for treatment of Friedreich's ataxia ». *Neurology* 2003 60 : 1569-1570.

GEOFFROY, G., A. BARBEAU, G. BRETON *et al.* « Clinical description and roentgenologic evaluation of patients with Friedreich's ataxia ». *Canadian Journal of Neurological Sciences* 1976 3 : 279-286.

GEROMEL, V., N. DARIN, D. CHRÉTIEN *et al.* « Coenzyme Q10 and idebenone in the respiratory chain diseases: rationale and comparative benefits ». *Molecular Genetics and Metabolism* 2002 77 : 21-30.

HARDING, A.E. « Friedreich's ataxia: a clinical and genetic study of 90 families with an analysis of early diagnostic criteria and intra-familial clustering of clinical features ». *Brain* 1981 104 : 589-620.

LAMARCHE, J.B., M. CÔTÉ et B. LEMIEUX. « The cardiomyopathy of Friedreich's ataxia: morphological observations in 3 cases ». *Canadian Journal of Neurological Sciences* 1980 7 : 389-396.

LODI, R., B. RAJAGOPALAN, J.L. BRADLEY *et al.* « Mitochondrial dysfunction in Friedreich's ataxia: from pathogenesis to treatment perspectives ». *Free Radicals Research* 2002 36 : 461-466.

LYNCH, D.R., J.M. FARMER, L.J. BALCER et R.B. WILSON. « Friedreich ataxia: effects of genetic understanding on clinical evaluation and therapy ». *Archives of Neurology* 2002 59 : 743-747.

MONTERMINI, L., A. RICHTER, K. MORGAN *et al.* « Phenotypic variability in Friedreich's ataxia: role of the associated GAA triplet repeat expansion ». *Annals of Neurology* 1997 41 : 675-682.

PANDOLFO, M. « Friedreich's ataxia: clinical aspects and pathogenesis ». *Seminars in Neurology* 1999 19 : 311-321.

PILCH, J., E. JAMROZ et E. MARSZAL. « Friedreich's ataxia ». *Journal of Child Neurology* 2002 17 : 315-319.

ROBITAILLE, Y., T. KLOCKGETHER et J. LAMARCHE. « Friedreich's ataxia ». In D. Dickson (dir.). *Neurodegeneration : The Molecular Pathology of Dementia and Movement Disorders.* Basel : ISN Neuropathological Press, 2003.

ROTIG, A., D. SIDI, A. MUNNICH et P. RUSTIN. « Molecular insights into Friedreich's ataxia and oxydant-based therapies ». *Trends in Molecular Medecine* 2002 8 : 221-224.

SPACEY, S.D., R.A. GATTI et G. BEBB. « The molecular basis and clinical management of ataxia telangiectasia ». *Canadian Journal of Neurological Sciences* 2000 27 : 184-191.

VANASSE, M., J.Y. GABET, J. DE LEAN *et al.* « Utility of evoked potentials in the classifications of hereditary ataxias ». *Electroencephalography and Clinical Neurophysiololgy* 1990 41 : 223-235.

Ataxie spastique de Charlevoix-Saguenay

BOUCHARD, J.-P., A. BARBEAU, R. BOUCHARD et R.W. BOUCHARD. « Electromyography and nerve conduction studies in Friedreich's ataxia and autosomal recessive spastic ataxia of Charlevoix-Saguenay». *Canadian Journal of Neurological Sciences* 1979 6: 185-189.

BOUCHARD, J.-P., A. BARBEAU, R. BOUCHARD et R.W. BOUCHARD. «Autosomal recessive spastic ataxia of Charlevoix-Saguenay». *Canadian Journal of Neurological Sciences* 1978 5:61-69.

BOUCHARD, J.-P., A. RICHTER, J. MATHIEU, J. MICHAUD et S.B. MELANÇON. «Autosomal Recessive Spastic Ataxia (Charlevoix-Saguenay)». in T. Klockgether (dir.). *Handbook of Ataxias Disorders.* New York: Marcel Dekker Inc., 2000. Chap. 15:pp. 311-324.

BOUCHARD, R.W., A. BARBEAU, R. BOUCHARD et J.-P. BOUCHARD. «Electroencephalographic findings in Friedreich's ataxia and autosomal recessive spastic ataxia of Charlevoix-Saguenay». *Canadian Journal of Neurological Sciences* 1979 6:191-194.

DE BRAEKELEER, M., F. GIASSON, J. MATHIEU, M. ROY, J.-P. BOUCHARD et K. MORGAN. «Genetic epidemiology of autosomal recessive spastic ataxia of Charlevoix-Saguenay in Northeastern Quebec». *Genetic Epidemiology* 1993 10:17-25.

ENGERT, J.C., P. BÉRUBÉ, J. MERCIER *et al.* «ARSACS, a spastic ataxia common in northeastern Québec, is caused by mutations in a new gene encoding an 11.5-kb ORF». *Nature Genetics* 2000 24: 120-125.

MERCIER, J., C. PRÉVOST, J.C. ENGERT, J.-P. BOUCHARD, J. MATHIEU, A. RICHTER. «Rapid detection of the sacsin mutations causing Autosomal Recessive Spastic Ataxia of Charlevoix-Saguenay». *Genetic Testing* 2001 5:255-259.

PULST, S.-M. et A. FILLA. «Ataxias on the march from Quebec to Tunisia». *Neurology* 2000 54:1400-1401.

RICHTER, A., J. RIOUX, J.-P. BOUCHARD *et al.* «Location score and haplotype analysis of the locus for Autosomal Recessive Spastic Ataxia of Charlevoix-Saguenay (ARSACS) in chromosome region 13q11». *American Journal of Human Genetics* 1999 64:768-775.

Amyotrohies spinales

IANNACCONE, S. et A. BURGHES. «Spinal muscular atrophies». in R. Pourmand et Y. Harati (dir.). *Neuromuscular Disorders.* Philadelphia: Lippincott, Williams et Wilkins, 2001.

JABLONKA, S., W. ROSSOLL, B. SCHRANK et M. SENDTNER. « The role of SMN in spinal muscular atrophy ». *Journal of Neurology* 2000 247 (suppl. 1):37-42.

MELKI, J., S. LEFEBVRE, L. BURGLEN *et al.* « De novo and inherited deletions of the 5q13 region in spinal muscular atrophies ». *Science* 1994 264:1474-1477.

MELKI, J. « Molecular basis of spinal muscular atrophy:recent advances ». *Journal of Child Neurology* 1999 14:43.

MONAMI, U.R., D.D. COOVERT et A. BURGHES. « Animal models of spinal muscular atrophy ». *Human Molecular Genetics* 2002 9: 2451-2457.

ROCHETTE, C.F., N. GILBERT et L.R. SIMARD. « SMN gene duplication and the emergence of the SMN2 gene occurred in distinct hominids : SMN2 is unique to Homo sapiens ». *Human Genetics* 2001 108:255-266.

ROCHETTE, C.F., L.C. SURH, P.N. RAY *et al.* « Molecular diagnosis of non deletion SMA patients using quantative PCR of SMN exon 7 ». *Neurogenetics* 1997 1:141-147.

SOUCHON, F., L.R. SIMARD, S. LEBRUN, C. ROCHETTE, J. LAMBERT et M. VANASSE. « Clinical and genetic study of chronic (types II and III) childhood onset spinal muscular atrophy ». *Neuromuscular Disorders* 1996 6:419-424.

TALBOT, K. et K. DAVIES. « Spinal muscular atrophy ». *Seminars in Neurology* 2001 21:189-197.

ZERRES, K., S. RUDNIK-SCHÖNEBORN, E. FORREST, A. LUSAKOWSKA, J. BORKOWSKA et I. HAUSMANOWA-PETRUSEWICZ. « A collaborative study of childhood and juvenile onset proximal spinal muscular atrophy (type II and III SMA): 569 patients ». *Journal of Neurological Sciences* 1997 146: 61-72.

Maladie de Charcot-Marie-Tooth

BENSTEAD, T.J. et I.A. GRANT. « Progress in clinical neurosciences : Charcot-Marie-Tooth disease and related inherited peripheral neuropathies ». *Canadian Journal of Neurological Sciences* 2001 28:199-214.

BERCIANO, J. et O. COMBARROS. « Hereditary neuropathies ». *Current Opinion in Neurology* 2003 16:613-622.

GEMIGNANI, F. et A. MARBINI. « Charcot-Marie-Tooth disease (CMT): distinctive phenotypic and genotypic features in CMT type 2 ». *Journal of Neurological Sciences* 2001 15:1-9.

HANEMANN, C.O. « Hereditary demyelinating neuropathies: from gene to disease ». *Neurogenetics* 2001 3:53-57.

McDONALD, C.M. « Peripheral neuropathies of childhood ». *Physical Medicine and Rehabilitation Clinics of North America* 2001 12: 473-490.

REILLY, M.M. « Classification of the hereditary motor and sensory neuropathies ». *Current Opinion in Neurology* 2002 13:561-564.

SAIFI, G.M., K. SZIGETI, G.J. SNIPES, C.A. GARCIA et J.R. LUPSKI. « Molecular mechanisms, diagnosis, and rational approaches to management of and therapy for Charcot-Marie-Tooth disease and related peripheral neuropathies ». *Journal of Investigative Medicine* 2003 51:261-283.

WATTS, G.D. et P.F. CHANCE. « Molecular basis of hereditary neuropathies ». *Advances in Neurology* 2002 88:133-146.

Neuropathies sensitivomotrices héréditaires avec ou sans agénésie du corps calleux

ANDERMANN, E., F. ANDERMAN., D. BERGERON *et al.* « Familial agenesis of the corpus callosum with sensorimotor neuronopathy: genetic and epidemiological studies of over 170 patients ». *Canadian Journal of Neurological Sciences* 1979 6:400.

ANDERMANN, E., F. ANDERMAN., M. JOUBERT *et al.* « Familial agenesis of the corpus callosum with anterior horn cell disease. A syndrome of mental retardation, areflexia and paraplegia ». *Trans American Neurological Association* 1972 97:242-244.

CARPENTER, S. « The pathology of the Andermann syndrome ». in M. Lassonde et M. Jeeves (dir.). *Callosal Agenesis: A Natural Split Brain?* New-York: Plenum, 1994. pp. 27-30.

DE BRAEKELEER, M., A. DALLAIRE et J. MATHIEU. « Genetic epidemiology of sensorimotor polyneuropathy with or without agenesis of the corpus callosum in Northeastern Quebec ». *Human Genetics* 1993 91:223-227.

DELEU, D., S. BAMANIKAR, D. MUIRHEAD et A. LOUON. « Familial progressive sensorimotor neuropathy with agenesis of the corpus callosum (Andermann syndrome): a clinical, neuroradiological and histopathological study ». *European Neurology* 1997 37 : 104-109.

DUPRÉ, N., H. HOWARD, J. MATHIEU *et al.* « Hereditary motor and sensory neuropathy with agenesis of the corpus callosum ». *Annals of Neurology* 2003 54:9-18.

FILTEAU, M., E. POURCHE, R. BOUCHARD *et al.* « Corpus callosum agenesis and psychosis in Andermann syndrome ». *Archives of Neurology* 1991 48:1275-1280.

HAUSER, E., P. BITTNER, C. LIEGL *et al.* «Occurrence of Andermann syndrome out of French Canada — agenesis of the corpus callosum with neuronopathy». *Neuropediatrics* 1993 24:107-110.

HOWARD, H.,D. MOUNT, D. ROCHEFORT *et al.* « Mutations in the K-Cl cotransporter KCC3 cause a severe peripheral neuropathy associated with agenesis of the corpus callosum ». *Nature Genetics* 2002 32:384-392.

LARBRISSEAU, A., M. VANASSE, P. BROCHU et G. JASMIN. «The Andermann syndrome: agenesis of the corpus callosum associated with mental retardation and progressive sensorimotor neuropathy». *Canadian Journal of Neurological Sciences* 1984 11:257-261.

MATHIEU, J., F. BÉDARD, C. PRÉVOST et P. LANGEVIN. « Neuropathie sensitivo-motrice héréditaire avec ou sans agénésie du corps calleux: étude radiologique et clinique de 64 cas ». *Canadian Journal of Neurological Sciences* 1990 17:103-108.

Neuropathies inflammatoires

AMMACHE, Z., A.K. AFFI et J. KIMURA. « Childhood Guillain-Barré syndrome: clinical and electrophysiological features predictive of outcome ». *Journal of Child Neurology* 2001 16:477- 483.

CHENG, Q., G.X. JIANG, S. FREDRKSON, H. LINK et J. DE PEDRO-VUESTA. « Incidence of Guillain-Barré syndrome in Sweden 1996». *European Journal of Neurology* 2000 7:11-16.

GORDON, P.H. et A.J. WILBOURN. « Early electrodiagnosis findings in Guillain-Barré syndrome ». *Archives of Neurology* 2001 58:913-917.

HUGHES, R.A., J.C. RAPHAEL, A.V. SWAN et P.A. VAN DOORN. « Intravenous immunoglobulin for Guillain-Barré syndrome ». *Cochrane Database Systematic Review* 2001 2 : CD002063.

KORINTHENBERG, R. et J.S. MONTING. « Natural history and treatment effects in Guillain-Barré syndrome : a multicentre study ». *Archives of Diseases in Childhood* 1996 74 : 281-287.

KORINTHENBERG, R. « Chronic inflammatory demyelinating polyradiculopathy in children and their response to treatment ». *Neuropediatrics* 1999 30 : 190-196.

NGUYEN, D.K., S. AGENARIOTI-BÉLANGER et M. VANASSE. « Pain and the Guillain-Barré syndrome in children under 6 years old ». *Journal of Pediatrics* 1999 134 : 773-776.

PREVOTS, D.R. et R.W. SUTTER. « Assessment of Guillain-Barré syndrome mortality and morbidity in the United States ». *Journal of Infectious Diseases* 1997 175 (suppl. 1) : S151- S155.

RYAN, M.M., P.J. GRATTAN-SMITH, P.G. PROCOPIS, G. MORGAN et R. OUVRIER. « Childhood chronic inflammatory demyelinating polyneuropayhy : clinical course and long term outcome ». *Neuromuscular Disorders* 2000 10 : 398-406.

SIMMONS, Z., J.J. WALD et J.W. ALBERS. « Chronic inflammatory demyelinating polyradiculoneuropathy in children - II. Long term follow-up, with comparison to adults ». *Muscle and Nerve* 1997 20 : 1569-1575.

The Italian Guillain-Barré study group. « The prognosis and main prognostic indicators of Guillain-Barré syndrome. A multicentre prospective study of 297 patients ». *Brain* 1996 119 : 2053-2061.

VAJSAR, J., D. FEHLING et D. STEPHENS. « Long-term outcome in children with Guillain-Barré syndrome ». *Journal of Pediatrics* 2003 142 : 305-309.

Autres neuropathies

DI MAURO S. et E.A. SCHON. « Mitochodrial respiratory-chain diseases ». *New England Journal of Medicine* 2003 (348) : 2656-2668.

GORDON N. « Infantile neuroaxonal dystrophy ». *Developmental Medicine and Child Neurology* 2002 (44) : 849-851.

MARIA, B.L., DEIDRICK, K.M., MOSER, H. et S. NAIDU. « Leukodystrophies : pathogenesis, diagnosis, strategies, therapies, and future research directions ». *Journal of Child Neurology* 2003 (18): 578-590

Myasthénie grave et syndromes myasthéniques congénitaux

ANLAR, B. « Juvenile myasthenia: diagnosis and treatment ». *Paediatric Drugs* 2000 2 : 161-169.

BARTON, J.J. et M. FOULADVAND. « Ocular aspects of myasthenia gravis ». *Seminars in Neurology* 2000 20 : 7-20.

BEESON, D., J. PALACE et A. VINCENT. « Congenital myasthenic syndromes ». *Current Opinion in Neurology* 1997 10 : 402-407.

BOONYAPISIT, K., H.J. KAMINSKI et R.L. RUFF. « Disorders of neuromuscular junction channels ». *American Journal of Medicine* 1999 106 : 97-113.

DAVITT, B.V., G.A. FENTON et O.A. CRUZ. « Childhood myasthenia ». *Journal of Pediatric Ophthalmology and Strabismus* 2000 37 : 5-14.

ENGEL, A.G., K. OHNO et S.M. SINE. « Congenital myasthenic syndromes : recent advances ». *Archives of Neurology* 1999 56 : 163-167.

EVOLI, A., A.P. BATOCCHI, C. MINISCI, C. DI SCHINO et P. TONALI. « Therapeutic options in ocular myasthenia gravis ». *Neuromuscular Disorders* 2001 11 : 208-216.

GAJDOS, P., S. CHEVRET et K. TOYKA. « Intravenous immunoglobulin for myasthenia gravis ». *Cochrane Database Systematic Review* 2003 4 : CD002277.

MIDULLA, P.S., S.E. DOLGIN et E. SHLASKO. « The thymus : pediatric surgical aspects ». *Chest Surgery Clinics of North America* 2001 11 : 255-267.

NEWSOM-DAVIS, J. « Therapy in myasthenia gravis and Lambert-Eaton myasthenic syndrome ». *Seminars in Neurology* 2003 23 : 191-198.

RICHMAN, D.P. et M.A AGIUS. « Treatment of auto-immune myasthenia gravis ». *Neurology* 2003 61 : 1652-1661.

SEYBOLD, M.E. « Thymectomy in childhood myasthenia gravis ». *Annals of the New York Academy of Sciences* 1998 841 : 731-741.

VINCENT, A. et D.B. DRACHMAN. « Myasthenia gravis ». *Advances in Neurology* 2002 88 : 159-188.

Myotonies congénitales et héréditaires

KULLMANN, D.M. et M.G. HANNA. « Neurological disorders caused by inherited ion-channel mutations ». *Lancet Neurology* 2002 1 : 157-166.

MANKODI, A. et C.A. THORNTON. « Myotonic syndromes ». *Current Opinion in Neurology* 2002 15 : 545-552.

MEOLA, G. et V. SANSONE. « Therapy in myotonic disorders and in muscle channelopathies ». *Neurological Sciences* 2000 21 (suppl.) : S953-S961.

Myopathies congénitales et métaboliques

BARTHOLOMEUS, M.G., F. J. GABREELS, H.J. TER LAAK et B.G. VAN ENGELEN. « Congenital fibre type disproportion a time-locked diagnosis : a clinical and morphological follow-up study ». *Clinical Neurology and Neurosurgery* 2000 102 : 97-101.

DARRAS, B.T. et N.R. FRIEDMAN. « Metabolic myopathies : a clinical approach ; part I ». *Pediatric Neurology* 2000 22 : 87-97.

FERNANDES, J. « The history of the glycogen storage diseases ». *European Journal of Pediatrics* 1995 154 : 423-424.

GOEBEL, H.H. « Congenital myopathies ». *Seminars in Pediatric Neurology* 1996 3 : 152-161.

JOHNSTON, H.M. « The floppy weak infant revisited ». *Brain and Development* 2003 25 : 155-158.

LEE, P.J. et J.V. LEONARD. « The hepatic glycogen storage diseases — problems beyond childhood ». *Journal of Inherited Metabolic Diseases* 1995 18 : 462-472.

LTEIF, A.N. et W.F. SCHWENK. « Hypoglycemia in infants and children ». *Endocrinology and Metabolism Clinics of North America* 1999 28 : 619-646.

NAKAJIMA, H., N. RABEN, T. HAMAGUCHI et T. YAMASAKI. « Phosphofructokinase deficiency ; past, present and future ». *Current Molecular Medicine* 2002 2 : 197-212.

RYAN, M.M., C. SCHNELL, C.D. STRICKLAND *et al.* «Nemaline myopathy: a clinical study of 143 cases». *Annals of Neurology* 2001 50:312-320.

TARATUTO, A.L. « Congenital myopathies and related disorders». *Current Opinion in Neurology* 2002 15:553-561.

TEIN, I. «Metabolic myopathies». *Seminars in Pediatric Neurology* 1996 3:59-98.

TEIN, I. «Neonatal metabolic myopathies». *Seminars in Perinatology* 1999 23:125-151.

WALLGREN-PETTERSSON, C. «Nemaline and myotubular myopathies». *Seminars in Pediatric Neurology* 2002 9:132-144.

Dystrophies myotoniques

DELAPORTE, C. « Personality patterns in patients with myotonic dystrophy». *Archives of Neurology* 1998 55:635-640.

HARPER, P.S. *Myotonic dystrophy.* London: W.B. Saunders, 2001. 436 p.

MATHIEU, J., P. ALLARD, G. GOBEIL, M. GIRARD, M. DE BRAEKELEER et P. BÉGIN. «Anesthetic and surgical complications in 219 cases of myotonic dystrophy». *Neurology* 1997 49:1646-1650.

MATHIEU, J., P. ALLARD, L. POTVIN, C. PRÉVOST et P. BÉGIN. «A 10-year study of mortality in a cohort of patients with myotonic dystrophy». *Neurology* 1999 52:1658-1662.

MATHIEU, J., H. BOIVIN et C.L. RICHARDS. «Quantitative motor assessment in myotonic dystrophy». *Canadian Journal of Neurological Sciences* 2003 30:129-136.

PHILLIPS, M.F. et P.S. HARPER. « Cardiac disease in myotonic dystrophy». *Cardiovascular Research* 1997 33:13-22.

Dystrophies musculaires de Duchenne et de Becker

ANDERSON, J.L., S.L. HEAD, C. RAE et J.W. MORLE. «Brain function in Duchenne muscular dystrophy». *Brain* 2002 125:4-13.

BIGGAR, W.D., H. J. KLAMUT, P.C. DEMACIO, D.J. STEVENS et P.N. RAY. «Duchenne muscular dystrophy: current knowledge, treatment, and future prospects». *Clinical Orthopedics* 2002 401:88-106.

BLAKE, D.J., A. WEIR, S.E. NEWEY et K.E. DAVIES. « Function and genetics of dystrophin and dystrophin-related proteins in muscle ». *Physiological Review* 2002 82 : 291-329.

CAMPBELL, C. et P. JACOB. « Deflazacort for the treatment of Duchenne Dystrophy : a systematic review ». *Biomed Central Neurology* 2003 3 : 7-20.

DO, T. « Orthopedic management of the muscular dystrophies ». *Current Opinion in Pediatrics* 2002 14 : 50-53.

EHMSEN, J., E. POON et K. DAVIES K. « The dystrophin-associated protein complex ». *Journal of Cell Sciences* 2002 155 : 2801-2803.

FINSTERER, J. et C. STOLLBERGER. « The heart in human dystrophinopathies ». *Cardiology* 2003 99 : 1-19.

FINSTERER, J. et C. STOLLBERGER. « Cardiac involvement in primary myopathies ». *Cardiology* 2000 94 : 1-11.

KAPSA, R., A.J. KORNBERG et E. BYRNE. « Novel therapies for Duchenne muscular dystrophy ». *Lancet Neurology* 2003 2 : 299-310.

MACDUFF, A. et I.S. GRANT. « Critical care management of neuromuscular disease, including long-term ventilation ». *Current Opinion in Critical Care* 2003 9 : 106-112.

O'BRIEN, K.F. et L.M. KUNKEL. « Dystrophin and muscular dystrophy : past, present, and future ». *Molecular Genetics and Metabolism* 2001 74 : 75-88.

PRUIJS, J.E., M.J. VAN TOL, R.G. VAN KESTEREN et O. VAN NIEUWENHUIZEN. « Neuromuscular scoliosis : clinical evaluation pre-and postoperative ». *Journal of Pediatric Orthopedics* 2000 9 : 217-220.

SHNEERSON, J.M. et A.K. SIMONDS. « Noninvasive ventilation for chest wall and neuromuscular disorders ». *European Respiratory Journal* 2002 20 : 480-487.

WONG, B.L. et C. CHRISTOPHER. « Corticosteroids in Duchenne muscular dystrophy : a reappraisal ». *Journal of Child Neurology* 2002 17 : 183-190.

Dystrophie musculaires congénitales et autres dystrophies

BUSHBY, K.M. « The limb-girdle muscular dystrophies-multiple genes, multiple mechanisms ». *Human Molecular Genetics* 1999 8 : 1875-1882.

BONNEMANN, C.G. et R.S. FINKEL. « Sarcolemmal proteins and the spectrum of limb-girdle muscular dystrophies ». *Seminars in Pediatric Neurology* 2002 9 : 81-99.

COHN, R.D. et K.P. CAMPBELL. « Molecular basis of muscular dystrophies ». *Muscle and Nerve* 2000 23 : 1456-1471.

DEMIR, E., P. SABETELLI, V. ALLAMAND et al. « Mutations in COL6A3 cause severe and mild phenotypes of Ullrich congenital muscular dystrophy ». *American Journal of Human Genetics* 2002 70 : 1446-1458.

EMERY, A.E.H. « The muscular dystrophies ». *Lancet* 2002 359 : 687-695.

FELICE, K.J., W.A. NORTH, S.A. MOORE et K.D. MATHEWS. « FSH dystrophy 4q35 deletion in patients presenting with facial-sparing scapular myopathy ». *Neurology* 2000 54 : 1927-1931.

GILHUIS, H.J., H.J. TEN DONKELAAR, R.B. TANKE et al. « Nonmuscular involvement in merosin-negative congenital muscular dystrophy ». *Pediatric Neurology* 2002 26 : 30-36.

HE, Y., K.J. JONES, N. VIGNIER, G. MORGAN et al. « Congenital muscular dystrophy with primary partial laminin alpha 2 chain deficiency : molecular study ». *Neurology* 2001 57 : 1319-1322.

JONES, K.J., G. MORGAN, H. JOHNSTON et al. « The expanding phenotype of laminin alpha 2 chain (merosin) abnormalitites : case series and review ». *Journal of Medical Genetics* 2001 38 : 649-657.

MERCURI, E., C. SEWRY, S.C. BROWN et F. MUNTONI. « Congenital muscular dystrophies ». *Seminars in Pediatric Neurology* 2002 9 : 120-131.

MERCURI, E., Y. YUVA, S.C. BROWN et al. « Collagen VI Involvement in Ullrich Syndrome : a clinical, genetic and immunohistochemical study ». *Neurology* 2002 58 : 1354-1359.

NISHINO, I. et E. OZAWA. « Muscular dystrophies ». *Current Opinion in Neurology* 2002 15 : 539-544.

PICCOLO, F., S.A. MOORE, K.D. MATHEWS et K.P. CAMPBELL. « Limb-girdle muscular dystrophies ». *Advances in Neurology* 2002 88: 273-291.

TALIM, B., G. KALE, H. TOPALOGLU *et al.*, « Clinical and histopathological study of merosin-deficient and merosin-positive congenital muscular dystrophy ». *Pediatric Developmental Pathology* 2000 3: 168-176.

TAWIL, R., D.A. FIGLEWICZ, R.C. GRIGGS et B. WEIFFENBACH. « Facioscapulohumeral dystrophy: a distinct regional myopathy with a novel molecular pathogenesis ». *Annals of Neurology* 1998 43: 279-282.

THE FSH DYSTROPHY STUDY GROUP. « A prospective, quantitative study of the natural history of facioscapulohumeral muscular dystrophy (FSHD): implications for therapeutic trials ». *Neurology* 1997 48: 38-46.

ZATZ, M., F. DE PAULA, A. STARLING et M. VAINZOF. « The 10 autosomal recessive limb-girdle muscular dystrophies ». *Neuromuscular Disorders* 2003 13: 532-544.

Ressources

▼

Associations

Dystrophie musculaire Canada
Division du Québec
1425, boul. René-Lévesque Ouest, bureau 506
Montréal (Québec) H3G 1T7
☎ (514) 393-3522
☎ sans frais : 1-800-567-2236
📠 (514) 393-8113
infoquebec@acdm.ca
www.muscle.ca

Association canadienne des ataxies familiales
Siège social et services sociaux
3800, rue Radisson, bureau 110
Montréal (Québec), H1M 1X6
☎ (514) 321-8684
☎ (514) 899-1586
📠 (514) 899-1587
ataxie@acaf.ca ou ataxie@videotron.ca
www.acaf.ca

Association française contre les myopathies (AFM)
1, rue de l'Internationale
91 000 Evry FRANCE
☎ 01 69 47 28 28
afm@afm.genethon.fr
www.afm-france.org

*Association multi-ethnique pour l'intégration des personnes
handicapées du Québec*
6462, boul. Saint-Laurent
Montréal (Québec) H2S 3C4
☎ (514) 272-0680
📠 (514) 272-8530
ameiph@ameiph.com
www.ameiph.com

Centre d'information sur la santé de l'enfant (CISE)
Hôpital Sainte-Justine
3175, ch. de la Côte-Sainte-Catherine
5e étage, bloc 9
Montréal (Québec) H3T 1C5

☎ (514) 345-4678
📠 (514) 345-4806
michele_gagnon@ssss.gouv.qc.ca
www.hsj.qc.ca/cise

Fondation canadienne Rêves d'enfants
Bureau national
95, Bayly Street, bureau 404
Ajax (Ontario) L1S 7K8
☎ (905) 426-5656
☎ sans frais : 1-800-700-4437
📠 (905) 426-4111
linda.marco@childrenswish.ca
www.childrenswish.ca/index-frn.php

Fondation canadienne Rêves d'enfants
Division Québec, Est
1000, route de l'Église, bureau 610
Sainte-Foy (Québec) G1V 3V9
☎ (418) 650-2111
☎ sans frais : 1-800-267-WISH
📠 (418) 650-3466
qe@childrenswish.ca
www.childrenswish.ca/chapters/quebec-east/index-frn.php

Fondation canadienne Rêves d'enfants
Division Québec, Ouest
4200, boul. Saint-Laurent, bureau 418
Montréal (Québec) H2W 2R2
☎ (514) 289-1777
☎ sans frais : 1-800-267-WISH
📠 (514) 289-8504
qw@childrenswish.ca
www.childrenswish.ca/chapters/quebec-west/index-frn.php

Fondation pour l'enfance Starlight Canada
3100, Côte-Vertu, bureau 260
Ville St-Laurent (Québec) H4R 2J8
☎ (514) 288-9474
📠 (514) 287-0635
starlight@starlight.ca
www.starlightcanada.ca

Office des personnes handicapées du Québec (OPHQ)
Bureau de Montréal
500, boul. René-Lévesque Ouest, bureau 15.700
Montréal (Québec) H2Z 1W7
☎ sans frais : 1-800-873-3905
📠 (514) 873-4299
Téléscripteur : (514) 873-9880
montreal@ophq.gouv.qc.ca
www.ophq.gouv.qc.ca

Office des personnes handicapées du Québec (OPHQ)
Centre de documentation
500, boul. René-Lévesque Ouest, bureau 15.600
Montréal (Québec) H2Z 1W7
☎ (514) 873-3574
☎ sans frais : 1-800-264-2362
📠 (514) 873-9706
Téléscripteur : (514) 873-3574
documentation@ophq.gouv.qc.ca
www.ophq.gouv.qc.ca/Documentation/M_Documentation.htm

Le Phare, enfant et famille
1080, Beaver Hall, bureau 711
Montréal (Québec) H2Z 1S8
☎ (514) 954-4848
📠 (514) 954-0044
contact@phare-lighthouse.com
www.phare-lighthouse.com

Société pour les enfants handicapés du Québec
2300, boul. René-Lévesque Ouest
Montréal (Québec) H3H 2R5
☎ (514) 937-6171
☎ sans frais : 1-877-937-6171
📠 (514) 937-0082
sehq@enfantshandicapes.com
www.enfantshandicapes.com

Solidarité de parents de personnes handicapées Inc.
4590, ave d'Orléans, bureau 101
Montréal (Québec) H1X 2K4
☎ (514) 254-6067
📠 (514) 254-7983
spph@arobas.net

Cliniques neuromusculaires spécialisées

Clinique neuromusculaire (enfants et adultes)
Centre de réadaptation en déficience physique de Jonquière
2230 rue de l'Hôpital
Jonquière, (Québec) G7X 7X2
☎ (418) 695-7777
🖷 (418) 695-7758

Clinique des maladies neuromusculaires de Charlevoix
(enfants et adultes)
74, boul. Fafard
Baie St-Paul, (Québec) G3Z 2J6
☎ (418) 435-5150 poste 2087
🖷 (418) 435-3315

Institut de réadaptation en déficience physique de Québec (IRDPQ)
Centre Cardinal-Villeneuve (enfants)
2975 chemin St-Louis
Sainte-Foy, (Québec) G1W 1P9
☎ (418) 653-8766
🖷 (418) 653-0964

IRDPQ — Centre François-Charron (adultes)
525, boul. Wilfrid-Hamel est
Québec, (Québec) G1M 2S8
☎ (418) 529-9141
🖷 (418) 529-3699

Centre hospitalier universitaire de Sherbrooke (CHUS)
(enfants et adultes)
Clinique externe
3001, 12e Avenue Nord, Lettre H, Salle 23
Sherbrooke, (Québec) J1H 5N4
☎ (819) 346-1110
🖷 (819) 820-6492

Centre de réadaptation Marie Enfant de l'Hôpital Sainte-Justine
(enfants)
Programme des maladies neuromusculaires
5200, rue Bélanger est
Montréal, (Québec) H1T 1C9
☎ (514) 374-1710
🖷 (514) 374-7944

Hôpital de Montréal pour enfants
Clinique de neurologie
2300 rue Tupper
Montréal, (Québec) H3H 1P3
☎ (514) 412-4446
📠 (514) 412-4373

Centre de réadaptation Lucie-Bruneau
2222, rue Laurier est
Montréal, (Québec) H2H 1C4
☎ (514) 527-4527
📠 (514) 527-0979

Livres pour les parents

AYMÉ, Ségolène. *Les injustices de la naissance.* Paris : Hachette, 2000. 257 p.

BLAIS, Édith. *Et moi alors ? grandir avec un frère ou une soeur aux besoins particuliers.* Montréal : Éditions de l'Hôpital Sainte-Justine, 2002. 107 p.

FERLAND, Francine. *Au-delà de la déficience physique ou intellectuelle : un enfant à découvrir.* Montréal : Éditions de l'Hôpital Sainte-Justine, 2001. 224 p. (Collection de l'Hôpital Sainte-Justine pour les parents)

JONCAS, Julie. *La scoliose : se préparer à la chirurgie.* Montréal : Éditions de l'Hôpital Sainte-Justine, 2000. 96 p.

LACHENAL, Marielle. *Mon enfant est différent.* Paris : Fayard, 2000. 356 p. (Les enfants du fleuve)

MARQUIS, Francine. *L'atteinte respiratoire dans les maladies neuromusculaires.* Montréal : Éditions de l'Hôpital Sainte-Justine, 1995. 28 p.

RESTOUX, Pauline. *Vivre avec un enfant différent : comprendre et soutenir les parents de l'enfant handicapé et malade.* Alleur : Marabout, 2004. 128 p. (Marabout Enfants)

RINGLER, Maurice. *L'enfant différent : accepter un enfant handicapé.* Paris : Dunod, 2001. 161 p. (Enfances)

Livres pour les enfants

LAVOIE, Julie. *Charles et Molly*. Fondation Alek Caron: **3 ans +**
2000. 12 p. (Disponible à la Fondation: 450-964-1248
ou 514-648-8487)

LECERF, Laurence. *Joséphine à la piscine*.   **3 ans +**
Toulouse: Éditions Milan, 2001. 15 p.

MUNSCH, Robert. *Vroum!*   **3 ans +**
Markham (Ontario): Scholastic, 2003. 30 p.

WILLIS, Jeanne. *Alice sourit.*   **3 ans +**
Paris: Gallimard Jeunesse, 2002. 28 p. (Folio benjamin)

DE SAINT MARS, Dominique. *Alex est handicapé.*   **6 ans +**
Fribourg: Calligram, 1998. 45 p.

DUCHESNE, Christiane. *Un baiser pour Julos.*   **6 ans +**
Saint-Lambert (Québec): Dominique et Compagnie,
2000. 32 p. (À pas de loup)

GIROUX, Dominique. *Ça roule avec Charlotte.*   **7 ans +**
Saint-Lambert (Québec): Soulières, 1999. 54 p.
(Ma petite vache a mal aux pattes)

MANSOT, Frédérick. *Le voyage de Luna.*   **7 ans +**
Paris: Actes Sud, 2002. 50 p. (Les histoires de la vie)

BAUSSIER, Sylvie. *Vas-y! Handicap ou pas.*   **8 ans +**
Paris: Syros, 2001. 30 p. (Souris)

PELLETIER, Marthe. *Chante pour moi, Charlotte.*   **9 ans +**
Montréal: La Courte échelle, 2001. 88 p. (Roman jeunesse)

PELLETIER, Marthe. *Le secret de Max.*   **9 ans +**
Montréal: La Courte échelle, 2002. 92 p. (Roman jeunesse)

ALLEMAND-BAUSSIER, Sylvie.   **11 ans +**
Un copain pas comme les autres.
Paris: De la Martinière Jeunesse, 2000. 105 p. (Oxygène)

ALLEMAND-BAUSSIER, Sylvie.   **13 ans +**
Handicap... le guide de l'autonomie.
Paris: De la Martinière Jeunesse, 2001. 119 p. (Hydrogène)

Sites Internet

L'ataxie de Friedreich
Ataxie.com
www.ataxie.com

Génétique, dépistage génétique et thérapie génique
Association canadienne de la dystrophie musculaire
www.mdac.ca/french/life-info-brochure/life-01-info-p30_wig.htm

Le génie du génome
Génome Canada
www.nature.ca/genome/index_f.cfm

Les glycogénoses, qu'est-ce que c'est?
Association francophone des glycogénoses
http://perso.wanadoo.fr/afg

Le guide des besoins en soutien à la famille pour les parents d'un enfant handicapé
Office des personnes handicapées du québec
www.ophq.gouv.qc.ca/Bureaux/D_Guide_SAF.htm

Maladies héréditaires au Saguenay-Lac-Saint-Jean
CORAMH : Corporation de recherche et d'action sur les maladies héréditaires
www.coramh.org/coramh

Pourquoi moi? Comment vivre avec la maladie neuromusculaire de votre enfant
Dystrophie musculaire Canada
www.mdac.ca/french/life-03-je-suis.htm

Qu'est-ce que l'ataxie de Friedreich?
Association canadienne de la dystrophie musculaire
www.mdac.ca/french/life-info-brochure/life-01-info-p09.htm

Que signifient les soins palliatifs pour enfants?
Le Phare – Enfant et famille
www.phare-lighthouse.com/famille/infos/pall/page.asp

Le syndrome de Guillain-Barré : aperçu à l'intention du grand public
Guillain Barré Syndrome Foundation International
http://users.skynet.be/gbs/Apercu/TOC.html

Vivre avec une maladie génétique
Génome Canada
www.nature.ca/genome/03/d/10/03d_14b_f.cfm

Aider à prévenir le suicide chez les jeunes
Un livre pour les parents
Michèle Lambin

Reconnaître les indices symptomatiques, comprendre ce qui se passe et contribuer efficacement à la prévention du suicide chez les jeunes.
ISBN 2-922770-71-0   2004/280 p.

L'allaitement maternel
Comité pour la promotion
de l'allaitement maternel de l'Hôpital Sainte-Justine

Le lait maternel est le meilleur aliment pour le bébé. Tous les conseils pratiques pour faire de l'allaitement une expérience réussie! (2e édition)
ISBN 2-922770-57-5   2002/104 p.

Apprivoiser l'hyperactivité et le déficit de l'attention
Colette Sauvé

Une gamme de moyens d'action dynamiques pour aider l'enfant hyperactif à s'épanouir dans sa famille et à l'école.
ISBN 2-921858-86-X   2000/96 p.

Au-delà de la déficience physique ou intellectuelle
Un enfant à découvrir
Francine Ferland

Comment ne pas laisser la déficience prendre toute la place dans la vie familiale? Comment favoriser le développement de cet enfant et découvrir le plaisir avec lui?
ISBN 2-922770-09-5   2001/232 p.

Au fil des jours... après l'accouchement
L'équipe de périnatalité de l'Hôpital Sainte-Justine

Un guide précieux pour répondre aux questions pratiques de la nouvelle accouchée et de sa famille durant les premiers mois suivant l'arrivée de bébé.
ISBN 2-922770-18-4   2001/96 p.

Au retour de l'école...
La place des parents dans l'apprentissage scolaire
Marie-Claude Béliveau

Une panoplie de moyens pour aider l'enfant à développer des stratégies d'apprentissage efficaces et à entretenir sa motivation. (2e édition)
ISBN 2-922770-80-X   2004/280 p.

Comprendre et guider le jeune enfant
À la maison, à la garderie
Sylvie Bourcier

Des chroniques pleines de sensibilité sur les hauts et les bas des premiers pas du petit vers le monde extérieur.
ISBN 2-922770-85-0   2004/168 p.

De la tétée à la cuillère
Bien nourrir mon enfant de 0 à 1 an
Linda Benabdesselam et autres

Tous les grands principes qui doivent guider l'alimentation du bébé, présentés par une équipe de diététistes expérimentées.
ISBN 2-922770-86-9   2004/168 p.

Le diabète chez l'enfant et l'adolescent
Louis Geoffroy, Monique Gonthier et les autres membres de l'équipe de la Clinique du diabète de l'Hôpital Sainte-Justine

Un ouvrage qui fait la somme des connaissances sur le diabète de type 1, autant du point de vue du traitement médical que du point de vue psychosocial.
ISBN 2-922770-47-8   2003/368 p.

Drogues et adolescence
Réponses aux questions des parents
Étienne Gaudet

Sous forme de questions-réponses, connaître les différentes drogues et les indices de consommation, et avoir des pistes pour intervenir.
ISBN 2-922770-45-1   2002/128 p.

En forme après bébé
Exercices et conseils
Chantale Dumoulin

Des exercices et des conseils judicieux pour aider la nouvelle maman à renforcer ses muscles et à retrouver une bonne posture.
ISBN 2-921858-79-7   2000/128 p.

En forme en attendant bébé
Exercices et conseils
Chantale Dumoulin

Des exercices et des conseils pratiques pour garder votre forme pendant la grossesse et pour vous préparer à la période postnatale.
ISBN 2-921858-97-5   2001/112 p.

L'enfant adopté dans le monde
(en quinze chapitres et demi)
Jean-François Chicoine, Patricia Germain et Johanne Lemieux

Un ouvrage complet traitant des multiples aspects de ce vaste sujet : l'abandon, le processus d'adoption, les particularités ethniques, le bilan de santé, les troubles de développement, l'adaptation, l'identité…

ISBN 2-922770-56-7   2003/480 p.

L'enfant malade
Répercussions et espoirs
Johanne Boivin, Sylvain Palardy et Geneviève Tellier

Des témoignages et des pistes de réflexion pour mettre du baume sur cette cicatrice intérieure laissée en nous par la maladie de l'enfant.

ISBN 2-921858-96-7   2000/96 p.

L'estime de soi des adolescents
Germain Duclos, Danielle Laporte et Jacques Ross

Comment faire vivre un sentiment de confiance à son adolescent ? Comment l'aider à se connaître ? Comment le guider dans la découverte de stratégies menant au succès ?

ISBN 2-922770-42-7   2002/96 p.

L'estime de soi des 6 - 12 ans
Danielle Laporte et Lise Sévigny

Une démarche simple pour apprendre à connaître son enfant et reconnaître ses forces et ses qualités, l'aider à s'intégrer et lui faire vivre des succès.

ISBN 2-922770-44-3   2002/112 p.

L'estime de soi, un passeport pour la vie
Germain Duclos

Pour développer des attitudes éducatives positives qui aideront l'enfant à acquérir une meilleure connaissance de sa valeur personnelle. (2ᵉ édition)

ISBN 2-922770-87-7   2004/248 p.

Et si on jouait ?
Le jeu chez l'enfant de la naissance à six ans
Francine Ferland

Les différents aspects du jeu présentés aux parents et aux intervenants : information détaillée, nombreuses suggestions de matériel et d'activités.

ISBN 2-922770-36-2   2002/184 p.

Être parent, une affaire de cœur I

Danielle Laporte

Des textes pleins de sensibilité, qui invitent chaque parent à découvrir son enfant et à le soutenir dans son développement.

ISBN 2-921858-74-6   1999/144 p.

Être parent, une affaire de cœur II

Danielle Laporte

Une série de portraits saisissants : l'enfant timide, agressif, solitaire, fugueur, déprimé, etc.

ISBN 2-922770-05-2   2000/136 p.

Famille, qu'apportes-tu à l'enfant ?

Michel Lemay

Une réflexion approfondie sur les fonctions de chaque protagoniste de la famille, père, mère, enfant... et les différentes situations familiales.

ISBN 2-922770-11-7   2001/216 p.

La famille recomposée
Une famille composée sur un air différent

Marie-Christine Saint-Jacques et Claudine Parent

Comment vivre ce grand défi ? Le point de vue des adultes (parents, beaux-parents, conjoints) et des enfants impliqués dans cette nouvelle union.

ISBN 2-922770-33-8   2002/144 p.

Favoriser l'estime de soi des 0 - 6 ans

Danielle Laporte

Comment amener le tout-petit à se sentir en sécurité ? Comment l'aider à développer son identité ? Comment le guider pour qu'il connaisse des réussites ?

ISBN 2-922770-43-5   2002/112 p.

Grands-parents aujourd'hui
Plaisirs et pièges

Francine Ferland

Les caractéristiques des grands-parents du 21e siècle, leur influence, les pièges qui les guettent, les moyens de les éviter, mais surtout les occasions de plaisirs qu'ils peuvent multiplier avec leurs petits-enfants.

ISBN 2-922770-60-5   2003/152 p.

Guider mon enfant dans sa vie scolaire
Germain Duclos

Des réponses aux questions les plus importantes et les plus fréquentes que les parents posent à propos de la vie scolaire de leur enfant.
ISBN 2-922770-21-4   2001/248 p.

J'ai mal à l'école
Troubles affectifs et difficultés scolaires
Marie-Claude Béliveau

Cet ouvrage illustre des problématiques scolaires liées à l'affectivité de l'enfant. Il propose aux parents des pistes pour aider leur enfant à mieux vivre l'école.
ISBN 2-922770-46-X   2002/168 p.

Les maladies neuromusculaires chez l'enfant et l'adolescent
Sous la direction de Michel Vanasse, Hélène Paré,
Yves Brousseau et Sylvie D'Arcy

Les informations médicales de pointe et les différentes approches de réadaptation propres à chacune des maladies neuromusculaires.
ISBN 2-922770-88-5   2004/376 p.

Le nouveau Guide Info-Parents
Michèle Gagnon, Louise Jolin et Louis-Luc Lecompte

Voici, en un seul volume, une nouvelle édition revue et augmentée des trois Guides Info-Parents : 200 sujets annotés.
ISBN 2-922770-70-2   2003/464 p.

Parents d'ados
De la tolérance nécessaire à la nécessité d'intervenir
Céline Boisvert

Pour aider les parents à départager le comportement normal du pathologique et les orienter vers les meilleures stratégies.
ISBN 2-922770-69-9   2003/216 p.

Les parents se séparent...
Pour mieux vivre la crise et aider son enfant
Richard Cloutier, Lorraine Filion et Harry Timmermans

Pour aider les parents en voie de rupture ou déjà séparés à garder espoir et mettre le cap sur la recherche de solutions.
ISBN 2-922770-12-5   2001/164 p.

La scoliose
Se préparer à la chirurgie
Julie Joncas et collaborateurs

Dans un style simple et clair, voici réunis tous les renseignements utiles sur la scoliose et les différentes étapes de la chirurgie correctrice.
ISBN 2-921858-85-1   2000/96 p.

Le séjour de mon enfant à l'hôpital
Isabelle Amyot, Anne-Claude Bernard-Bonnin, Isabelle Papineau

Comment faire de l'hospitalisation de l'enfant une expérience positive et familiariser les parents avec les différences facettes que comporte cette expérience.
ISBN 2-922770-84-2   2004/120 p.

Les troubles anxieux expliqués aux parents
Chantal Baron

Quelles sont les causes de ces maladies et que faire pour aider ceux qui en souffrent? Comment les déceler et réagir le plus tôt possible?
ISBN 2-922770-25-7   2001/88 p.

Les troubles d'apprentissage : comprendre et intervenir
Denise Destrempes-Marquez et Louise Lafleur

Un guide qui fournira aux parents des moyens concrets et réalistes pour mieux jouer leur rôle auprès de l'enfant ayant des difficultés d'apprentissage.
ISBN 2-921858-66-5   1999/128 p.